高等职业教育"双高"院校"十四五"规划新形态一体化特色教材
供护理、助产等专业使用

急危重症护理
（活页式教材）

主　编　蒋露叶　李　茜
副主编　代丽萍　田小丽　赵学成
编　者　（按姓氏笔画排序）
　　　　田小丽（铜仁职业技术学院）
　　　　代丽萍（铜仁市妇幼保健院）
　　　　安　莉（铜仁市人民医院）
　　　　李　茜（铜仁职业技术学院）
　　　　杨胜琴（铜仁市人民医院）
　　　　周建玲（铜仁职业技术学院）
　　　　赵学成（铜仁职业技术学院）
　　　　胡　丽（铜仁职业技术学院）
　　　　徐　英（铜仁市人民医院）
　　　　宰青青（铜仁职业技术学院）
　　　　蒋露叶（铜仁职业技术学院）
　　　　滕　娇（铜仁市人民医院）

华中科技大学出版社
http://press.hust.edu.cn
中国·武汉

内 容 简 介

本书是高等职业教育"双高院校""十四五"规划新型态一体化特色教材。

本书共十五个项目,内容包括急危重症护理概述、急救医疗服务体系组成与管理、灾难护理、心搏骤停与心肺复苏、环境及理化因素创伤、创伤救护、常用急救技术、常见各系统急症、急性中毒等。

本书可供护理、助产等专业使用。

图书在版编目(CIP)数据

急危重症护理(活页式教材)/蒋露叶,李茜主编. —武汉:华中科技大学出版社,2023.12
ISBN 978-7-5772-0164-1

Ⅰ.①急… Ⅱ.①蒋… ②李… Ⅲ.①急性病-护理-教材 ②险症-护理-教材 Ⅳ.①R472.2

中国国家版本馆 CIP 数据核字(2023)第 214254 号

急危重症护理(活页式教材) 蒋露叶 李 茜 主编
Jiweizhongzheng Huli(Huoyeshi Jiaocai)

策划编辑:史燕丽
责任编辑:张 琴
封面设计:原色设计
责任校对:李 琴
责任监印:周治超

出版发行:华中科技大学出版社(中国·武汉)   电话:(027)81321913
　　　　　武汉市东湖新技术开发区华工科技园　　邮编:430223
录　　排:华中科技大学惠友文印中心
印　　刷:武汉科源印刷设计有限公司
开　　本:787mm×1092mm　1/16
印　　张:18.5
字　　数:426 千字
版　　次:2023 年 12 月第 1 版第 1 次印刷
定　　价:69.90 元

本书若有印装质量问题,请向出版社营销中心调换
全国免费服务热线:400-6679-118　竭诚为您服务
版权所有　侵权必究

网络增值服务

使用说明

欢迎使用华中科技大学出版社医学资源网 yixue.hustp.com

1 教师使用流程

（1）登录网址：http://yixue.hustp.com（注册时请选择教师用户）

注册 > 登录 > 完善个人信息 > 等待审核

（2）审核通过后，您可以在网站使用以下功能：

下载教学资源　建立课程　管理学生　布置作业　查询学生学习记录等

教师

2 学员使用流程

（建议学员在PC端完成注册、登录、完善个人信息的操作）

（1）PC端操作步骤

① 登录网址：http://yixue.hustp.com（注册时请选择普通用户）

注册 > 登录 > 完善个人信息

② 查看课程资源：（如有学习码，请在个人中心-学习码验证中先验证，再进行操作）

首页课程 > 课程详情页 > 查看课程资源（选择课程）

（2）手机端扫码操作步骤

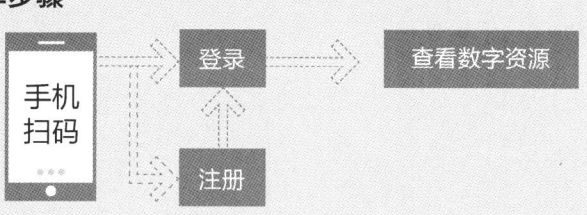

前言

急危重症护理是一门兼具理论性与实践性的临床护理学科。近年来各类急危重症以及突发公共卫生事件等的频发,更加凸显了急危重症学科在临床实践中的重要性。在此背景下,本书编者精选急危重症护理特色性内容,配套国内外最新理论与技术进展,充分体现其科学性、先进性和实用性;在夯实基本概念和基础理论的基础上,设置知识拓展、知识链接等,拓展急危重症护理学的知识体系和实践范围;通过学习目标,提高学生自主学习和理论联系实际解决临床问题的能力;设置护考知识、任务评价、自测题,便于学生掌握学习的关键要点与自我检测。

本书编者认真学习党的二十大报告,在编写的过程中,深刻领会党对基础教育、基本职能的定义,牢记为党育人、为国育才的新使命,以忠诚为民、团结实干的优良作风,突出重点、狠抓关键,积极开辟新领域、新赛道,不断塑造新动能、新优势,奋力推进新时代基础教育高质量发展。坚持以立德树人为第一位,引导学生树立正确的世界观、人生观、价值观,教会学生有能力、有责任、有爱心地处理问题,让学生全面发展、学有所长,培养出党和国家需要、对社会有用的人。

本教材结合急危重症救护岗位需求特点,基于工作过程系统化的课程设计理念,将内容分为初识急危重症护理、院前救护、急诊救护、重症监护四大工作领域。本书是新型活页式教材,具有"一中心、二融合、三对接、四化合一"的特色。一是,以学生为中心。学生是学习的主体,教师是学习的主导。贴合临床岗位设置工作任务,设定学习与工作目标,解决学生学习过程中的重点与难点。二是,学校与医院、教学与思政双向融合。根据护士岗位能力需求设定,融入思政元素。三是,做到三对接,将课程教学标准与产业标准对接,课程教学内容与职业资格标准对接,课程教学过程与职业岗位劳动生产过程全面对接。四是,通过教材设计,逐步使课程教学标准化,教学内容专业化、课程考核多元化、教学资源智慧化,最终服务于学生。

本教材主要供全国高职高专学校护理类专业使用,也可供在职急危重症护理工作者参考。本教材的编写得到了各参编单位领导和专家的大力支持,在此深表谢意!但由于编者水平有限,难免有疏漏和不妥之处,恳请广大读者勿吝赐教。

蒋露叶　李茜

目 录

工作领域一

项目一 急危重症护理概述 　　　　／3
项目二 急救医疗服务体系组成与管理 　／6

工作领域二

项目三 灾难护理 　　　　　　　　　／11
　任务一　灾难概述 　　　　　　　　／11
　任务二　灾难医学救援队伍建设 　　／14
　任务三　灾难现场的检伤分类 　　　／17
　任务四　灾难心理干预及现场救治 　／19

项目四 心搏骤停与心肺复苏 　　　　／27
　任务一　心搏骤停 　　　　　　　　／27
　任务二　心肺复苏 　　　　　　　　／29

项目五 环境及理化因素创伤 　　　　／39
　任务一　中暑 　　　　　　　　　　／39
　任务二　淹溺 　　　　　　　　　　／43
　任务三　电击伤 　　　　　　　　　／47

项目六 创伤救护 　　　　　　　　　／51
　任务一　创伤评估 　　　　　　　　／51
　任务二　多发性创伤、复合伤 　　　／57
　任务三　止血术 　　　　　　　　　／69
　任务四　包扎术 　　　　　　　　　／75
　任务五　固定术 　　　　　　　　　／83
　任务六　搬运术 　　　　　　　　　／85

工作领域三

项目七　常用急救技术　　　　　　　　/ 93
　任务一　人工气道的建立　　　　　　　/ 93
　任务二　气管异物清除术——海姆立克
　　　　　急救法　　　　　　　　　　　/ 110
　任务三　胸膜腔穿刺术　　　　　　　　/ 112
　任务四　简易呼吸器　　　　　　　　　/ 115
　任务五　除颤术　　　　　　　　　　　/ 117
　任务六　动静脉穿刺置管术　　　　　　/ 119
　任务七　体外膜肺氧合技术　　　　　　/ 123

项目八　常见各系统急症　　　　　　　/ 128
　任务一　呼吸系统急症患者救护　　　　/ 128
　任务二　循环系统急症患者救护　　　　/ 139
　任务三　消化系统急症患者救护　　　　/ 156
　任务四　神经系统急症患者救护　　　　/ 163
　任务五　内分泌系统急症患者救护　　　/ 167

项目九　急性中毒　　　　　　　　　　/ 173
　任务一　有机磷杀虫药中毒　　　　　　/ 173
　任务二　百草枯中毒　　　　　　　　　/ 178
　任务三　一氧化碳中毒　　　　　　　　/ 181
　任务四　急性乙醇中毒　　　　　　　　/ 186
　任务五　急性镇静催眠药中毒　　　　　/ 188

工作领域四

**项目十　危重症患者评估与系统功能
　　　　监测**　　　　　　　　　　　　/ 195
　任务一　危重症患者的评估　　　　　　/ 195
　任务二　心血管系统功能监测　　　　　/ 203
　任务三　呼吸系统功能监测　　　　　　/ 209
　任务四　神经系统功能监测　　　　　　/ 215
　任务五　泌尿系统功能监测　　　　　　/ 218
　任务六　消化系统功能监测　　　　　　/ 220

项目十一　危重症患者的营养支持　/ 223
　　任务一　概述　/ 223
　　任务二　肠外营养支持与护理　/ 227
　　任务三　肠内营养支持与护理　/ 229

项目十二　全身炎症反应综合征　/ 233
　　任务一　概述　/ 233
　　任务二　脓毒症　/ 236
　　任务三　多器官功能障碍综合征　/ 241

项目十三　危重症患者常见并发症的监测与预防　/ 247
　　任务一　呼吸机相关性肺炎　/ 247
　　任务二　导管相关血流感染　/ 251
　　任务三　导尿管相关尿路感染　/ 256

项目十四　机械通气　/ 258
　　任务一　概述　/ 258
　　任务二　有创机械通气　/ 260
　　任务三　无创机械通气　/ 270

项目十五　连续性血液净化治疗的应用与护理　/ 275
　　任务一　概述　/ 275
　　任务二　连续性血液净化治疗的应用评估及准备　/ 279
　　任务三　连续性血液净化治疗的监测和护理　/ 282

参考文献　/ 287

工作领域一

项目一　急危重症护理概述
项目二　急救医疗服务体系组成与管理

项目一　急危重症护理概述

素质目标:1.培养学生强烈的责任心,牢固树立"时间就是生命"的急救意识。
　　　　2.培养学生具备健康的体魄和良好的心理素质,具有良好的管理协调能力、急救服务意识及急救普及推广意识。
知识目标:1.能阐述急危重症护理的概念、研究范畴和目的。
　　　　2.能简述急危重症护理的起源与发展。
能力目标:能按照急救医疗服务体系工作流程开展急救工作。

急危重症护理学(emergency and critical care nursing)是以挽救患者生命、提高抢救成功率、促进患者康复、减少伤残率、提高生命质量为目的,以现代医学科学、护理学专业理论为基础,研究急危重症患者抢救、护理和科学管理的一门综合性应用学科。随着社会的发展、医疗水平的不断提升以及专科培训工作日益受重视,急危重症护理工作的重要性越来越凸显。

小张刚高考结束,对于填报志愿有点犹豫,新型冠状病毒感染(新冠感染)疫情期间他看到大量的医护人员支援疫区,深有感触,他想要成为他们那样的人,但对于什么是急危重症护理学、国内外的急危重症护理专业发展尚不了解。

工作任务

1.急危重症护理学的含义是什么?
2.我国急危重症护理的起源是什么?

急危重症护理学是与急诊医学及危重症医学同步建立和成长起来的,在我国它经历了急诊护理学、急救护理学、急危重症护理学等名称上的不断演变,含义也得到了极大拓展,目前主要研究包括急诊和危重症护理领域的理论、知识及技术,已成为护理学科的一个重要专业。

一、国际急危重症护理学的起源与发展

现代急危重症护理学可追溯到19世纪弗洛伦斯·南丁格尔年代的急救护理实践。在1853—1856年的克里米亚战争期间,前线的英国伤员死亡率高达42%,南丁格尔率领38名护士前往战地救护,使死亡率下降到2%,这充分说明了护理工作在抢救危重症伤员中的重要作用。在救护伤员的过程中,南丁格尔还首次阐述了在医院手

术室旁设立术后患者恢复病房的优点。

此后,随着急诊和危重症医学实践日益受到重视,急救护理得到了进一步发展,并出现了危重症护理的雏形。1923年,美国约翰·霍普金斯医院建立了神经外科术后病房。1927年,第一个早产婴儿监护中心在芝加哥建立。在第二次世界大战(以下简称二战)期间,建立了休克病房,以救护在战争中受伤或接受了手术治疗的战士。二战以后护士的短缺,迫使人们将术后患者集中在术后恢复病房救治,其明显的救治效果得到一致好评,1960年几乎每所美国医院都建立了术后恢复病房。

危重症护理真正得到发展始于20世纪50年代初期。当时北欧发生了脊髓灰质炎大流行,许多患者因呼吸肌麻痹不能自主呼吸,而对其集中辅以"铁肺"治疗,配合相应的特殊护理技术,效果良好,堪称是世界上最早的用于监护呼吸衰竭患者的"监护病房"。此后,各大医院开始建立类似的监护单元。美国巴尔的摩医院麻醉科医生彼得·沙法建立了一个专业性的监护单位,并正式命名为重症监护病房(intensive care unit,ICU)。到20世纪60年代末,大部分美国医院至少有一个ICU。

此时,随着电子仪器设备的发展,急救护理也进入了有抢救设备配合的新阶段。心电监护、电除颤仪、人工呼吸机、血液透析机的应用,使急救护理学的理论与技术得到相应发展。20世纪70年代中期,国际红十字会在前联邦德国召开医疗会议,提出了急救事业国际化、国际互助和标准化的方针,要求急救车装备必要的仪器,国际统一紧急呼救电话号码及交流急救经验等。

急危重症护理起源于19世纪中期,但作为一门独立的学科,它是随着急诊医学和危重症医学学科的建立,于近30多年才真正发展起来的。1971年,美国重症医学会组建;1972年,美国医学会正式承认急诊医学为一门独立的学科;1979年,国际上正式承认急诊医学为医学科学中的第23个专业学科;1983年,危重症医学成为美国医学界一门最新的学科。到20世纪90年代,急救医疗服务体系得到了迅速发展,研究拓展至院前急救、院内急诊、危重症救治、灾害医学等多项内容。这些都预示着急诊医学和危重症医学作为边缘或跨学科专业的强大生命力。与之相呼应,急危重症护理学也表现出较好的发展势头,美国急诊护士、危重症护士学会相继成立,在培训急诊护士(emergency nurse,EN)和危重症护士(critical care nurse,CCN)方面起着重要的作用,目前这些护士活跃在医院内外包括急诊科、各类重症监护病房、心导管室、术后恢复室甚至是社区、门诊手术中心等。

二、我国急危重症护理学的建立与发展

我国急危重症护理实践早期,并没有专门的急诊、急救和危重症护理学概念,急诊只是医院门诊的一个部门。直到1980—1983年,卫生部先后颁发了"加强城市急救工作""城市医院急诊室建立"相关文件后,北京、上海等地才相继成立了急诊室、急诊科和急救中心,促进了急诊医学与急诊护理学的发展,我国急危重症护理学发展进入初级阶段。同期,我国危重症护理也只是将危重症患者集中在靠近护士站的病房或急救室,以便护士密切观察与护理;将外科手术后患者先送到术后复苏室,清醒后再转入病房。直到20世纪80年代,各地才相继成立专科或综合监护病房。北京协和医院在1982年设立了第一张ICU病床,1984年正式成立了作为独立专科的综合性ICU。

1989年,卫生部将医院建立急诊科和ICU作为医院等级评定的条件之一,明确了急诊和危重症医学在医院建设中的重要地位,我国急危重症护理学随之进入了快速发

展阶段。目前,各级医院已普遍设立了急诊科或急救科,坚持"以患者为中心",开通"绿色生命通道",以急救中心及急救站为主体的院前急救网络也已建立,试图以较短的反应时间,提供优质的院前急救服务。全国各城市普遍设立了"120"急救专线电话,部分地区开始试行医疗急救电话"120"、公安报警电话"110"、火警电话"119"以及交通事故报警电话"122"等系统的联动机制,一些发达城市还积极探索海、陆、空立体救援新模式,全国整体急救医疗网络在不断完善中。此外,危重症患者救护水平得到较大发展,ICU的规模、精密的监护治疗仪器的配置质量、医护人员的专业救护水平及临床实践能力,成为衡量一个国家、一所医院急救医疗水平的主要标准。2003年,传染性非典型肺炎流行后,国家又投入巨资建立和健全突发公共卫生事件紧急医疗救治体系,急诊医学与急危重症护理学在应对大型灾害中的地位得到进一步提升,甚至已经独立发展出灾害医学和灾害护理学的概念。

与国外相比,我国急危重症医学及护理学成为独立学科较晚,但在院前急救、院内急诊、危重症救治乃至灾害救援等方面发挥着越来越重要的作用。1983年,急诊医学被卫生部和教育部正式承认为独立学科。1985年,国家学位评定委员会正式批准设置急诊医学研究生点。此后,中华医学会急诊医学、重症医学及灾难医学分会相继成立,中华护理学会也分别成立了急诊护理和重症护理专业委员会。1988年,第二军医大学开设了国内第一门《急救护理学》课程。此后,国家教育部将《急救护理学》确定为护理学科的必修课程,中华护理学会及护理教育中心设立了多个培训基地并多次举办了急危重症护理学习班,培训了大量急危重症护士,其参照的急危重症护理理论不单纯局限于人的生理要求,而是着眼于人的整体生理、心理、病理、社会、精神要求,将现代急危重症护理观、急危重症护理技术由医院内延伸到现场、扩展到社会,这是一大进步。

任务评价

> **护考知识**
>
> 急危重症护理学的含义及起源是护士执业考试常见考点。

(宰青青)

自测题

项目二 急救医疗服务体系组成与管理

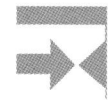

 学习目标

素质目标:1. 具有高度的责任感和使命感,热爱急危重症护理事业。
2. 培养为我国急危重症护士资质统一认证不断探索的创新精神。
知识目标:1. 能列举国外急危重症护士资质培训内容及认证条件。
2. 能复述我国急危重症护士培养的目标与定位。
能力目标:能根据我国急危重症护士资质认证条件制订成为合格急危重症专科护士的学习清单。

专科护理在世界护理领域内蓬勃发展,高质量专科护理人才的涌现推动了护理事业的发展,急危重症护士作为专科护理领域高精尖人才,在推动我国专科护理的发展中起着举足轻重的作用。急危重症护理学要深入发展,就要做好人才培训及其资质认证工作,这也是发展急危重症护理事业的一个重要方面。

背景导入

随着 2005 年《中国护理事业发展规划纲要(2005—2010 年)》的颁布,各地医院和学术组织相继开展专科护士培训,几年来,大批护士取得了专科护士资质并持证上岗,尤其在优先发展的急危重症专科护理领域,更是倍显成效。但全国各地急危重症专科护士资质的培训与认证不具有统一性。探索适合我国国情的急危重症专科护理人才的统一认证标准需要找到新的突破口,从而确保急危重症专科护理队伍的稳定和发展,加快我国护理事业的发展。

工作任务
1. 明确我国急危重症专科护士培养的目标及定位。
2. 为推动我国的急危重症专科护士资质有统一的认证标准,你有什么建议?

项目目标
1. 能描述我国急危重症专科护士培训目标与要求。
2. 探索我国急危重症专科护士资质统一认证需要的条件。
3. 探索我国急危重症专科护士资质统一认证需要的保障。

一、国内外急危重症护士培训

(一)国外急危重症护士培训

发达国家十分重视对急诊护士和危重症护士的培训工作,认为急危重症护士除了需要接受正规教育外,还要经过若干年实践磨炼和一定时间的继续教育,才能逐渐成熟并充当技术骨干。为此,美国急诊护士和危重症护士学会开设了大量的急诊及危重症护理继续教育项目,可供在职护士选择。急危重症专科护士的培训始于20世纪30—40年代,专科护士培训工作开始后,部分医院通过对护士进行短期培训,使之成为急危重症护理领域的专家。此外,许多大学还专门开设了急危重症专科护士研究生项目。加拿大、英国等国家在20世纪60年代也开始实施专科护士培养制度,兼有专科证书课程和研究生学位课程两种形式。日本急救医学会护理分会则在1981年制定了急救护理专家的教育课程和实践技能标准,急救护理专家的教育主要在日本护理学会的研修学校中实施。

各国培训内容也不尽相同。例如,美国急诊专科护士证书课程一般包括急诊突发事件的评估及确定优先事项、对医疗和心理紧急情况的快速反应及救生干预、创伤护理核心课程、高级心脏生命支持术、儿科急诊护理课程、急诊护理程序等。日本急救护理专家教育主要是进行能力的培养,包括抢救技术能力、准确地进行病情分类、调整治疗的顺序、把握患者及其家属需求并给予援助。教育课程包括理论和专业技术课程,专业技术课程有抢救、分诊和应急沟通技能。

(二)我国急危重症护士培训

我国急危重症护士培训工作起步较晚。2002年,中华护理学会与香港危重病学护士协会、中国协和医科大学联合举办了"危重症专科护士培训班",为规范化培训急危重症专科护士奠定基础;2005年2月,南方医科大学与香港理工大学联合启动了ICU专科护士研究生课程班项目,使急危重症专科护理人才培养目标和定位趋于明朗化。此后,安徽、江苏、南京、上海等地相继开展急危重症专科护士培训并以原卫生部《专科护理领域护士培训大纲》为准绳,根据本地区急危重症护理发展情况,进一步明确急危重症专科护士的培训目标:掌握急危重症医学基础知识及发展趋势;掌握急危重症的抢救和监护技能;熟悉各种抢救设备、物品及药品的管理;提升急危重症护理领域中的新技术、新技能;运用循证医学解决急危重症患者常见、疑难及突发的护理问题;掌握急危重症患者心理护理要点及沟通技巧。其培训途径主要以在职教育为主,安排急诊和危重症抢救临床经验较为丰富的教师授课,培训内容包括理论教学与临床实践。近年来,随着专业型研究生在我国的设立和发展,研究生教育形式也成为急危重症专科护士培训的另一种重要形式。目前,国家非常重视急危重症专科发展,护理专业简介已经明确把《急危重症护理》纳入护理专业核心课程。

二、国内外急危重症护士资质认证

(一)国外急危重症护士资质认证

很多发达国家对急诊和危重症护士已实行资质认证制度,要求注册护士在经过专门培训获得证书后方可成为专科护士。如在美国,成为急诊护士的条件包括:①具有护理学医学学士学位。②取得注册护士资格。③有急诊护理工作经历。④参加急诊护士学会举办的急救护理核心课程学习并通过急诊护士资格认证考试。日本在1995年正式开始进行急救护理专家的资质认证。英国、瑞典、奥地利、丹麦等国家对急救和危重症护士的资质认证也有各自的要求,待遇也优于普通护士。

为了保证护理工作质量,这些国家还对证书的有效期做了具体规定。如美国急诊和危重症护士执照有效期通常为5年,其间必须要争取继续教育学分来保持执照的有效性,否则执照会被取消或被迫重新参加资格考试。日本护理学会及临床护理专家、专科护士鉴定部门规定:临床护理专家、专科护士每5年必须重新进行1次资格审查。审查内容包括实践(工作)时间、科研成绩、专科新知识学习情况。这种非终身制的资格审查机制导致了高级护理人员的危机感,促进其自身知识的进一步更新完善,推动临床急危重症护理工作向更高水平发展。

(二)我国急危重症护士资质认证

我国的急危重症专科护士资质认证尚处在尝试阶段,没有统一的资格认证标准。2002年,中华护理学会与香港危重病学护士协会、中国协和医科大学联合举办了第一届全国性的"危重症护理学文凭课程班",为期3个月,成绩合格的护士颁发"危重症护理学业文凭证书",这是全国范围内对危重症护士认证工作的初步尝试。2006年,在上海市护理学会牵头下,上海市开始进行急诊及危重症适任护士认证工作,对上海各级医院在急诊科或ICU工作2年以上的注册护士,分期分批进行包括最新专科理论学习、医院实训基地临床实践在内的培训,为考核合格者发放适任证书。安徽省立医院也在2006年建立了第一个急诊急救专科护士培训基地,已培养大量急救专科护士。目前,在全国范围内各省市正在逐步开展急诊急救和危重症专科护士的培训和认证工作,并已经取得了一定的成效。

任务评价

知识链接

我国急危重症专科护士准入资格界定

由于急危重症病情急、病种多、抢救复杂,急危重症护士须具备更高的专业素质、更扎实的理论基础和更精准的技术技能。急危重症专科护士准入标准:具有护理大专以上学历,有相关专科5年以上护理实践经历(本科学历者3年),护师职称,英语4级以上程度。选择今后继续从事急危重症护理工作的在职注册护士作为首选培养对象。

(周键玲)

自测题

工作领域二

项目三　灾难护理
项目四　心搏骤停与心肺复苏
项目五　环境及理化因素创伤
项目六　创伤救护

项目三 灾难护理

 学习目标

素质目标:1.培养敬佑生命、救死扶伤、生死时速的职业素养。
　　　　 2.培养学生团队协作、维护安全、全为生命的意识。
知识目标:1.能准确复述灾难的定义和分类。
　　　　 2.能简述灾难现场检伤分类的原则。
　　　　 3.能准确说出灾难现场初级检伤分类标志。
能力目标:1.能比较灾难医学救援不同分级救护机构的建制。
　　　　 2.能解释灾难现场急救基本原则与范围。
　　　　 3.在灾难医学救援时,能正确实施职业安全防护,开展成批伤员的初级检伤分类计数,在不同救援阶段发挥相应作用。

21世纪以来,世界范围内的灾难问题日益严重与突出,造成了大量的人员伤亡和财产损失。灾难发生后,如何使伤员得到及时救助和治疗,减少伤死率和伤残率的发生,是医学救援工作的核心问题。作为灾难医学救援队伍中的主力军,护士掌握灾难医学救援的知识和技术,对于减少灾难所致人员伤亡、提高受灾人群的健康水平具有重要意义。

任务一　灾难概述

案例导入

2021年7月,河南郑州遭遇特大暴雨,引发全国关注。小张是一名护理专业学生,暑假在家时密切关注了此次灾难的相关新闻,他忧心受灾群众,很想学有所成后利用自己的专业技能帮助他人。他对即将开设的急危重症护理课程充满期待,下决心要好好学习灾难救护相关知识,以后能学以致用。

工作任务
1.灾难的定义是什么?
2.灾难的分类是什么?

任务目标
1. 能简述灾难的定义及危害种类。
2. 了解国家灾难救援组织和体系。

一、灾难的定义

2002年,世界卫生组织(Word Health Organization,WHO)将灾难(disaster)界定为"一个对社区或社会功能的严重损害,包括人员、物资、经济或环境的损失和影响,这些影响超过了受灾社区或社会应用本身资源应对的能力"。该定义强调了不管是自然灾害还是人为事件,其破坏的严重性超过了受灾地区本地资源所能应对的限度,需要国内或国际的外部援助以应对这些后果,而一般本地可以应对的突发事件就不属于灾难的范畴。

在法律法规等政府公文中常用"突发公共事件"来代表与灾难相似的事件,其定义是突然发生,造成或者可能造成重大人员伤亡、财产损失、生态环境破坏和严重社会危害,危及公共安全的紧急事件。

> **知识链接**
>
> **突发公共事件的分类与分级**
>
> 2006年1月,国务院颁布的《国家突发公共事件总体应急预案》规定,根据突发公共事件的发生过程、性质和机制,突发公共事件主要分为以下四类。
>
> **1. 自然灾害** 主要包括水旱灾害、气象灾害、地震灾害、地质灾害、海洋灾害、生物灾害和森林草原火灾等。
>
> **2. 事故灾难** 主要包括工矿商贸等企业的各类安全事故、交通运输事故、公共设施和设备事故、环境污染和生态破坏事件。
>
> **3. 公共卫生事件** 主要包括传染病疫情、群体性不明原因疾病、食品安全和职业危害、动物疫情以及其他严重影响公共健康和生命安全的事件。
>
> **4. 社会安全事件** 主要包括恐怖袭击事件、经济安全事件和涉外突发事件等。
>
> 各类突发公共事件按照性质、严重程度、可控性和影响范围等因素,一般分为四级:Ⅰ级(特别重大,由国务院负责组织处置)、Ⅱ级(重大,由省级政府负责组织处置)、Ⅲ级(较大,由市级政府负责组织处置)、Ⅳ级(一般,由县级政府负责组织处置)。

二、灾难的原因与分类

(一)按发生原因分类

灾难主要来自天体、地球、生物圈三个方面,以及人类本身的行为,其成因非常复杂。

1. 自然灾害相关灾难 包括地震、火山活动、滑坡、海啸、热带风暴和其他严重的风暴、龙卷风和大风、洪水、森林火灾、干旱、沙尘暴等。

2. 人为灾难 包括建筑火灾、爆炸、交通事故、工伤事故等所致灾难,卫生灾难,矿山灾难,科技事故灾难,以及战争及恐怖袭击所致灾难等。

(二)按发生顺序分类

许多自然灾难,特别是等级高、强度大的自然灾难发生以后,常常诱发出一连串的其他灾难,这种现象叫灾难链。

1. 原生灾难 灾难链中最早发生的起作用的灾难,如地震、洪水等。

2. 次生灾难 由原生灾难所诱导出来的灾难,如地震后建筑物工程设施破坏引起的火灾、有毒气体泄漏等。

3. 衍生灾难 灾难发生之后,破坏人类生存的和谐条件,由此诱导出一系列其他灾难,如地震后发生的停产、通信交通破坏、社会恐慌等。

(三)按发生方式分类

灾难形成的过程有长有短,有缓有急。

1. 突发灾难 突然发生、难以预测,造成巨大危害的灾难,如地震、火山爆发等。

2. 渐变灾难 发生缓慢,在致灾因素长期发展的情况下,逐渐显现成灾难,如土地沙漠化、水土流失等。

三、灾难医学救援组织管理

(一)国家灾难医学救援的组织体系

1995年,卫生部颁布《灾害事故医疗救援工作管理办法》,2006年,国务院发布《国家突发公共事件总体应急预案》后,陆续公布了《国家突发公共事件医疗卫生救援应急预案》《国家突发重大动物疫情应急预案》《国家重大食品安全事故应急预案》《国家突发公共卫生事件应急预案》4件公共卫生类突发公共事件专项应急预案,意味着国家灾难医学救援逐步正规化、日常化。

1. 医疗卫生救援领导小组 国务院卫生行政部门成立突发公共事件医疗卫生救援领导小组,领导、组织、协调、部署特别重大突发公共事件的医疗卫生救援工作。国务院卫生行政部门卫生应急办公室负责日常工作。省、市(地)、县级卫生行政部门成立相应的突发公共事件医疗卫生救援领导小组,领导本行政区域内突发公共事件医疗卫生救援工作,承担各类突发公共事件医疗卫生救援的组织、协调任务,并指定机构负责日常工作。

2. 医疗卫生救援专家组 各级卫生行政部门应组建专家组,对突发公共事件医疗卫生救援工作提供咨询建议、技术指导和支持。

3. 医疗卫生救援机构 各级各类医疗机构承担突发公共事件的医疗卫生救援任务。其中,各级医疗急救中心(站)、化学中毒和核辐射事故应急医疗救治专业机构承担突发公共事件现场医疗卫生救援和伤员转送;各级疾病预防控制机构和卫生监督机构根据各自职能,做好突发公共事件中的疾病预防控制和卫生监督工作。

4. 现场医疗卫生救援指挥部 各级卫生行政部门根据实际工作需要在突发公共事件现场设立现场医疗卫生救援指挥部,统一指挥、协调现场医疗卫生救援工作。

（二）灾难医学救援人员的职业安全防护

1. 免疫预防 主动免疫主要用于常规预防传染病，疫苗接种是预防传染病最有效的方法。被动免疫主要用于治疗或紧急预防感染，伤后立即注射抗病毒血清、免疫球蛋白等进行预防。

2. 坚持标准预防 包括正确使用防护物品，如手套、口罩、面罩、工作服、护目镜等进行隔离防护；注意手卫生；严格执行消毒隔离制度；预防医疗锐器损伤。

3. 职业暴露应急处理措施

(1) 局部处理：暴露完整的皮肤、黏膜时，立即用肥皂清洗、流动水冲洗、消毒；暴露损伤的皮肤伤口时，要先挤压伤口，尽可能挤出损伤处血液，再用肥皂清洗、流动水冲洗、消毒；受伤的手应戴双层手套操作。

(2) 全身防疫：发生损伤性职业暴露时，应留取伤员的血标本检验，判断其是否患有经血传播疾病。一旦发现暴露于乙肝、艾滋病病毒时，应尽快应用药物预防，并及时随诊观察。

任务评价

(3) 及时报告：发生职业暴露后，应立即进行紧急处置并主动上报。

（赵学成）

任务二　灾难医学救援队伍建设

背景导入

近年来，发生一系列重大自然灾害事件时，护理队伍成为灾难救援系统重要的参战力量，也成为当前国际医学界关注的焦点。

工作任务

1. 护理队伍在灾难救援中的意义？
2. 如何培养优秀的灾难医学救援护士？

任务目标

1. 能简述灾难救援中的机构建设。
2. 能准确说出灾难现场对护士的素质要求。

一、灾难医学救援分级救护机构建制

灾难医学救援一般实行分级救护，即把参与救援的医疗机构按照规模大小、技术水平高低和救治疾病类别分为三个等级，从低级到高级依次配置医疗资源，并与后方医院相结合，将伤员经现场（一级救护机构）抢救后，转送至第二、第三级救护机构或后方医院进一步治疗，使医疗救护资源得到更合理利用。

1. 一级救护机构 又称现场急救分队，一般不超过10人，通常由急诊科医生或全科医生和护士组成，部署在灾难现场，分为搜救小组和急救小组。搜救小组协同专业救援人员开展工作，急救小组在现场伤员集中点或急救站开展工作。主要任务包括发现伤员、评估现场风险、制订营救计划、及时给予生命支持、安全转运伤员至二级救治机构。

2. 二级救护机构 又称医疗救援队,一般有10~60人,通常从技术力量强、医疗设备完善的医疗机构抽调急诊科和内外科专业医护人员构成,部署在灾难现场附近或附近乡镇以上医院,主要任务是对转运来的伤员进行紧急救治或进一步治疗,留治已有或疑似特殊感染的伤员、轻伤及暂不宜转送的危重症伤员,留观伤员一般不超过72 h;将需要专科治疗或需较长时间恢复的伤员,转至三级救护机构或后方医院。

3. 三级救护机构 即移动医院模式,一般在60人以上,通常由后方医院承担,或由技术全面、设备完善的大型医疗机构抽调能够完成综合治疗或专科治疗任务的医护人员构成,部署在远离灾区的安全地带,一般独立展开工作,对危重症伤员进行救护,直至其痊愈出院。

4. 专科手术队 一支担负手术治疗支援保障任务的机动力量,一般从三甲医院外科、麻醉科医生和护士中抽组,人员编制在7~10人,可加强三级救护机构完成手术治疗任务的能力,也可直接开赴灾区一线加强一级救护机构的临时医疗站点实施手术治疗的能力。

5. 专科疾病援助队 一支针对灾区各种突发专科疾病开展防治和援助工作的机动力量,一般从三甲医院专业人员中抽组,加强三级救护机构救援能力,如传染病防治援助队、心理救援队、核化生救援队等。

6. 后方医院 当灾难造成特、重大人员伤亡,附近医院难以承担救治工作时,特殊、疑难、危重症伤员需要送往后方专科医院实施治疗,则启动后方医院工作。后方医院通常由距事发地较远的大型医疗机构承担,主要任务是接收突发事件地域后转的伤员,对伤员实施专科治疗和护理,实施大、中型功能恢复性手术,对治疗结束的伤员做出残情鉴定,对前方救护机构实施技术支援和指导。

二、灾难医学救援护士的教育和培训

1. 重视在职护士的灾难护理继续教育 目前在工作岗位的多数护士在校期间未接受过系统的灾难救援相关知识学习和技能训练,因此有必要对在职护士开展各种形式的灾难护理知识与技能培训,可采用面授或在线学习等教学方式。可通过在职的继续教育,传授与灾难医疗救援有关的护理学知识和技能,提升普通护士灾难应急救援的能力,使其在灾情发生时可以更好地实施护理。

2. 开展灾难护理学的基础教育 可在护理本科教育层次增设"灾难护理学"或相关课程,或者强化不同课程中与灾难护理有关的内容教学,使护理本科生在毕业时已具备灾难护理的基本理论、知识和技能,为其进入临床工作岗位后进一步强化灾难护理的能力提供扎实的理论基础。

3. 强化灾难医疗救援模拟演练 可学习国外先进方法,结合各地实际情况制订灾难医学救援应急预案,按照预案每年进行规范的模拟演练。在演练中检验预案,发现并解决问题。护士通过参与模拟演练,熟悉灾难医疗救援时各种工作流程,明确灾难发生时的工作内容,强化灾难护理技术和快速反应能力,从而提高对灾难的应急救护能力。也可以通过计算机模拟系统或桌上演练等方法代替场景模拟训练,研究发现此类模拟演练亦可提高参与者实际操作能力。

三、灾难医学救援中护士的角色及素质要求

（一）灾难医学救援中护士的角色

《护士条例》规定，护士有义务参与公共卫生和疾病预防控制工作。发生自然灾害、公共卫生事件等严重威胁公众生命健康的突发事件时，护士应当服从安排，参加医疗救护。国外学者将灾难医学救援分为三个阶段，即准备/预备期、反应/实施期和恢复/重建/评价期。护士在不同灾难医学救援阶段的角色作用见表3-2-1。

表3-2-1 护士在不同灾难医学救援阶段的角色作用

阶段	灾难前 第一期：准备/预备期	灾难中 第二期：反应/实施期	灾难后 第三期：恢复/重建/评价期
角色作用	(1)三级应急准备训练 ①个人准备训练：身体适应性训练，情感预期和熟悉灾难反应，军事技能训练，家庭支持和准备 ②临床技能训练：分类和疏散，工作程序，临床评估，设备使用 ③单位/团队训练：操作能力，任务知识，领导和管理能力，单位整合和认同 (2)制订灾难应急反应计划	(1)机构内人员的通信联系 (2)建立伤员接收点并分类 (3)分配担架员、志愿者 (4)安排伤员分流或转运 (5)建立分类区域，将不同伤员安置在不同地点，方便医疗机构的处理 (6)灾难安全保障，防止无关人员进入处置区域 (7)合理分配工作人员的职责	(1)护理安置区的伤员直到转移至外部的医疗机构 (2)恢复和补充医疗用具 (3)重建/修复医疗设备 (4)评价和修改灾难应急计划 (5)严重事故的人员报告 (6)识别和奖励积极反应行为 (7)矫正消极反应行为

（二）灾难医学救援中护士的素质要求

1. 丰富的专业知识储备 护士在平时工作中应熟悉灾难相关社科知识，掌握灾难护理学基础知识，并能够制订和应用灾难应急预案。

2. 良好的心理应激能力 灾难医学救援时在短时间内直面大量死亡和伤残者，以及各种随时可能再次发生的危机事件，要求护士对灾难医学救援有积极的认识、较强的自我心理调适能力和寻求社会支持的能力等。

3. 较强的应急处置能力 灾难护理不同于院内护理，各种状况突发多变，医疗条件有限，要求护士应具备较强的应急处置能力，包括熟练掌握现场急救技术、检伤分类技术、转运救护技术，并具有较强的自我防护能力，反应迅速，应变决策能力强。

4. 一定的心理干预能力 参与灾难医学救援的护士不仅能调节好自身心理状态，而且能够识别受灾人员以及救援人员发生的各种心理问题，合理运用各种心理干预方法对其实施心理护理。

5. 过硬的个人基本素质 灾难救援环境恶劣，工作超负荷，常与其他学科人员合作救援，有时还面临生命威胁，这就要求护士必须具备高尚的道德品质、无私的奉献精神、强健的体魄、充沛的精力、较强的沟通协作能力和组织管理能力。

（赵学成）

任务三 灾难现场的检伤分类

> **案例导入**
> 某高速公路上两辆汽车相撞致20人受伤,"120"调度中心接到报警电话后派出急救团队到现场急救。急救人员在现场发现:1人股骨开放性骨折,1人疑有颈椎损伤,1人存在开放性气胸,1人左手掌离断伤,1人肠外溢,14人皮肤擦伤及裂伤,1人死亡。

工作任务

1. 你作为一名参与该交通事故现场急救的护士,应如何对这些伤员进行检伤分类与标识?
2. 怎样对这些伤员实施现场救护?

灾难现场的医学救援是指在现场、临时医疗场所等医院之外的环境中,针对灾难所致人员伤害实施的救援,包括搜救、检伤分类、现场急救、伤员转运及灾难恢复过程中的防疫等医学救援技术。

任务目标

1. 能简述灾难救援中检伤分类的目的和原则。
2. 能准确说出灾难现场检伤分类的种类、方法及标志。

一、检伤分类的目的

检伤分类是指根据伤员需要得到医疗救援的紧迫性和救治的可能性决定哪些人优先治疗的方法,可分为急救伤员分类、ICU伤员分类、突发事故伤员分类、战场伤员分类、大规模伤员分类等。其中最后一种适用于灾难救援时的伤员分类,其目的是在资源有限的情况下让尽可能多的伤员获得最佳的治疗效果。这种分类方法仅在救援人员、仪器设备、药品等可利用资源有限时采用,是战时和各种灾难发生时救治批量伤员应遵循的原则,其目的是分配急救优先权和确定需转送的伤员,是分级救治的基础。

二、检伤分类的原则

1. 简单快速原则 平均每名伤员分类时间≤1 min。

2. 分类分级原则 灵活掌握分类标准,先重后轻,合理调配。

3. 救命优先原则 灾难现场检伤分类一般不包括伤员的治疗,但当出现气道梗阻等危及生命的情况,且简单手法即可缓解伤员的紧急状况时,则先救后分或边救边分。

4. 自主决策原则 检伤人员有权根据现场需要和可利用资源等情况,自主决定伤员流向和医学处置类型。

5. 重复检伤原则 医护人员应每隔一段时间再次对伤员进行伤情评估。

6. 公平有效原则 为尽可能挽救更多的伤员,兼顾公平性和有效性是现场检伤分类的基本伦理原则。

三、检伤分类的种类

1. 收容分类 接收伤员的第一步,目的是快速识别需挽救的伤员,同时帮助其脱离危险环境,安排到相应区域接受进一步检查和治疗。

2. 救治分类 决定救治实施顺序的分类。主要是将轻、中、重度伤员分开,以便确定救治优先权。应首先评估伤员的伤情严重程度,确定相应的救护措施,还需结合伤员数量和可利用的救护资源决定救治顺序。

3. 后送分类 确定伤员尽快转运到定点医疗机构顺序的分类。应根据伤员伤情的紧迫性和耐受性、需采取的救护措施、可选择的后送工具等因素,决定伤员的后送顺序、后送工具及目的地。

四、常用检伤分类方法

1. START 法 最为常用,是基于呼吸、心跳及精神状态的检伤分类方法。START 是取五个英文单词首字母而成,即简单地(Simple)分类(Triage)和(And)快速地(Rapid)治疗(Treatment)。在此检伤分类过程中,救治方面一般仅做三项处理措施:开放气道、止血、抬高患肢(图 3-3-1)。

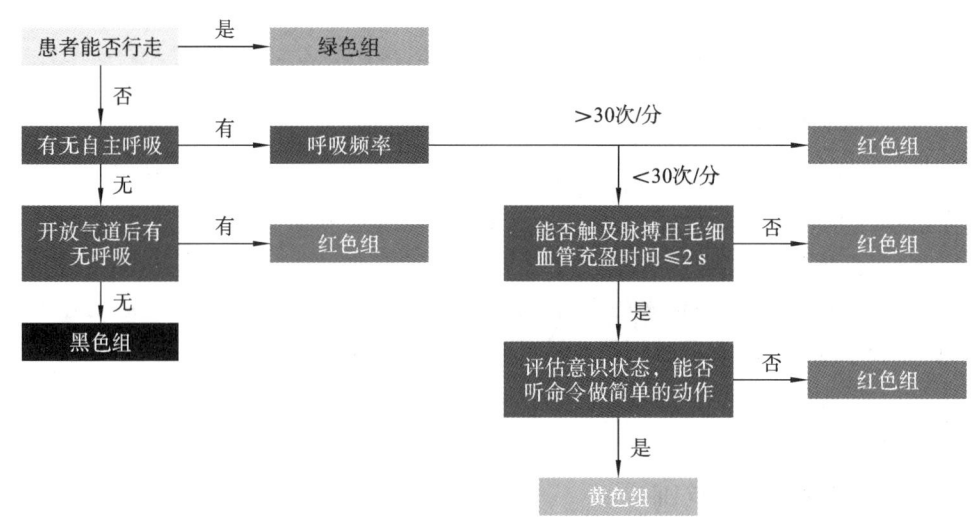

图 3-3-1 START 法

2. Jump START 对 START 修正后用于 1～8 岁儿童检伤分类的方法。分组方法和分类依据与 START 相似,但基于儿童的生理特点对分类依据做了调整。

3. SALT 法 融检伤分类、紧急救治、后续处置与转送为一体的、适用于大规模伤亡事件的预检分诊系统,包括分类(sort)、评估(assessment)、挽救生命(life-saving intervention)以及处置/转送(treatment/transport)。

五、检伤分类的标志

在灾难现场通常以颜色醒目的卡片或胶带表示伤员的分类,通常采用红、黄、绿、黑四色系统。

1. 红色 代表危重伤,第一优先。伤情非常紧急,危及生命,生命体征不稳定,需立即给予基础生命支持,并在 1 h 内转运到定点医疗单位救治。

2. 黄色 代表中重伤,第二优先。生命体征稳定的严重损伤,有潜在危险。此类伤员应急救灾后优先后送,需在 6 h 内得到有效治疗。

3. 绿色 代表轻伤,第三优先。不紧急,伤员能行走,损伤较小,可能不需要立即入院治疗。

4. 黑色 代表致命伤,指已死亡、没有生还可能性、治疗为时已晚的伤员。

任务评价

(赵学成)

任务四　灾难心理干预及现场救治

情景导入

突如其来的灾难给当事人带来的不仅仅是身体上的伤害,还有心理上的伤害。

工作任务

灾难过后,身体上的伤痛或许可以很快医治,可是心理上的伤痛要怎么才能恢复呢?

任务目标

1. 能简述灾难救援中的救护原则。
2. 能准确说出灾难现场中各种灾害的具体救援方法。

一、伤员的安置

伤员在检伤分类区经伤病情评估和分类后,安置于伤员治疗区,治疗区一般设在比较安全的建筑物或帐篷内。如果伤员人数不多,治疗区可与检伤分类区合并,以减少对伤员的搬动。如果人数较多,则应将治疗区独立设置,以免互相干扰。如果人数众多,则需将治疗区细分为轻、重和危重区,以提高抢救效率。

二、伤员的现场救治

1. 灾难现场救护的原则 对危及生命的伤情,应充分利用现场条件,予以紧急救治,使其稳定或好转,为转送创造条件,尽最大可能确保伤员的生命安全。

2. 现场救护的范围

(1)对心搏骤停者,立即开放气道,看呼吸、心跳是否恢复,如仍未恢复且资源允许,行心肺复苏。

(2)对昏迷者,安置合适体位,保持气道通畅,防窒息。

(3)对张力性气胸者,用带有单向引流管的粗针头穿刺排气。

(4)对有活动性出血者,采取有效止血措施。

(5)对有伤口者行有效包扎,对疑有骨折者进行临时固定,对肠膨出、脑膨出者行保护性包扎,对开放性气胸者做封闭包扎。

(6)对休克或有休克先兆者行抗休克治疗。

(7)对有明显疼痛者,给予止痛药。

(8)对大面积烧伤者,给予创面保护。

(9)对伤口污染严重者,给予抗菌药物,防止感染。

(10)对中毒者,及时注射解毒药或给予排毒处理。

三、伤员的转送护理

(一)转送指征

1. 转送指征 伤情需要,现场不能提供确定治疗或处理后出现并发症者;伤员或家属要求,需仔细评估确认伤员不会因搬动和转送而使伤情恶化甚至危及生命。

2. 暂缓转送指征 休克未纠正,血流动力学不稳定者;颅脑外伤疑有颅内高压、可能发生脑疝者;颈髓损伤有呼吸功能障碍者;胸、腹部损伤后伤情不稳定,随时有生命危险者;被转送人员或家属依从性差。

(二)转送注意事项

1. 转送顺序 危及生命需立即治疗的严重损伤者、需急诊救治可能有生命危险者、需要医学观察的非急性损伤者、不需要医疗帮助或现场已死亡者。

2. 保持通信畅通 转送方及接收方及时沟通转送及接收要求与注意事项,并保持联系。

3. 转送安全性评估 转送前再次全面评估并记录气道通畅情况、呼吸、心率、脉搏、氧饱和度、血压以及神经系统检查结果等,确保转送安全。

4. 知情同意 向伤员及其家属交代病情,告知转送的必要性和途中可能的风险,征得同意并签字后实施转送。

(三)转送途中护理要点

1. 担架转送伤员的护理

(1)安置合理体位:一般取平卧位,如有特殊伤情,可根据病情采取不同体位。

(2)防止坠床:妥善系好固定带,行进过程中使担架平稳,防止颠簸,防止伤员从担架上跌落。

(3)注意舒适护理:注意保暖、防雨、防暑。

(4)加强病情观察:应使伤员的头部向后、足部在前,方便病情观察,若发现变化,及时处理。

2. 卫生车转送伤员的护理

(1)准备车和器材:对汽车或列车车厢统一编号,备好各种物资、器械、药材、护理用具和医疗文件等。

(2)伤员的准备:根据伤情及有无晕车史等,遵医嘱给予止痛、止血、镇静、防晕车等药物。

(3)妥善安排登车:将出血、骨折、截瘫、昏迷等重伤员安排在下铺,每辆车或每节车厢安排1～2名轻伤员,协助观察和照顾重伤员。

(4)安置合理体位,防坠床。

(5)加强病情观察,保证途中治疗。

(6)下车时的护理:安排危重伤员先下车,清点伤员总数,了解重伤员基本情况,做好交接。

3.卫生船转送伤员的护理

(1)防晕船:晕船者预先口服茶苯海明。

(2)防窒息:使昏迷、晕船呕吐者头转向一侧,随时清除呕吐物。

(3)妥善固定:使用固定带将伤员固定于舱位上。

(4)保持自身平衡,妥善实施护理操作。

(5)病情观察及其他护理措施:同陆路转送的护理。

4.空运伤员的护理

(1)合理安放伤员的位置:大型运输机中伤员可横放两排,中间留出过道,休克者应头部朝向机尾。若为直升机,应从上至下逐层安置担架,重伤员应安置在最下层。

(2)加强气道护理:空中温度和湿度均较低,对气管切开者应用雾化器、加湿器等湿化空气,或者定时在气管内滴入等渗盐水。对使用气管插管者,应减少气囊中注入的空气量,或者改用盐水充填,以免在高空中气囊过度膨胀压迫气管黏膜造成缺血性坏死。

(3)特殊伤情的护理:外伤致脑脊液漏者,因气压低,漏出量会增加,需用多层无菌纱布保护,及时更换敷料,预防逆行感染。中等以上气胸或开放性气胸者,空运前应反复抽气,或做好胸腔闭式引流,使气体减少至最低量。

(4)其他护理工作同陆路转送。

四、交通事故的救护

交通事故伤是指交通事故时机械力作用于机体造成的组织损伤和功能障碍。在道路交通事故中,车、路及人三个因素在力的作用下对人体造成伤害,作用力的大小、方向决定了损伤的程度。交通事故伤有数种类型,如撞击伤、烧伤、碾压伤、爆炸伤等,其中撞击伤最常见,同时由于其致伤因素多,多发伤和复合伤发生率比较高。

(一)主要伤情

1.机械性损伤 包括人体各部位的擦伤、挫伤、撕裂伤与撕脱伤、脱位、骨折、肢体离断、贯通伤等,其中以头面部及四肢损伤比例最高,其次为胸腹部和脊柱伤。交通伤骨折发生率高,其次为多发伤、复合伤,严重颅脑、胸部损伤及大出血为主要致死原因。

2.非机械性损伤 在交通事故中非机械原因所致的机体损伤,如淹溺、烧伤等。

(二)救援要点

1. 检伤分类 首批救援人员赶到现场后应迅速评估现场情况,确定是否需要增援,并设置必要的警戒线和警戒标志;谨慎解除危险,尽快使正在受到威胁的人员和财产脱离险境;专人对伤员按照上述原则进行检伤分类并填写伤员分类卡,以确定需立即现场处置的生命垂危的伤员及需优先送到医院的重伤员。

2. 现场救护

(1)创伤出血。

①外出血时对伤口进行加压包扎止血。如果存在伤口内有碎骨片、玻璃碎片或其他异物及腹腔脏器脱出等情况,则包扎时可不加压;四肢出血时可使用止血带临时止血,注意醒目标识止血带的应用时间及放松时间;深部组织出血时可采用敷料填塞加压包扎止血;喷射状出血时可采用钳夹止血。

②内出血时,应迅速建立静脉通路,立即送往附近医院手术止血。

(2)损伤性窒息:予半坐卧位,头偏向一侧,松解颈部衣扣,清除口腔内血块及异物;舌后坠影响呼吸时,设法将舌牵拉至口外固定,有条件时使用口咽通气道;必要时现场进行环甲膜穿刺或气管切开;给氧。

(3)头部损伤:注意观察有无颅内出血及颅骨骨折等情况。

(4)胸腹损伤:注意危及生命伤情的处理,如出血性休克、血气胸、脏器破裂等,对开放性气胸者,用厚敷料在伤员呼气末将伤口暂时封闭,并做加压包扎;腹部脏器脱出时予以洁净敷料覆盖、固定,不可把已脱出脏器送回腹腔。

(5)骨折:四肢骨、关节损伤时应在现场加以固定,可采用夹板固定,也可利用躯干或健肢固定;脊柱损伤时需妥善固定,并采取轴线搬运,防止继发性损伤。

(6)肢体离断:对离断肢体残端行止血包扎,将离断肢体用洁净敷料包裹并低温保存,迅速随伤员送往医院。

3. 转送护理 根据伤员的检伤分类情况,对伤员实施正确及时的搬运与转送。具体转运技术可参阅本书相关内容。

五、地震灾害的救护

地震灾害是指地震造成的人员伤亡、财产损失、环境和社会功能的破坏,具有突发性、不可预测性、频度较高、次生灾害严重和社会影响大等特点。

(一)主要伤情

1. 机械性损伤 坍塌的建筑物、家具等砸压和掩埋人体所致的机械力学损伤,以四肢远端骨折和软组织伤最常见,占60%~70%,其次为脊柱损伤、胸腹部损伤。

2. 坠落伤 多因受灾人员在地震发生时跳楼所致。

3. 饥饿 受灾人员长时间被困于废墟中,断食断饮,体内储存物质耗竭,导致代谢紊乱,虚脱而濒临死亡。

4. 挤压综合征 受灾人员长时间受坍塌重物挤压,肌肉组织缺血坏死,并释放大量有害物质进入体内,可导致休克和肾衰竭。

5. 其他 地震不仅可造成严重的原生灾害,还可引发许多次生灾害,如火灾、水灾、毒气泄漏等,这些次生灾害可致人员烧伤、淹溺等伤害。

(二)救援要点

1. 检伤分类 经验丰富的医护人员负责检伤,由其迅速按照程序对所有伤员进行检伤,并按轻、中、重、死亡分类,根据分类结果将伤员安置到不同区域以便快速处置,注意对伤员的动态评估和再检伤。

2. 现场救护

(1)气道:保持气道通畅,防止持续性污染物的吸入,给氧。

(2)骨折:就地取材对骨折部位进行固定,固定前后注意评估神经血管情况。

(3)饥饿:快速建立静脉通路,遵医嘱应用碱性液体及兴奋剂,注意保暖、给氧及适当的热饮料内服。

(4)挤压综合征:迅速建立静脉通路,尽早补充液体,注意在解除挤压前尽快进行扩容治疗;如不能立即经静脉补液,可口服补充含碳酸氢钠的液体,必要时在局部用止血带短期结扎直至给予静脉补液;监测血压、尿量和受压局部情况。

3. 转送护理 地震灾区大规模救援和后送通常采用军队作战模式进行,主要后送方式有三种:飞机后送、卫生列车后送和普通客车后送。具体转运技术可参阅本书相关内容。

六、火灾的救护

火灾是一种不受时间、空间限制,发生频率最高的灾害。发生火灾必须同时具备三个条件:可燃物、助燃物、引火源。随着经济建设的快速发展,新能源、新材料、新设备的广泛开发利用,火灾发生频率越来越高,造成的损失也越来越大,已成为我国发生频率最高、破坏性最强、影响最大的灾难之一。

(一)主要伤情

1. 火焰烧伤 在火灾中,人体直接与大火接触引起烧伤。

2. 热烟灼伤 火灾中烟雾流动,高温烟雾可致气道灼伤,造成组织肿胀,阻塞气道而导致窒息死亡。

3. 浓烟窒息 火灾中物体燃烧会生成大量的烟气,当人吸入高浓度烟气后,大量的烟尘微粒有附着作用,导致气管及支气管严重阻塞,损伤肺泡壁,造成严重缺氧而窒息死亡。

4. 中毒 火灾中的烟雾往往含有有毒气体,可迅速致人昏迷,并强烈刺激人的呼吸中枢和肺部,引起中毒性死亡。资料显示,火灾中死亡的80%由吸入有毒气体所致。

5. 砸伤、埋压 火灾中可发生建筑物构件坍塌、吊挂物件坠落等,导致砸伤、埋压遇险人员及救援人员。

6. 刺伤、割伤 火灾过程中可能发生许多建筑材料爆裂及玻璃碎裂,形成各种形式的利刃物体,随时可致机体刺伤、割伤,甚至引起失血性休克而死亡。

(二)救援要点

1. 检伤分类 初步估计烧伤面积和深度以判断伤情,注意有无吸入性损伤、窒息、低血容量、骨折、中毒等情况。

2.现场救护

(1)烧伤。

①迅速撤离火场。

②保持气道通畅,给氧。

③现场可给予镇痛药,口服淡盐水。

④现场烧伤创面一般不做特殊处理:Ⅰ度烧伤时可用冷水冲洗、浸泡20~30 min,注意保护创面。

⑤对于呼吸、心跳停止者,若资源允许,立即进行心肺复苏。

⑥化学烧伤:立即脱掉被污染的衣物,用清水持续冲洗创面30 min以上。

(2)中毒:迅速将伤员移至通风处,清除口鼻分泌物和炭粒,保持气道通畅,给氧;对于窒息、呼吸、心搏骤停者,立即开放气道,如呼吸、心跳仍未恢复且资源允许,行心肺复苏、气管切开或机械通气;对于清醒者,注意有无晕厥史,应送往医院接受进一步检查。

(3)机械性损伤:按照相应医疗救援程序予以处理。

3.转送护理 在做上述处理后,应尽早转送伤员至医院接受治疗。特大面积烧伤伤员(烧伤面积大于70%)应在伤后1 h内被送到指定医院,特重烧伤者(烧伤总面积大于50%或Ⅱ度烧伤面积大于20%)应在伤后4 h内被送到指定医院。临床上应根据具体情况而定,伤员一旦休克,均应就地进行抗休克治疗,不可匆忙转运,以免加重伤情。转运途中需及时补液,并进行血流动力学和血氧饱和度监测。

七、水灾的救护

水灾是指一个流域内集中大暴雨或长时间降雨,导致该流域内江、河、湖水位异常升高,超过其泄洪能力而漫溢两岸或造成堤坝决口致使水泛滥的自然灾害。据联合国统计,全球因水灾造成的人员伤亡和经济损失占自然灾害首位。

(一)主要伤情

水灾受害人员多以淹溺为主,也可出现机械性损伤、电击伤、虫蛇咬伤和掩埋窒息等伤害。

1.淹溺 水灾中伤员可能会呛入泥沙、水草等异物导致窒息,吸入大量水导致肺水肿、电解质紊乱等情况,轻者可有胸闷、咳嗽等表现,重者出现面部肿胀、皮肤黏膜苍白或发绀、心力衰竭、肺水肿,甚至呼吸、心跳停止。此外,身体长期浸泡于洪水中可致低体温。

2.机械性损伤 因洪水冲刷倒塌的建筑物以及山石、树木冲撞均可导致人体损伤。

3.电击伤 洪水毁坏输电设备或建筑物内电气设备,致人触电;雷电击伤人员。

4.虫蛇咬伤 灾民为躲避洪水可能居住野外,受到蛇、虫的袭击致伤,咬处可出现瘙痒、肿胀、疼痛或出血,严重时甚至危及生命。

5.传染性疾病 水灾后人畜尸体腐烂、水源污染严重、蚊蝇滋生,可导致流行性出血热、细菌性痢疾、伤寒等传染病的暴发流行。

(二)救援要点

1. 检伤分类 在较宽敞的场所进行伤情评估,快速识别需紧急救治(如窒息、创伤大出血等)的伤员。注意对可疑传染病人员的防护与隔离。

2. 现场救护

(1)淹溺。

①立即把淹溺者从水中救出,移至陆地或船上,施救者注意自身安全,适当借助救生工具。

②迅速清除口鼻内的污泥、杂草,保持气道通畅。

③对于淹溺所致呼吸、心跳停止者,如条件许可,立即进行心肺复苏。

④注意保暖,去除湿衣物,口服热饮。

(2)机械性损伤:按照相应医疗救援程序进行处理。

(3)电击伤:迅速关闭电源,用木棍等绝缘物体挑开电线;施救者在保证自己与地面绝缘的情况下拉开伤员;使伤员平卧,解开衣扣,保持气道通畅;对呼吸、心跳停止者立即进行心肺复苏。

(4)虫蛇咬伤:立即用绷带由伤口的近心端向远心端包扎,包扎时以能放入一个手指为宜,以减少毒素扩散与吸收;用清水、双氧水或肥皂水冲洗伤口;有条件时可口服和外敷季德胜蛇药片,尽早应用抗蛇毒血清。

(5)传染性疾病:从管理传染源、切断传播途径及保护易感人群等环节进行救护。

3. 转送护理 水灾伤员的转送原则是尽早、尽快、就近,具体转运技术可阅本书相关内容。

八、矿难的救护

矿难是指在采矿过程中发生的事故,常见的矿难有瓦斯爆炸、煤尘爆炸、透水事故、矿井失火、板顶坍塌等。全球每年至少有数千人死于矿难,而我国更为严重,特别是一些技术和设备简陋的中小矿井,问题更为突出。

(一)主要伤情

1. 爆炸伤/烧伤 煤矿瓦斯爆炸产生的瞬间温度可达1850～2650 ℃,压力可达初压的9倍,爆炸源附近气体以每秒数百米以上的速度向外冲击。发生矿难后,矿工只要未及时脱离,均有可能被烧伤。

2. 窒息、中毒 爆炸后氧浓度降低,生成大量一氧化碳、硫化氢、二氧化氮等气体,有窒息和中毒的危险。此外,顶板坍落,人体受埋压,口鼻被阻塞,也可导致窒息。

3. 淹溺 矿井区的水源有大气降水、地表水、含水层水、断层水及旧巷或采空区积水等。矿山突然涌水,大量水流可瞬间淹没整个井下巷道,导致井下矿工淹溺。

4. 机械性损伤 多因矿山冒顶所致,主要包括挫伤、肢体骨折、挤压伤、多发伤等。

(二)救援要点

1. 检伤分类 按检伤分类原则对伤员进行快速评估与分类处置。

任务评价

2. 现场救护

(1)爆炸伤/烧伤:保持气道通畅,充分给氧;止血,保护创面,固定骨折部位;镇痛;抗休克治疗及防止感染。

(2)窒息、中毒:立即将伤员转运至通风良好处,保持气道通畅,给氧;根据中毒情况采取相应救护措施,如硫化氢中毒时可把含氯溶液的纱布放入伤员口腔内解毒,二氧化硫中毒时应给伤员口服牛奶、蜂蜜或用苏打水漱口以减轻刺激。

(3)淹溺、机械性损伤:按照相应医疗救援程序实施救护。

(李　茜)

项目三任务工单　　　　　　项目三评价体系表　　　　　　自测题

项目四 心搏骤停与心肺复苏

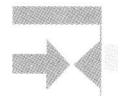

 学习目标

素质目标:1.操作中快、准、稳地实施抢救,培养敬佑生命、救死扶伤、生死时速的职业素养。
2.通过角色扮演、团队协作培养学生团队协作精神;抢救过程中保证环境安全、安全有效的操作,培养维护安全、全为生命的意识。
知识目标:1.能准确识别成人心搏骤停的临床表现。
2.能解释高级心肺复苏的关键要点。
3.能归纳心搏骤停后自主循环恢复患者的护理要点。
能力目标:1.能通过心搏骤停的临床表现准确判断心搏骤停。
2.能通过心肺复苏的基本步骤的学习实施心肺复苏。
3.能有效实施基本生命支持团队抢救。

任务一 心搏骤停

案例导入

患者,男,76岁,晨起去菜市场买菜,突感心前区剧烈疼痛,突然意识丧失,昏迷倒地。

工作任务
1.患者发生了什么情况?
2.作为现场第一目击者,你应该如何救治?

任务目标
1.能通过心搏骤停患者病理变化明确身体器官损伤。
2.能通过心搏骤停的临床表现实施判断。

一、心搏骤停后病理变化

心搏骤停后,心泵的功能完全丧失,血液因失去推动循环的动力而停止流动,血氧浓度显著降低,全身组织器官均处于缺血、缺氧状态,导致细胞内线粒体功能障碍和多种酶失活,造成组织器官损伤。缺血、缺氧时间过长会导致不可逆性损伤。

心搏骤停后,体内各主要脏器对缺血、缺氧的耐受能力或阈值不同。正常体温时,中枢神经系统对缺血、缺氧的耐受程度最差。脑组织重量只占体重的2%,但它对氧摄取量和血供的需求却很大。静息时它的氧摄取量占人体总氧摄取量的20%,血液供应量为心排血量的15%。所以在缺血、缺氧时,最先受到损害的是脑组织。

脑组织对缺血、缺氧最敏感,一般在发生心搏骤停后的几秒钟内,由于脑血流量急剧减少,患者即可发生意识突然丧失,伴有局部或全身性抽搐。由于尿道括约肌和肛门括约肌松弛,可同时出现大小便失禁。心搏骤停发生20~30 s时,由于脑组织中尚存的少量含氧血液可短暂刺激呼吸中枢,患者呼吸可呈叹息样或短促痉挛性,随后呼吸停止。停搏60 s左右时可出现瞳孔散大。停搏4~6 min时,脑组织即可发生不可逆的损害,数分钟后即可从临床死亡过渡到生物学死亡。

二、心搏骤停的临床表现

心搏骤停的典型"三联征"包括突发意识丧失、呼吸停止和大动脉搏动消失。临床上具体表现如下。

(1)意识突然丧失,可伴有全身短暂性抽搐和大小便失禁,随即全身松软。

(2)大动脉搏动消失,触摸不到颈动脉搏动;意识丧失伴大动脉搏动消失是心搏骤停时最可靠的临床征象。其中大动脉搏动的判断应在10 s内完成,切勿反复听诊心音或等待测血压结果,以免延误抢救时间。通常检查成人颈动脉,检查婴儿肱动脉。

(3)呼吸停止或先呈叹息样呼吸继而停止。

(4)面色苍白或青紫。

(5)双侧瞳孔散大。

如果呼吸先停止或严重缺氧,则表现为进行性发绀、意识丧失、心率逐渐减慢,随后心跳停止。

> **护考知识**
> 心搏骤停的临床表现是护士执业考试常见考点。

(李 茜)

项目四任务一任务工单

项目四任务一评价体系表

任务二 心肺复苏

案例导入

患者,男,70岁,晨起在公园习惯性活动时,突感心前区剧烈疼痛,大汗,精神极度紧张,患者突然意识丧失倒地。

工作任务

1. 该患者发生了什么情况?
2. 应采取什么方法对患者进行判断?
3. 应采取的最恰当的急救措施是什么?

任务目标

1. 学会判断患者状态。
2. 学会心肺复苏的操作技巧。
3. 能运用仿真模型实施心肺复苏训练。

一、判断患者状态

在安全情况下,快速识别和判断心搏骤停的方法:轻拍或摇动患者双肩,并大声呼叫:"喂,你能听见我说话吗?"判断患者有无反应,同时立即检查呼吸和大动脉搏动。判断有无有效呼吸时,可观察患者口鼻呼吸情况和胸廓有无呼吸起伏。检查成人和儿童颈动脉时,食指和中指并拢,指尖从患者的气管正中部位向旁滑移2~3 cm,在胸锁乳突肌内侧轻触颈动脉搏动(图 4-2-1)。可检查婴儿肱动脉或股动脉(图 4-2-2),检查时间为5~10 s。

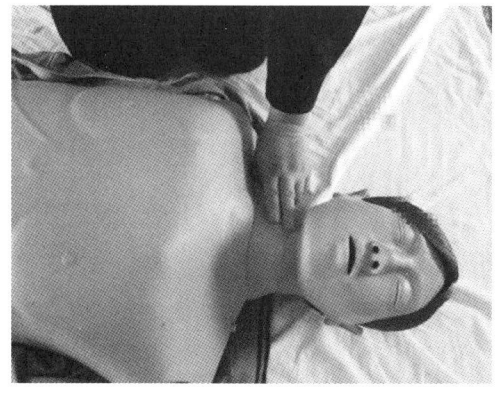

图 4-2-1 判断成人颈动脉搏动

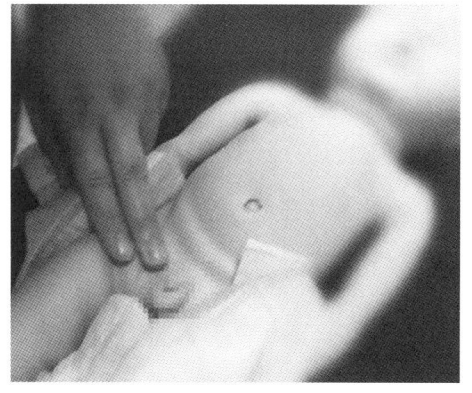

图 4-2-2 判断婴儿股动脉搏动

二、启动急救反应系统

在院外,如果患者无反应,应立即呼叫帮助,请他人或自己用手机拨打"120",启动急救反应系统,有条件时使用自动体外除颤仪(AED)。

在院内,判断患者无反应、无呼吸、无大动脉搏动时,应立即呼叫医护团队或紧急快速反应小组,获取除颤仪等急救设备与物品。

三、胸外按压

一旦判断患者发生心搏骤停,或不确定是否有脉搏时,均应立即开始胸外按压。尽快提供循环支持。胸外按压是对胸骨下段有节律地按压,通过增加胸膜腔内压或直接挤压心脏产生血液流动,可为心脏和脑等重要器官提供一定含氧的血流。对倒地至第一次电击的时间超过 4 min 的患者,胸外按压更为重要。有效的胸外按压可产生 60~80 mmHg 的收缩期动脉峰压。

按压时,应让患者仰卧于坚实的平面上,头部位置尽量低于心脏,使血液容易流向头部。如果患者躺在软床上,应将木板放置在患者身下,以保证按压的有效性。为保证按压时力量垂直作用于胸骨,施救者可根据患者所处位置的高低,取跪式或站式(需要时,用脚凳垫高)等不同体位进行按压。

1. 胸外按压的部位 成人胸外按压的部位是在胸部正中,胸骨的下半部,相当于男性两乳头连线之间的胸骨处(图 4-2-3);婴儿按压部位在两乳头连线之间稍下方的胸骨处。

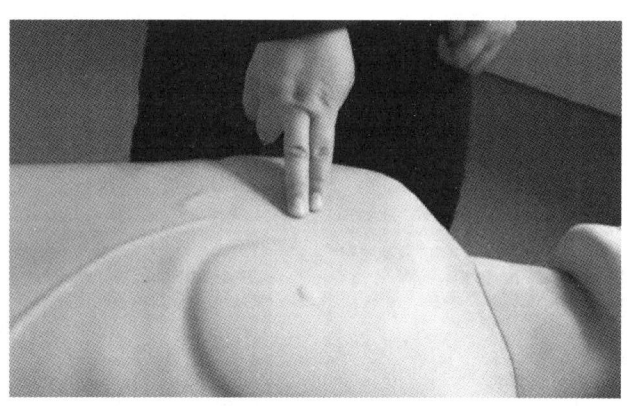

图 4-2-3 成人胸外按压的部位

2. 胸外按压的方法 按压时,施救者一只手的掌根部放在胸骨按压部位,另一只手平行叠加在其上,两手手指交叉紧紧相扣。手指尽量向上,保证手掌根部用力在胸骨上,避免发生肋骨骨折。按压时,身体稍微前倾,双肩在患者胸骨正上方,双臂绷紧伸直,以髋关节为支点,依靠肩部和背部的力量垂直向下用力按压(图 4-2-4)。按压和放松的时间大致相等。按压时应高声匀速计数。

3. 高质量胸外按压操作要点

(1)保证按压频率和按压深度。按压的频率为 100~120 次/分(15~18 s 完成 30 次按压),按压深度为 5~6 cm,应避免过度按压和按压深度不够。8 岁以下儿童患者

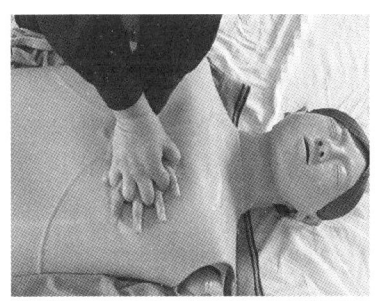
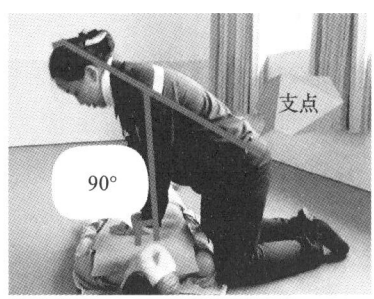

图 4-2-4 胸外按压手法

垂直按压深度至少达到胸廓前后径的 1/3(婴儿大约为 4 cm,儿童大约为 5 cm)。当按压频率大于 120 次/分时,按压深度会随着频率增加而减少。

(2)按压期间,保证胸廓完全回弹。按压放松时,手掌根部既不要离开胸壁,也不要倚靠在患者胸壁上施加任何压力。因为在心肺复苏的按压过程中,只有当按压放松使胸骨恢复到自然位置时,胸廓才可以完全回弹。胸壁回弹产生胸内负压,使静脉血回流到心脏,增加心脏的血流。按压间期倚靠在胸壁上会导致胸壁无法完全回弹。不完全的胸壁回弹可使胸膜腔内压增加,导致回心血量和心肌血流减少,冠状动脉灌注压降低,影响复苏效果。

(3)尽量减少胸外按压中断。应尽量减少胸外按压中断的次数及缩短每次中断的时间,或尽可能将中断控制在 10 s 以内,以增加胸外按压时间比,使其至少能达到 60%。胸外按压时间比是指实施胸外按压的时间占总体复苏时间的比率。设置胸外按压时间比的目标是尽可能减少胸外按压的中断,从而增加在心肺复苏过程中冠状动脉灌注与血流。可以通过减少胸外按压的停顿而增加胸外按压时间比。

(4)不要过度通气。在心肺复苏过程中,人工通气的目的是维持足够的氧合和充分清除二氧化碳,但不应给予过频过多的通气。其理由是心肺复苏期间,肺血流量大幅度减少,为维持正常的通气/血流(比例),通气量不宜过大。另外,过频过多的通气将增加胸腔内压力,减少静脉回心血量,降低心排血量。过多通气亦可导致胃胀气,胃内容物反流,使误吸性肺炎的风险加大。此外,胃胀气使膈肌抬高,限制肺的活动,降低呼吸系统的顺应性。

对于未置入高级气道的成人患者,单人或双人心肺复苏时按压与通气之比均为 30∶2。对于儿童和婴儿,单人心肺复苏时,按压/通气(比例)同成人,但当双人心肺复苏时,按压/通气(比例)为 15∶2,因为儿童和婴儿发生心搏骤停多是呼吸因素所致。

4.按压者的更换 为保证高质量的胸外按压,避免按压者疲劳和胸外按压质量降低,有 2 个或多个施救者时,应每 2 min 改变按压和通气的角色,AED 时提示"分析心律"时交换角色。换人操作的时间应在 5 s 内,以减少胸外按压间断的时间。

高质量的胸外按压有利于使冠状动脉和脑动脉得到灌注。如果按压频率和深度不足,按压间断过久或过于频繁加之过度通气使胸腔内压增高,可减少回心血量,继而影响心排血量和重要器官的血液灌注,最终降低复苏的成功率。

四、开放气道

1. 仰头抬颏/颌法 适用于没有头和颈部创伤的患者。

方法：患者取仰卧位，施救者站在患者一侧，将一只手置于患者前额部用力使头后仰，另一只手食指和中指置于下颌骨部向上抬颏/颌，使下颌角和耳垂连线与地面垂直。

2. 托颌法 适用于疑似头颈部创伤者。

方法：患者平卧，施救者位于患者头侧，两手拇指置于患者口角旁，其余四指托住患者下颌部位，在保证头部和颈部固定的前提下，用力将患者下颌向上抬起，使下齿高于上齿。

五、人工通气

如果患者没有呼吸或不能正常呼吸（或仅是叹息），应立即经口对口、口对面罩等进行人工通气。

1. 口对口人工通气 在保持气道通畅和患者口部张开的位置进行。施救者将一只手置于患者前额，用手拇指与食指捏住患者鼻孔，用口唇把患者的口完全罩住，进行缓慢人工通气。施救者实施人工通气前，正常吸气即可，不需要深吸气。通气完毕，施救者应立即脱离患者口部，同时放松捏闭患者鼻部的手指，使患者能从鼻孔呼出气体。采取口对口人工通气时，一定注意应用合适的通气防护装置，既能保证通气效果又能有效保护施救者。目前，市场上有多种商品可供选择。

2. 口对面罩人工通气 单人施救者在心搏骤停患者的一侧完成30次胸外按压之后，将面罩置于患者口鼻部，将靠近患者头顶的手的食指和拇指放在面罩的两侧边缘，将另一只手的拇指放在面罩的下缘固定，封闭好面罩，其余手指置于下颌骨边缘提起下颌/颏以开放气道。施救者经面罩通气至患者胸廓抬起时使口离开面罩，让患者呼出气体。每按压30次后，通气2次，每次通气应持续1 s，使胸廓明显起伏，保证有足够的气体进入肺部，但应注意避免过度通气，通常潮气量为500～1000 mL。如果患者有自主循环存在，但需要呼吸支持，人工通气的频率为每分钟10～12次，即每5～6 s给予人工通气1次。婴儿和儿童的通气频率为12～20次/分。

上述通气方式只是临时性抢救措施，应尽快获得团队人员的支持，应用球囊—面罩进行通气或建立高级气道（气管插管），给予机械辅助通气与输氧，及时纠正低氧血症。

六、早期除颤

除颤的机制是除颤仪在瞬间释放的高压电流经胸壁到心脏，使心肌细胞瞬间同时除极，终止导致心律失常的异常折返或清除异位兴奋灶，从而恢复窦性心律。由于室颤是非创伤心搏骤停患者最常见的心律失常，除颤是终止室颤最迅速、最有效的方法。心肺复苏的关键起始措施是胸外按压和早期除颤。所以，如果具备AED，应该联合应用心肺复苏和AED。

除颤具有时间效应,每延迟除颤 1 min,复苏成功率下降 7%～10%。故尽早除颤可显著提高复苏成功率。但对非目击的心搏骤停(>4 min),则应先进行 5 个循环(大约 2 min)30∶2(按压-通气比率)的心肺复苏,然后再给予除颤,其目的是先使心脏获得灌注,从而使除颤更有效。除颤之后应立即给予 5 个循环 30∶2 的高质量心肺复苏后再检查脉搏和心律,必要时再进行一次电除颤。

高能量的除颤一次可消除 90% 以上的室颤。如果除颤不能消除室颤,则此种室颤可能属于低幅波类型,通常是因为心肌缺氧。所以应先进行 2 min 的心肺复苏,使心肌恢复供氧后再分析心律,然后决定是否除颤。

目前生产的 AED 和手动除颤仪几乎都是双相波除颤仪,除颤能量为 120～200 J。使用单相波除颤仪时除颤能量为 360 J,后续除颤能量相同或选择更高能量。对于婴儿与儿童除颤理想能量目前仍不清楚,但认为合理的除颤能量是 2～4 J/kg,首剂量可先考虑 2 J/kg,后续电击能量为 4 J/kg 或更高级别能量,但不能超过 10 J/kg 或成人剂量。

七、判断心肺复苏效果

1. 颈动脉搏动 停止按压后,触摸颈动脉有搏动,说明患者自主循环已恢复。如停止按压,搏动消失,则应继续进行胸外按压。按压期间,每一次按压后可以摸到一次大动脉搏动,说明按压有效。

2. 自主呼吸出现 如果复苏有效,自主呼吸可能恢复。

3. 瞳孔 复苏有效时,瞳孔由散大开始回缩。如瞳孔由小变大,固定,说明复苏无效。

4. 面色及口唇 复苏有效时可见面色由发绀转为红润。若变为灰白,则说明复苏无效。

5. 神志 复苏有效时可见患者有眼球活动,睫毛反射与对光反射出现,甚至手脚开始抽动,肌张力增加。

八、不实施心肺复苏的情况

一般情况下,发现心搏骤停时应立即实施心肺复苏,但在下列情形时可以不实施:①施救者施救时可能造成自身严重损伤或处于致命的危险境地(如感染传染性疾病);②存在明显可逆性死亡的临床特征(如尸体僵直、尸斑、斩首、身体横断、尸体腐烂);③患者生前有拒绝复苏意愿,对于此项应根据具体情况谨慎决定。

> **护考知识**
> 按压次数、频率、深度是护士执业资格考试常见考点,心肺复苏中操作要点。

知识拓展

2020 美国心脏协会成人心搏骤停抢救流程图与儿童心搏骤停抢救流程图如图 4-2-5、图 4-2-6 所示。

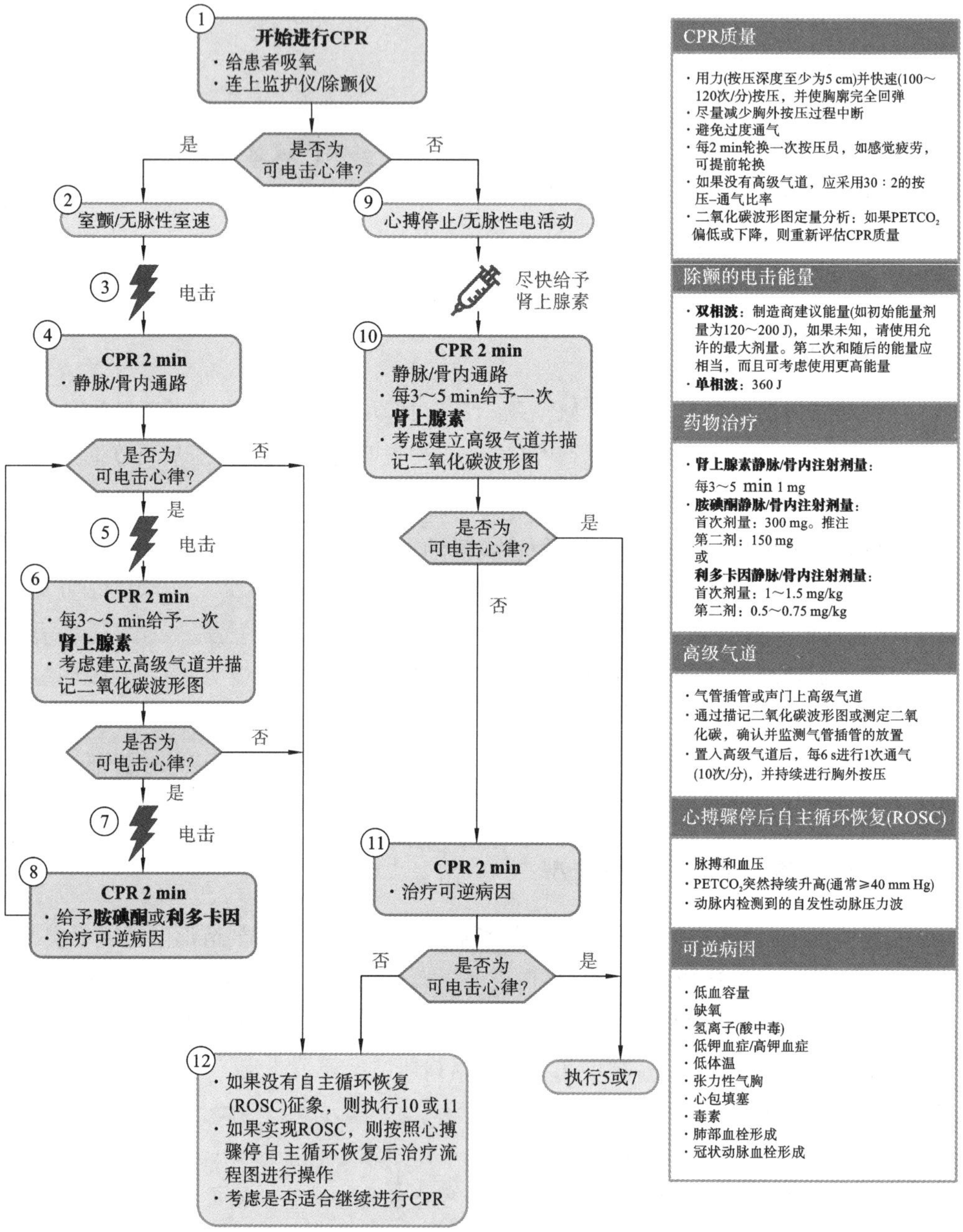

图 4-2-5 2020 美国心脏协会成人心搏骤停抢救流程图

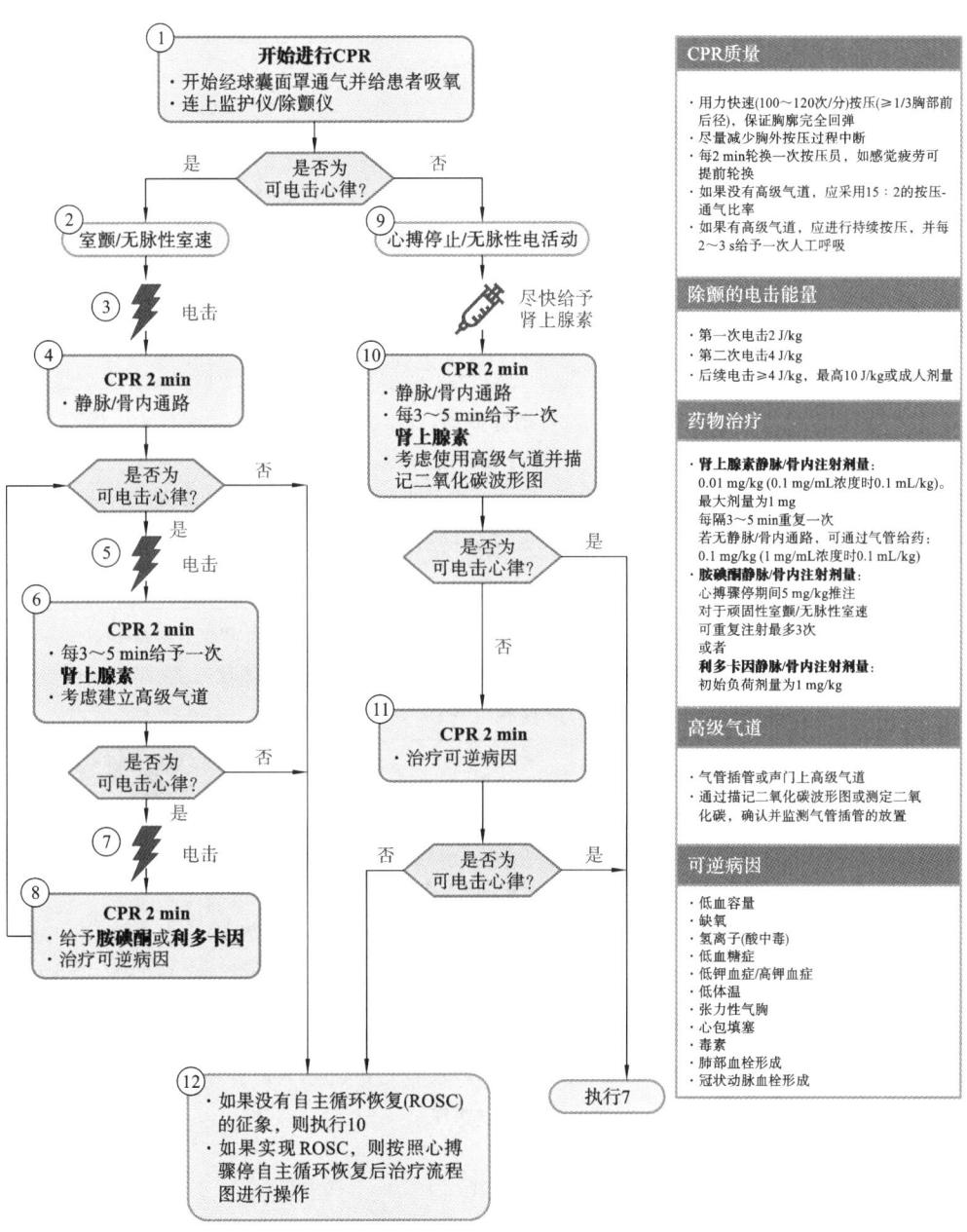

图 4-2-6 儿童心搏骤停抢救流程图

任务实施

步骤	总分	分解分	技术操作要求	扣分
操作者准备	5	3	**仪表端庄**,服装整洁(衣帽鞋),修剪指甲	
		2	**用物准备**:硬木板、纱布、弯盘、踏脚板等	
计划	2	1	**复苏目标**:操作快速有效以恢复心搏骤停患者呼吸循环和意识	
		1	**现场安全性判断**:查看周围环境是否安全	
评估患者及呼救	25	5	**判断患者意识**:呼叫患者,轻拍患者肩部,轻拍重唤,两侧呼唤"同志,你怎么了?"口述无意识	
		15	**判断患者呼吸、颈动脉搏动**:观察胸部有无起伏,无起伏表示呼吸停止。判断呼吸同时,施救者食指和中指指尖触及患者气管正中部(相当于喉结的部位)至旁开两指(或向同侧下方滑动2～3 cm)处,至胸锁乳突肌前缘凹陷处。判断时间<10 s	
		5	如无意识、呼吸、脉搏,立即大声呼救,寻求他人帮助(来人啊!救命啊!请拨打120或通知医生,准备除颤仪)。立即进行心肺复苏(步骤为C-A-B)	
操作要点	55	20	**胸外按压(C)** ①体位放置:使患者仰卧(保护外伤者颈椎),检查是否为硬板床,如为软床,胸下需垫胸外按压板。解开衣扣、腰带,暴露胸部,使四肢无扭曲,去枕。 ②按压部位:胸骨中下1/3交界处或剑突上2指处;乳头连线与胸骨交叉点。 ③按压手法:一手掌根部放于按压部位,另一只手平行重叠于此手背上,手指上翘、并拢,只以掌根部接触按压部位,双臂位于患者胸骨的正上方,双肘关节伸直,利用上身重量垂直下压,抬起时胸壁充分回弹。 ④按压幅度:5～6 cm。 ⑤按压频率:100～120次/分;按压30次后执行"A"	
		15	**开放气道(A)** ①如有明确呼吸道分泌物,应当清理呼吸道、口鼻部,取下活动义齿。 ②采用仰头抬颏法开放气道。下颌和耳垂连线与身体长轴垂直	

续表

步骤	总分	分解分	技术操作要求	扣分
操作要点	55	15	人工呼吸(B) ①(口对口人工呼吸:压额,捏鼻,包口,吹气。用双唇包绕患者口部形成封闭腔,用力吹气,吹气时间为 1 s)。用眼睛余光观察患者胸廓是否抬起。吹气量为 500～600 mL。吹毕,松开鼻孔 1～2 s,注意观察胸廓复原情况(胸廓抬起即可)。吹两口气后,立即进行胸外按压。 ②使用简易呼吸器:使用 E-C 手法压紧球囊面罩,观察患者胸廓是否抬起。单手按压气囊到底,送气量为 500～600 mL,送气时间为 1 s。 ③2 次人工呼吸时间小于 10 s	
		5	按 30∶2 进行 5 个心肺复苏循环后,再次判断患者颈动脉搏动及呼吸(10 s 内完成),如已恢复,进行进一步的生命支持。如颈动脉搏动及呼吸未恢复,继续上述操作 5 个循环后再次判断。 复苏成功后安置患者,协助转医院或继续抢救,观察患者意识状态和生命体征变化	
操作后	3	3	①整理用物。 ②洗手、记录和签字	
提问和口述	8	3	(1)心肺复苏的有效指征如下。 ① 能摸到大动脉搏动。 ② 脸颊、口唇、甲床和皮肤色泽转红。 ③ 出现自主呼吸或呼吸改善。 ④ 散大的瞳孔缩小。 ⑤ 眼球活动,睫毛反射与对光反射出现。 ⑥ 心电图有波形改变。 ⑦ 收缩压 >8 kPa(60 mmHg)。 ⑧ 肌张力恢复或增高。 ⑨ 意识改变	

续表

步骤	总分	分解分	技术操作要求	扣分
提问和口述	8	3	(2)心肺复苏的注意事项如下。 ①复苏过程中头后仰以保持气道通畅。 ②人工呼吸时送气量不宜过大,以免引起胃胀气。 ③确保足够的按压频率和深度,按压尽量不中断。 ④按压时肘肩腕关节成直线,与患者长轴垂直;放松时让胸廓充分回弹,手掌根部不离开胸壁	
		2	(3)心搏骤停的表现如下。 ①意识突然丧失或伴有短阵抽搐。 ②颈、股动脉搏动消失。 ③呼吸断续,呈叹气样以至停止。 ④皮肤苍白或明显发绀。 ⑤心音消失	
总体评价	2	1	操作熟练,手法正确,程序规范,动作迅速	
		1	开始应有"准备完毕,请示开始"的报告语,完成后应有"操作完毕"的报告语以及整理物品等。在规定的时间(6 min)内完成	

(李 茜)

任务评价

项目四任务工单

项目四评价体系表

自测题

项目五　环境及理化因素创伤

 学习目标

素质目标：1.操作中快、准、稳地实施抢救，救死扶伤的精神、争分夺秒的抢救意识。
　　　　　2.抢救过程中保证环境安全、安全有效操作，培养维护安全、全为生命的意识。
知识目标：1.能复述中暑、淹溺、电击伤的病情评估及发病机制。
　　　　　2.能描述中暑、淹溺、电击伤救治原则和护理措施。
能力目标：1.能根据中暑、淹溺、电击伤的病情评估实施院外救护。
　　　　　2.能根据中暑、淹溺、电击伤的病情评估实施院内救护。

环境及理化因素创伤所涉及的疾病种类多，其中中暑、淹溺和电击伤是三种常见的环境及理化因素创伤，其发病的共同特点是致病因子均为外界环境中的物理因子，既往健康的人遭遇此类创伤也会很快出现危及生命的病理生理变化，因此这三种创伤均属于环境性急诊范畴。

任务一　中　暑

 案例导入

患者，男，57岁，持续高温劳作4 h，因"高热、意识障碍"急诊入院。查体：T 41 ℃，P 120次/分，R 30次/分，BP 136/80 mmHg，意识模糊。查体：颜面潮红，双侧瞳孔稍大，对光反应迟钝，全身皮肤干燥无汗，颈软，两肺呼吸音粗。心率122次/分，律齐，无病理性杂音。神经系统检查示各项反射存在但减弱。辅助检查：血、尿、大便常规无异常，血糖4 mmol/L。

工作任务
1. 该患者发生了什么情况，你判断的依据是什么？
2. 针对该患者可采取哪些院内、外急救措施？

任务目标

1. 能通过中暑的发病机制判断热型。
2. 能通过中暑的临床表现实施院内、外救护。

中暑是在暑热天气、湿度大和无风的高温环境下,由于体温调节中枢功能障碍、汗腺功能衰竭和水、电解质丧失过多而引起的以中枢神经和(或)心血管系统功能障碍为主要表现的急性临床综合征,又称急性热致疾病。中暑根据临床症状轻、重分为先兆中暑、轻度中暑和重度中暑。重度中暑根据发病机制和临床表现分为热痉挛、热衰竭和热射病 3 种类型,其中以热射病最为严重。

一、病因与发病机制

（一）病因

中暑的病因可概括为机体产热增加、散热减少和热适应能力下降等因素。

1. 产热增加 在高温或高辐射环境中长时间从事体力劳动或运动强度大,机体产热增加,容易发生热蓄积,如果没有足够的防暑降温措施,就容易发生中暑。

2. 散热减少 在高温、高湿、高辐射和通风不良的环境,穿紧身或透气不良的衣裤从事重体力劳动,均使机体散热减少,造成热量蓄积,易发生中暑。

3. 热适应能力下降 热负荷增加时,机体会产生应激反应,通过神经内分泌的各种反射调节来适应环境变化,维持正常的生命活动,当机体这种调节能力下降时,对热的适应能力下降,机体容易发生代谢紊乱而发生中暑。

（二）发病机制

正常人体在下丘脑体温调节中枢的控制下,体内产热与散热处于动态平衡,体温维持在 37 ℃左右。高温环境可使机体大量出汗,当机体以失盐为主或只注意补水而造成低钠、低氯血症时,细胞外液渗透压降低,水进入细胞内,导致肌细胞水肿,引起肌肉疼痛或痉挛,发生热痉挛。大量液体丧失会导致失水、血液浓缩、血容量不足,若同时发生血管舒缩功能障碍,易发生因外周循环衰竭而致低血容量性休克。如果得不到及时治疗,可导致脑部供血不足和心血管功能不全,发生热衰竭。当外界环境温度增高,机体散热绝对或相对不足时,汗腺疲劳,引起体温调节中枢功能障碍,致体温急剧增高,可高达 40～42 ℃。持续的高热使中枢神经系统的损伤变为不可逆性的,同时重要脏器也随之损伤,导致心排血量急剧下降而发生循环衰竭,继而发生热射病。

二、病情评估

1. 中暑史 重点询问患者有无引起机体产热增加、散热减少或热适应不良的原因存在,如在高温环境中长时间工作、未补充水分或含盐饮料等。

2. 临床表现

(1)先兆中暑:在高温环境中工作一段时间后,出现大汗、口渴、头晕、头痛、注意力不集中、耳鸣、眼花、胸闷、心悸、恶心、四肢无力、体温正常或略升高,如及时脱离高温环境,转移到阴凉通风处休息,补充水、盐,短时间即可恢复。

(2)轻度中暑:除上述先兆中暑症状加重外,体温升至 38 ℃以上,出现面色潮红、大量出汗、皮肤灼热等表现或出现面色苍白、四肢湿冷、血压下降、脉搏增快等早期周围循环衰竭的表现。如进行及时有效处理,常常于数小时内恢复。

(3)重度中暑:除上述轻度中暑症状加重外,伴有高热、痉挛、晕厥和昏迷。包括热痉挛、热衰竭和热射病3种类型。

①热痉挛:多见于健康青壮年人。在高温环境中进行剧烈运动,大量出汗后出现肌肉痉挛性、对称性和阵发性疼痛,持续约3 min后缓解,常在活动停止后发生。肌肉痉挛多发生在四肢肌肉、咀嚼肌和腹直肌,最常见于腓肠肌,也可因腹直肌、肠道平滑肌痉挛引起急性腹痛。体温无明显升高。症状的出现可能与体钠严重缺失和过度通气有关。热痉挛也可为热射病早期表现。

②热衰竭:此型最常见,多见于老年人、儿童和慢性疾病患者。在严重热应激时,体液和体钠丢失过多,补充不足导致周围循环衰竭。表现为多汗、疲乏、无力、眩晕、恶心呕吐、头痛等。有明显脱水征,如心动过速、直立性低血压或晕厥。出现呼吸增快、肌痉挛,体温可轻度升高,无明显中枢神经系统损害表现。热衰竭可以是热痉挛和热射病的中间过程,如不治疗可发展为热射病。

③热射病:主要表现为高热(直肠温度≥41 ℃)和意识障碍。早期受影响的器官依次为脑、肝、肾和心脏。临床上根据发病时患者所处状态和发病机制分为劳力型热射病和非劳力型热射病。热射病是中暑最严重的类型,其病死率与温度的上升相关,老年人和有基础疾病的患者病死率高于普通人群。

3. 辅助检查 血常规中外周血白细胞总数增多,以中性粒细胞增多为主。尿常规中可有不同程度的蛋白尿、血尿、管型尿改变。严重病例常出现肝、肾、胰和横纹肌损害的实验室改变。尿液分析有助于发现横纹肌溶解和急性肾衰竭。血清电解质检查提示高钾、低钠、低氯血症。血尿素氮、血肌酐水平升高提示肾功能损害。有凝血功能异常时,应考虑弥散性血管内凝血(DIC)。

4. 病情判断 根据病史和临床表现可判断患者是否发生中暑。但重度中暑应与脑膜炎、脑血管意外、脓毒症、甲状腺危象、伤寒及中毒性痢疾等疾病相鉴别。

三、救治与护理

救治原则为尽快使患者脱离高温环境、迅速降温和保护重要脏器功能。

(一)现场救护

1. 脱离高温环境 迅速将患者转移到通风良好的阴凉处或20～25 ℃房间内,帮助患者松解或脱去外衣,平卧休息。

2. 迅速降温 轻症患者可反复用冷水擦拭全身,直至体温低于38 ℃。可应用空调帮助降温,口服含盐清凉饮料或淡盐水,体温持续在38.5 ℃以上者可口服水杨酸类解热药物。降温以患者感到凉爽舒适为宜。

一般先兆中暑和轻度中暑的患者经现场救护后均可恢复正常,但对疑为重度中暑者,应立即转送医院。

(二)院内救护

1. 降温 迅速降温是抢救重度中暑的关键,降温速度决定患者预后。通常应在1

h内使直肠温度降至38 ℃左右。

(1)物理降温:物理降温可采用环境降温、体表降温(局部降温和全身降温)和体内降温。

(2)药物降温:药物降温必须与物理降温同时使用。

2. 对症处理

(1)保持呼吸道通畅:吸痰、吸氧。

(2)纠正水、电解质及酸碱平衡紊乱:四肢肌肉抽搐者或有痉挛性疼痛者,在补钠的基础上可缓慢静脉注射10%葡萄糖酸钙10～20 mL。发生早期循环衰竭的患者,可酌情输入5%葡萄糖氯化钠溶液1500～2000 mL,但速度不宜过快,并加强观察,以防发生心力衰竭。

(3)及时发现和防治器官功能不全:防治急性肾、肝、心脏功能不全,及肺水肿、DIC等并发症。

(三)护理措施

1. 即刻护理　保持环境通风凉爽,卧床休息。饮食以清淡为宜,以半流质为主。保持呼吸道通畅。休克患者采取中凹卧位,头偏向一侧,及时清除鼻咽分泌物,防止误吸引起窒息,必要时准备机械通气治疗。

2. 保持有效降温

(1)环境降温:将患者安置在20～25 ℃空调房间内,以增加辐射散热。

(2)体表降温:①局部降温:可采用冰袋和冰帽进行头部降温。②全身降温:可采用冰毯、冰水擦拭、冰水浴等方法。老年人、新生儿或昏迷、休克、心力衰竭、体弱、伴心血管基础疾病者,不能耐受4 ℃冰水浴,应禁用。必要时可选用15 ℃冷水浴或凉水淋浴。

(3)体内中心降温:适用于重度中暑、体外降温无效者。用冰盐水200 mL注入胃内或灌肠,或用4 ℃5%葡萄糖氯化钠溶液1000～2000 mL静脉滴注,开始滴注时速度应稍慢,30～40滴/分,患者适应低温后再增快速度,但应密切观察,以免发生急性肺水肿。有条件者可用低温透析液(10 ℃)进行血液透析。

(4)降温效果的观察:①降温过程中应密切监测体温,根据体温变化调整降温措施。②观察末梢循环情况,以确定降温效果。无论采用何种降温方法,只要体温降至38 ℃左右即可考虑终止降温,防止体温再度回升。③如有呼吸抑制、深昏迷、血压下降,停用药物降温。

3. 密切观察病情变化

(1)并发症的监测观察:①监测生命体征、意识、瞳孔的变化。②监测血流动力学的变化、凝血酶原时间、血小板计数和纤维蛋白原。③监测水、电解质。④监测重要脏器功能状况。

(2)伴随症状的观察:如是否伴有寒战、大汗、咳嗽、呕吐、腹泻、出血等,以协助明确诊断。

4. 加强基础护理　做好口腔和皮肤的护理,预防发生口腔感染和压疮等。

5. 健康教育　加强防暑降温知识的宣传,老年人、产妇、体弱患者对高温耐受差,尤其应注意防暑,若出现症状,及时治疗;在高温环境中工作大量出汗时,注意补充含盐的饮料。

> **护考知识**
> 中暑的发病机制、护理措施是护士执业资格考试常见考点。

任务评价

(李 茜)

任务二 淹 溺

> **案例导入**
> 张茹,女,30岁,2 h 前被人自水塘中救出。被救出后头痛、剧烈咳嗽、胸痛、呼吸困难。查体:皮肤发绀,球结膜充血,口鼻充斥泡沫、淤污,烦躁不安,抽搐,呼吸急促,单肺闻及干湿啰音。

工作任务
1. 现场该如何救护?
2. 该患者转到医院后如何救护?
3. 该患者还要做哪些检查?

任务目标
1. 能明确淡水淹溺与海水淹溺的发病机制。
2. 能对不同的淹溺患者实施院内、外救护。

淹溺是意外死亡的常见原因之一。在我国,淹溺是伤害致死的第三位原因。约90%的淹溺发生于淡水,其中50%发生在游泳池。淹溺又称溺水,是人淹没于水或其他液体中,由于液体、污泥、杂草等物堵塞呼吸道和肺泡,或反射性喉痉挛,引起窒息和缺氧。若抢救不及时,可造成呼吸和心搏骤停而死亡。从水中救出后暂时性窒息,尚有大动脉搏动者称为近乎淹溺。淹溺后窒息合并心脏停搏者称为溺死。

一、发病机制

人淹没于水中后,本能地出现反射性屏气和挣扎,避免水进入呼吸道。但由于缺氧,被迫深呼吸,从而使大量水进入呼吸道和肺泡,阻滞气体交换,加重缺氧和二氧化碳潴留,造成严重缺氧、高碳酸血症和代谢性酸中毒。

1. 根据发生机制,淹溺可分为干性淹溺和湿性淹溺

(1)干性淹溺:人入水后,因受强烈刺激(惊慌、恐惧、骤然寒冷等),引起喉痉挛,导致窒息,呼吸道和肺泡很少或无水吸入,约占淹溺者的10%。

(2)湿性淹溺:人入水后,喉部肌肉松弛,吸入大量水,充塞呼吸道和肺泡而发生窒息,患者数秒钟后意识丧失,发生呼吸、心搏骤停。湿性淹溺约占淹溺者的90%。

2. 根据浸没的介质不同,分为淡水淹溺和海水淹溺

(1)淡水淹溺:一般江、河、湖、池中的水渗透压低,属于淡水。人体浸没于淡水后,水进入呼吸道而影响通气和气体交换,水损伤气管、支气管和肺泡壁的上皮细胞,并使肺泡塌陷萎缩,进一步阻滞气体交换,造成全身严重缺氧;低渗性液体很快通过呼吸道、肺泡进入血液循环,血容量剧增,可引起肺水肿和心力衰竭,并可稀释血液,引起低钠、低氯和低蛋白血症。低渗液体使红细胞肿胀、破裂,发生溶血,出现高钾血症和血红蛋白血症。过量的血红蛋白堵塞肾小管引起急性肾衰竭。高钾血症可使心搏骤停。

(2)海水淹溺:海水约含 3.5% 氯化钠及大量的钙盐和镁盐,为高渗性液体。因此,吸入海水后其高渗透压使血管内的液体或血浆大量进入肺泡内,引起急性肺水肿、血容量降低、血液浓缩、低蛋白血症、高钠血症,发生低氧血症。此外,海水对肺泡上皮细胞和肺毛细血管内皮细胞的化学损伤作用易导致肺水肿。高钙高镁血症可抑制中枢和周围神经,导致横纹肌无力、血管扩张和血压降低。

淡水淹溺与海水淹溺的区别见表5-2-1。

表5-2-1 淡水淹溺与海水淹溺的区别

项 目	海水淹溺	淡水淹溺
血容量	减少	增加
血液性状	浓缩	稀释
红细胞损害	很少	大量
血浆电解质变化	Na^+、K^+、Mg^{2+}水平升高	高钾、低钠、低氯和低蛋白血症
心室颤动	极少发生	常见
主要致死原因	急性肺水肿、急性脑水肿、心力衰竭	急性肺水肿、急性脑水肿、心力衰竭、心室颤动

此外,如不慎跌入粪池、污水池和化学物贮槽时,可附加腐生物和化学物的刺激、中毒作用,引起皮肤和黏膜损伤、肺部感染以及全身中毒。

二、病情评估

1. 淹溺史 应向淹溺者的陪同人员详细了解淹溺发生的时间、地点和水源性质以及现场施救情况以指导急救。

2. 临床表现 淹溺患者表现为意识丧失、呼吸停止及大动脉搏动消失、处于临床死亡状态。近乎淹溺患者的临床表现个体差异较大,与淹溺持续时间长短、吸入水量、吸入水的性质及器官损害范围有关。

(1)症状:近乎淹溺者可有头痛或视觉障碍、剧烈咳嗽、胸痛、呼吸困难、咳粉红色泡沫样痰。海水淹溺者口渴感明显,最初数小时内可有寒战、发热。

(2)体征:皮肤发绀,颜面肿胀,球结膜充血,口鼻充满泡沫或泥污。近乎淹溺者常出现精神状态改变,烦躁不安,抽搐,昏迷,肌张力增高。呼吸表浅、急促或停止。肺部

可闻及干湿啰音,偶尔有喘鸣音。心律失常,心音微弱或消失。腹部膨隆,四肢厥冷。有时可伴头、颈部损伤。

3. 辅助检查

(1)血、尿检查:淹溺者常有白细胞计数轻度增高,淡水淹溺者可出现血液稀释或红细胞溶解,出现低钠、低氯血症,血钾升高,血和尿中出现游离血红蛋白。海水淹溺者出现血液浓缩,轻度高钠血症或高氯血症,可伴血钙、血镁水平增高。重者出现DIC(实验室检测指标异常)。

(2)动脉血气分析:约75%的病例有明显混合型酸中毒,几乎所有患者都有不同程度低氧血症。

(3)心电图检查:常有窦性心动过速、非特异性ST段和T波改变,病情严重时出现室性心律失常、完全性心脏传导阻滞。

(4)X线检查:肺门阴影扩大和加深,肺间质纹理增粗,胸片常显示斑片状浸润,有时出现典型肺水肿征象。约20%的病例胸片无异常发现。疑有颈椎损伤时,应进行颈椎X线检查。

4. 判断病情 有确切的淹溺史,和(或)伴有下列症状,如面部肿胀、四肢厥冷、呼吸心跳微弱或停止;口、鼻充满泡沫或污泥;腹部膨隆,胃内充满水(胃扩张),即可诊断为淹溺。

三、救治与护理

救护原则为迅速将患者救离水中,立即恢复有效通气,实施心肺复苏,根据病情对症处理。

(一)现场救护

1. 迅速将淹溺者救出水面(救上岸) 急救者应镇静,尽可能脱去衣裤,尤其要脱去鞋靴,迅速游到淹溺者附近。急救者应从淹溺者背后接近,一手托其头或颈,将面部托出水面,或抓住其腋窝仰游,将淹溺者救上岸。救护时应防止被淹溺者紧紧抱住。

2. 保持呼吸道通畅 淹溺者一救出水面,对无反应、无呼吸或昏迷者应立即实施心肺复苏,按开放呼吸道—人工呼吸—胸外按压程序实施心肺复苏。对清醒者应先做倒水处理,保持呼吸道通畅。

(1)倒水处理:选用下列方法迅速倒出淹溺者呼吸道、胃内积水(图5-2-1)。

①膝顶法:急救者一腿跪地,另一腿屈膝,将淹溺者腹部横置于急救者屈膝的大腿上,使淹溺者头处于低位,然后用手平压背部,将水倒出。

②肩顶法:急救者抱起淹溺者的腰、腹部至肩上,使背部朝上、头部下垂以倒出水。

③抱腹法:急救者从淹溺者背后,双手抱住其腰腹部,使其背部在上,头胸部下垂,抖动淹溺者以倒出水。

注意事项:①倒水时间应在1 min以内,避免因倒水时间过长而延误心肺复苏等措施的进行。②倒水时注意使淹溺者头胸部保持下垂位置以利积水流出。

(2)迅速清除异物:迅速清除口、鼻腔中的污物、污水、分泌物及其他异物,有义齿者取出义齿,并将舌拉出,对牙关紧闭者,可先捏住两侧颊肌然后再用力将口启开,松

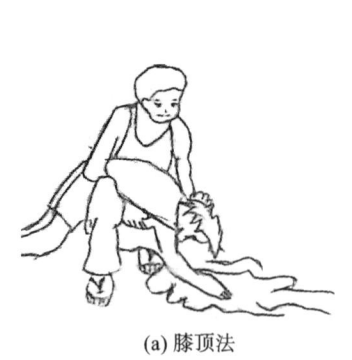
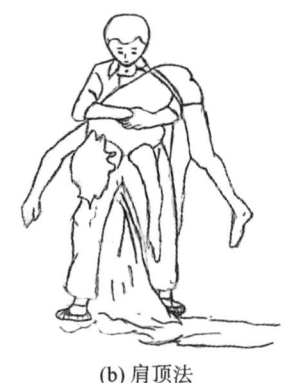
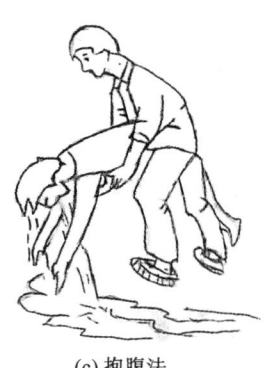

(a) 膝顶法　　　　　(b) 肩顶法　　　　　(c) 抱腹法

图 5-2-1　淹溺倒水方法

解领口、紧裹的内衣和腰带,保持呼吸道通畅。

3. 迅速转运　迅速转送至医院,途中不断救护;搬运患者过程中注意有无头、颈部损伤和其他严重损伤,怀疑有颈部损伤者要予颈托保护。

（二）院内救护

1. 维持呼吸、循环功能　给予高流量氧气吸入,根据情况行气管插管并予机械通气,必要时行气管切开。患者心跳恢复后,常有血压不稳定或低血压状态,应监测血压以预防低血容量的发生。

2. 防治低体温　对于冷水淹溺者及时复温对预后非常重要。可酌情采用体外或体内复温措施。

3. 纠正低血容量,水、电解质紊乱和酸碱失衡　淡水淹溺者,应适当限制入水量,及时应用脱水剂防治脑水肿,适量补充氯化钠溶液、浓缩血浆和白蛋白。海水淹溺者,需及时补充液体,可用葡萄糖溶液、低分子右旋糖酐、血浆,注意纠正高钾血症及酸中毒。

4. 对症处理　积极防治肺部感染、脑水肿、急性肾衰竭等并发症;及时处理骨折和外伤。

四、护理措施

1. 即刻护理　①迅速将患者安置于抢救室内,换下湿衣裤,注意保暖。②给予高流量氧气吸入,保持呼吸道通畅,根据情况行气管插管并予机械通气。③建立静脉通路。

2. 输液护理　对淡水淹溺者,应严格控制输液速度,从小剂量、低速度开始,防止短时间内输入大量液体,加重血液稀释和肺水肿。若海水淹溺者出现血液浓缩症状,应及时遵医嘱输入 5% 葡萄糖溶液和血浆等,切忌输入生理盐水。

3. 复温护理　复温方法:①被动复温:覆盖保暖毯或将患者置于温暖环境。②主动复温:应用热水袋和热辐射等加热装置进行体外复温,有条件者可采用体内复温法,如采用加温加湿给氧、加温静脉输液(43 ℃)等方法。复温速度要求稳定、安全,不能太快,使患者体温恢复到30～32 ℃即可。但重度低温患者复温速度应加快。

4. 密切观察病情变化　观察生命体征、心律和意识的变化;监测尿液的颜色、量、性状,准确记录液体出入量;观察有无咳痰,痰液的颜色、性状等;有条件者行中心静脉压(CVP)监测。

5. 做好心理护理　向患者解释各项护理措施的目的,消除焦虑与恐惧心理,使其能积极配合;对自杀淹溺的患者应尊重其隐私,注意正确引导,提高其心理承受能力,同时做好其家属的思想工作,协同帮助患者消除自杀念头。

6. 健康教育　对从事水上或水中活动者应经常进行游泳和水上自救、互救技能培训;水上运动前不要饮酒;在农村,外出洗澡或游泳前应对所去的水域情况有所了解;小孩外出洗澡或游泳时应有家长陪伴。

> **护考知识**
> 淹溺的发病机制、护理措施是护士执业资格考试常见考点。

(李　茜)

任务三　电　击　伤

> **案例导入**
> 2019年8月16日,在江西某地一快餐店里,一男孩边充电边玩手机时,突然尖叫倒地,无意识,双手焦黑,120救护人员到达现场抢救时,患儿无意识、无生命体征,经过多番抢救最终不治身亡。

工作任务
1. 该患儿发生了什么情况?你判断的依据是什么?
2. 针对该患儿可采取哪些院内、外急救措施?

任务目标
1. 能明确电击伤发病机制。
2. 能对电击伤患者实施院内、外救护。

电击伤俗称触电,是指一定量的电流通过人体引起全身或局部的组织损伤和功能障碍,甚至发生心跳和呼吸骤停。电击伤可以分为超高压电或雷击伤、高压电伤和低压电伤3种类型。

一、病因与发病机制

(一)病因

1. 人体直接接触电源　如电动机、变压器等电器设备不检修,不装接地线;不懂安全用电知识,自行安装电器;家用电器漏电而用手直接接触开关等。

2. 电流或静电电荷经空气或其他介质电击人体 因台风、火灾、地震、房屋倒塌等使高压线断后掉在地上,在高压电和超高压电场中,10 m 内都有电击伤的危险;在大树下避雷雨,衣服被淋湿后更易被雷击。

(二)发病机制

电击伤主要发病机制是组织缺氧。人体作为导电体,在接触电流时,即成为电路中的一部分。电击通过产热和电化学作用引起人体器官生理功能障碍(如抽搐、心室颤动、呼吸中枢麻痹或呼吸停止等)和组织损伤。电击伤对人体的危害与接触电压高低、电流强弱、电流类型、频率高低、电流接触时间、接触部位、电流方向和所在环境的气象条件都有密切关系。

1. 电流类型 同样电压下,交流电比直流电的危险性大 3 倍。交流电能使肌肉持续抽搐,能"牵引住"接触者,使其脱离不开电流,因而危害性较直流电大。

2. 电流大小 一般而论,通过人体的电流越大,对人体造成的损害越重,危险也越大。

3. 电压高低 电压越高,流经人体的电流越大,机体受到的损害也越严重。

4. 电阻大小 在一定电压下,皮肤电阻越低,通过的电流越大,造成的损伤越大。

5. 电流接触时间 电流对人体的损害程度与接触电源时间成正比。

6. 通电途径 电流通过人体的途径不同,对人体造成的伤害也不同。

二、病情评估

1. 触电史 具有直接或间接接触带电物体的病史。

2. 临床表现 轻者仅有瞬间感觉异常,重者可致死亡。

(1)全身表现:①轻型:精神紧张、表情呆滞、面色苍白、四肢软弱、呼吸及心跳加速。敏感的患者可发生晕厥、短暂意识丧失。②重型:清醒患者恐惧、心悸和呼吸频率快;昏迷患者出现肌肉抽搐、血压下降、呼吸由浅快转为不规则以至停止,心律失常,很快导致心搏骤停。

(2)局部表现:主要表现为电流通过的部位出现电灼伤。①低压电引起电灼伤:伤口小,呈椭圆形或圆形,焦黄或灰白色,干燥,边缘整齐,与正常皮肤分界清楚,一般不损伤内脏。如有衣服点燃,可出现与触电部位无关的大面积烧伤。②高压电引起电烧伤:烧伤面积不大,但可深达肌肉、血管、神经和骨骼,有"口小底大,外浅内深"的特征;肌肉组织常呈夹心性坏死;电流可造成血管壁变性、坏死或血管栓塞,从而引起继发性出血或组织的继发性坏死。

(3)并发症:可有短期精神异常、心律失常、肢体瘫痪、继发性出血或血供障碍、局部组织坏死继发感染、急性肾功能障碍、内脏破裂或穿孔、周围性神经病、永久性失明或耳聋等。孕妇电击后常发生死胎、流产。

3. 辅助检查 早期可出现肌酸磷酸激酶(CPK)及其同工酶(CK-MB)/乳酸脱氢酶(LDH)、丙氨酸氨基转移酶(ALT)的活性增高。尿液检查可见血红蛋白尿或肌红蛋白尿。

三、救治与护理

救治原则为迅速脱离电源,争分夺秒地实施有效的心肺复苏及心电监护。

(一)现场救护

1. 迅速脱离电源　根据触电现场情况,采用最安全、最迅速的办法脱离电源。

(1)切断电源:拉开电源闸刀或拔除电源插头。

(2)挑开电线:应用绝缘物如干燥的木棒、竹竿、扁担等将电线挑开。

(3)拉开触电者:施救者可穿胶鞋,站在木凳上,用干燥的绳子、围巾或干衣服等拧成条状套在触电者身上拉开触电者。

(4)切断电线:如在野外或远离电源,以及存在电磁场效应的触电现场,施救者不能接近触电者,不便将电线挑开时,可用干燥绝缘的木柄刀、斧或锄头等物将电线斩断,中断电流,并妥善处理残端。

2. 防止感染　现场应保护好电烧伤创面,防止感染。

3. 轻型触电者　就地观察及休息1~2 h,以减轻心脏负荷,促进恢复。

4. 重型触电者　对心搏骤停或呼吸停止者,应立即实施心肺复苏。

(二)院内救护

1. 维持有效呼吸　对呼吸停止者应立即行气管插管,给予呼吸机辅助通气。

2. 补液　低血容量性休克和组织严重电烧伤患者,应迅速给予静脉补液,补液量较同等面积烧伤者要多。

3. 纠正心律失常　最严重的心律失常是心室颤动。对心室颤动者应尽早除颤。

4. 创面处理　局部电烧伤与烧伤创面的处理相同。

5. 筋膜松解术和截肢　肢体受高压电热灼伤,大块软组织灼伤引起局部水肿和小血管内血栓形成,可使电热灼伤远端肢体发生缺血性坏死。因而有时需要进行筋膜松解术,减轻灼伤部位周围压力,改善肢体远端血液循环。严重时可能需要做截肢手术。

6. 对症处理　预防感染,纠正水和电解质紊乱,抗休克,防治应激性溃疡、脑水肿、急性肾衰竭等。

(三)护理措施

1. 即刻护理　对心搏骤停或呼吸停止者应立即实施心肺复苏,应配合医生做好抢救,尽早尽快建立人工气道并进行机械通气。

2. 用药护理　尽快建立静脉通路,根据医嘱给予输液,恢复循环容量。对于应用抗生素后出现的厌氧菌感染,应注射破伤风抗毒素预防破伤风。

3. 合并伤的护理　因触电后弹离电源或自高空跌下,常伴有颅脑伤、气胸、血胸、内脏破裂、四肢与骨盆骨折等合并伤,搬运过程注意保护颈部、脊柱和骨折处,配合医生做好抢救。

4. 严密观察病情变化　监测生命体征、心律失常、心肌损伤和肾功能情况。

5. 加强基础护理　保持患者局部伤口敷料的清洁、干燥,防止脱落。做好口腔和皮肤护理,预防发生口腔感染和压疮等。

6. 健康教育 教会患者出院后自我保健知识,普及安全用电知识,尤其应加强学龄前儿童和小学生的安全用电知识教育。

(李 茜)

项目五任务工单

项目五评价体系表

自测题

项目六 创伤救护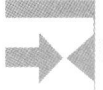

 学习目标

素质目标:1.培养敬佑生命、救死扶伤、生死时速的职业素养。
2.培养学生团队协作、维护安全、全为生命的意识。
知识目标:1.能复述创伤、严重创伤、创伤救治链、多发伤、复合伤及急性应激障碍、创伤后心理危机等概念,多发伤的临床特点及初级评估、救治与护理要点。
2.能复述创伤的分类、修正的创伤记分、简明创伤评分、损伤严重度评分和 APACHE Ⅱ 评分的具体内容,多发伤的评估重点,复合伤的分类及伤情特点。
3.能阐述创伤死亡的 3 个高峰时间,新损伤严重度评分、ASCOTS 与 TRISS 的具体内容,创伤后的病理生理变化,创伤心理反应和创伤后心理危机干预。
能力目标:1.具有尊重伤员、快速而有效沟通的能力。
2.能快速判断现场的创伤情况。
3.能正确实施止血、包扎、固定、搬运术。

创伤自人类诞生就开始出现,不少疾病随着社会的不断进步和医学的迅速发展,已经得到有效控制,但创伤反而日益增多,严重威胁人类的生存和健康,是人类致残和死亡的主要原因之一。资料显示,全球每年死于创伤的人数高达 500 余万,伤者达数千万。创伤位列死亡原因的第四位。我国每年创伤死亡人数高达 70 万~80 万,创伤死亡已成为中国第 5 位死因,是 45 岁以下居民的第 1 位死因。自 20 世纪 70 年代以来,创伤学已逐渐成为一门独立的学科,积极开展创伤救护与预防是急救医学和急救护理学的重要任务。

任务一 创伤评估

案例导入

王先生在下班途中发生车祸。120 急救护士现场发现该伤员全身多处骨折、肱骨骨折伴肱动脉出血、第 5~7 肋骨骨折,同时存在窒息、无自主呼吸、昏迷、意识丧失、休克。目前血压低、脉搏细速。

工作任务

1. 针对该伤员如何进行初级评估与重点评估?
2. 急救时首先要处理什么?此后依次的处理次序是什么?

任务目标

1. 了解创伤的定义和分类。
2. 熟悉创伤后的生理、病理变化。

创伤的含义可分为广义和狭义两种。广义的创伤也称为损伤,是指人体受外界某些物理性(如机械、高热、电击等)、化学性(如强酸、强碱、农药及毒剂等)或生物性(虫、蛇、犬等动物咬蜇)致伤因素作用后所出现的组织结构的破坏和(或)功能障碍;狭义的创伤是指机械性致伤因素作用于机体造成组织结构完整性的破坏和(或)功能障碍。严重创伤是指危及生命或造成肢体残疾的创伤或简明创伤分级法中评分≥3分或多发伤损伤严重度评分≥16分的创伤。它常为多部位、多脏器的多发性损伤,伤情变化迅速,病情危重,死亡率高。创伤护理是指在各类创伤急救中积极配合医生对院前、院内的伤员进行护理评估、实施护理计划和干预措施,并进行预后评价。

一、创伤的分类

创伤可累及全身各种组织和器官,且范围很广,故难以用一种方法进行分类。创伤分类就是通过准确了解创伤的部位、性质及其严重程度对伤员做出及时正确的判断和有效的救治而进行的分类。

1. 根据致伤原因分类 可分为刺伤、挫伤、坠跌伤、挤压伤、火器伤、冷武器伤、烧伤、冻伤、化学伤、放射损伤及多种因素所致的复合伤等。挤压伤是指重物长时间(一般1 h以上)挤压四肢造成的一种以肌肉为主的软组织损伤,受到严重挤压的伤员易发生以肌红蛋白尿和高钾血症为特征的挤压综合征。

2. 根据伤后皮肤或黏膜有无伤口分类 可分为开放性创伤和闭合性创伤。

(1)开放性创伤:皮肤或黏膜表面有伤口,伤口与外界相通,如擦伤、切割伤、砍伤、撕裂伤、刺伤、既有入口又有出口的贯通伤、只有入口没有出口的盲管伤、开放性骨折、火器伤等。

(2)闭合性创伤:皮肤或黏膜表面完整,无伤口,如扭伤、挫伤、挤压伤、震荡伤、关节脱位、闭合性骨折、闭合性内脏伤等。

3. 根据创伤部位分类 可分为颅脑伤、颌面伤、颈部伤、胸部伤、腹部伤、骨盆部伤、脊柱脊髓伤、上肢伤、下肢伤、多发伤等。

4. 根据受伤组织与器官的多寡分类 可分为单发伤、多发伤。

5. 根据伤后伤情的轻重及是否需要紧急救治分类

(1)轻伤:伤员意识清楚,无生命危险,暂时失去作业能力,但仍可坚持工作,在现场无需特殊处理,或仅需小手术。如扭伤、轻微的撕裂伤、闭合性四肢骨折、局部软组织伤等。

(2)重伤:伤员暂无生命危险,生命体征基本平稳,但应严密观察病情,需力争在伤后12 h内进行手术治疗,并有一定时间做好术前准备及必要的检查。如胸腹贯通伤而无大出血、无呼吸衰竭的胸外伤、一般的腹腔脏器伤、未发生休克的深部或广泛软组织伤、开放性四肢骨折、颌面颈部伤未发生窒息、肢体挤压伤等。

（3）危重伤：伤情严重、有生命危险，需紧急行救命手术或治疗的伤情，以及治愈后留有严重残疾者。符合如下危及生命的条件之一项者即为危重伤：①收缩压＜90 mmHg，P＞120 次/分和 R＞30 次/分或 R＜12 次/分；②头、颈、胸、腹或腹股沟部穿透伤；③意识不清；④连枷胸；⑤腕或踝以上创伤性断肢；⑥两处或两处以上长骨骨折；⑦3 m 以上高空坠落伤。

二、创伤救护的特点

创伤救护突发性强，工作强度大，环境复杂恶劣，急救技术要求高，需要多专业、多学科协调，工作连贯性、继承性强。创伤的死亡具有 3 个高峰时间：第一死亡高峰为伤后数分钟内，约占死亡人数的 50%，死因主要是严重的脑或脑干损伤、大出血等；第二死亡高峰在伤后 6～8 h，约占死亡人数的 30%，死因多为颅内血肿、血气胸、肝脾破裂、骨盆骨折伴大出血等；第三死亡高峰在伤后数天至数周，约占死亡人数的 20%，主要死因为严重感染和多器官功能不全。由此可见，抢救成功率在第一死亡高峰受时间、现场抢救条件等限制，很难改善；第三死亡高峰主要受整体医疗水平和前期治疗的影响；第二死亡高峰则受院前急救和院内救治的影响较大，因此，这一时段的救治质量和速度将直接关系到挽救生命、减少致残的"黄金时间"。近年来提出的"新黄金时间"是指把重度创伤伤员从院外送到 ICU 的时间，实现早期确定性救治。因此，充分发挥急救医学服务体系的作用尤为重要。创伤结局除取决于创伤的严重程度外，还与院前复苏效果、院内手术时机与方式的选择和后续治疗是否恰当等密切相关。提高院前急救水平和规范院内救治流程是降低创伤死亡率的关键，而合理的创伤救治模式有利于提高救治水平。

创伤救治链是指将有关创伤救治的各个相互影响的部分联系在一起，一般包括早期基础生命支持、早期高级创伤生命支持、早期确定性治疗和早期康复治疗 4 个环节。其原则是救治链中的每一个环节都是同等重要的，缺一不可。院外、院内和重症监护治疗全程一体化创伤救治模式把急诊科从"环节性"的分送中心转变为"全程型"的救治中心，真正实现了急诊救治的无缝连接，提高了抢救成功率。

三、创伤评分系统

当人们遭受意外伤害或灾难发生时，120 急救中心或创伤急救网络中心接到呼救电话或通知，医护人员接到呼救命令后，应以最短时间到达现场，迅速对伤员的病情做出评估，实施紧急救护措施，挽救伤员生命。特别是面对大批伤员时，对伤员创伤严重程度迅速进行初级评估与判断，甄别伤情轻重，尽早发现并处理需要即刻进行基本生命支持和危及生命的危重伤员，对伤员进行分类，以及根据伤情等级先后分别实施处置显得尤为重要。

创伤严重程度评分简称创伤评分，是以计分的形式来估算创伤的严重程度，即应用量化和经权重处理的伤员生理指标或诊断名称等作为参数，经数学计算以显示伤情严重程度及预后的方法。创伤评分可以量化标准来判定伤员创伤的严重程度，指导创伤救护,预测创伤结局以及评估救护质量。目前已建立的创伤评分系统,按病情评估作用,可分为量化系统和预后/比较系统;按数据依据来源,可分为生理评分、解剖评分和综合评分;按使用场合,可分为现场急救和后送的医院前创伤分类法和医院内救治工作和创伤研究的医院内创伤分类法。本节就按使用场合分类介绍几种目前常用的评分系统。

（一）医院前创伤分类法（简称院前评分）

院前评分是指在受伤现场或在到达医院明确诊断之前,医务人员对伤员迅速进行伤情严重度定量判断的创伤评分方法,以决定该伤员是否送创伤中心、大医院治疗或送一般医疗单位处理。优点：参数均为不费时费事的直观定量指标,评判简便易行,容易掌握,有一定的敏感性,适合急救,在面对大量伤员时,急救人员可据此尽快将伤员分类、转运、收治,保证危重症伤员得到及时的紧急救治。缺点：不够精确,不能作为研究和判断预后之用。

目前常用的院前评分指标有院前指数、创伤记分、修正的创伤记分（revised trauma score,RTS）、CRAMS 评分等。RTS 是较常采用的简便的院前评分指标,用经权重处理的收缩压、呼吸频率和意识状态 3 项指标作为评分参数,每项记 0～4 分。3 项值相加即为 RTS 值,总分为 0～12 分;RTS 越低,伤情越重（表 6-1-1）。RTS＞11 分诊断为轻伤;RTS＜11 分诊断为重伤,应送到创伤中心。

表 6-1-1　修正的创伤记分

分值/分	4	3	2	1	0
意识状态	13～15	9～12	6～8	4～5	3
呼吸/(次/分)	10～29	＞29	6～9	1～5	0
收缩压/(mmHg)	＞89	76～89	50～75	1～49	0

（二）医院内创伤分类法（简称院内评分）

院内评分是指伤员到达医院后,在急诊室、ICU 和病房内,根据创伤类型及其严重程度对伤情进行定量评估的方法。它可用于预测预后,比较各医疗单位救治水平。常用的创伤院内评分是简明创伤评分（AIS）和 APACHE 系统。

1. AIS　全球通用的以解剖学为基础,对器官、组织创伤进行量化的创伤严重度评分法,由诊断编码和创伤评分两部分组成。目前最新版已经由原来的仅适用于评定车祸伤变为适用于各种创伤的一种创伤早期分级评定标准。

（1）AIS 的具体指标：AIS 编码手册将每一个伤员的伤情用一个 7 位数字表示,记为小数形式"××××××.×"。小数点前的 6 位数为创伤的诊断编码,小数点后的 1 位数为伤情评分（有效值为 1～6 分）。左起第 1 位数字表示创伤部位（共分 9 个身体区域）代号,分别用 1～9 代表头部（颅和脑）,面部（包括眼和耳）,颈部,胸部,腹部及盆腔脏器,脊柱（颈、胸、腰）,上肢,下肢,体表（皮肤）。左起第 2 位数代表解剖类型。左起第 3、4 位数代表具体受伤器官代码,该区各个器官按照英文名词的第一个字母排序,序号为 02～99。左起第 5、6 位数表示具体的创伤类型、性质或程度（按轻重顺序）,从 02 开始,用 2 位数字顺序编排以表示具体的损伤,同一器官或部位,数字越大代表伤势越重。左起第 7 位(即小数点后面一位)为表示伤情严重性的代码,共分为 AIS1～AIS6 六级,分别表示为轻度伤、中度伤、较严重伤、严重伤、危重伤和极重伤,器官/部位不明确或资料不详的创伤编码为 AIS9。

(2)AIS 的基本原则:以解剖学创伤为依据,每一处创伤都有一个 AIS;AIS 是对创伤本身以严重度分级,不涉及其后果;AIS 要求创伤资料确切具体,否则无法进行编码和确定其值。AIS 仅适用于单个创伤的评定,不能评定多发伤。

2. 创伤严重度评分(injury severity score, ISS)　　ISS 是以 AIS 为基础发展而来的应用最广泛的院内创伤评分法,也是以解剖创伤为基础的相对客观和容易计算的方法。适用于多部位伤、多发伤和复合伤者的伤情评估。ISS 把人体分为 6 个区域(表 6-1-2),并进行编码,选择其中创伤最严重的 3 个区域,计算出每一区域内最高 AIS 值的平方,其值相加即为 ISS 值。ISS 的有效范围是 1～75 分,ISS 分值越高,创伤越严重,死亡率越高。一般将 ISS=16 分作为重伤的标准,其死亡率约 10%;ISS<16 分为轻伤,死亡率较低;16<ISS≤25 分为重伤;ISS≥25 分为严重伤。如某伤者头部有 2 处伤,伤情为 1、2;胸部有 2 处伤,伤情为 2、3;腹部有 3 处伤,伤情为 1、3、4。那么 ISS 即全身 3 处最严重创伤的 AIS 评分的平方值相加,为 $2^2+3^2+4^2=29$。但 ISS 也有其不完善的地方,如无法反映伤员的生理变化、年龄、伤前健康状况对创伤程度和预后的影响。

表 6-1-2　ISS 的区域编码

编　码	区　　　域
1	头部或颈:脑、颈髓、颅骨、颈椎骨、耳
2	面部:口、眼、鼻和颌面骨骼
3	胸部:内脏、膈、胸廓、胸椎
4	腹部或盆腔内脏器、腰椎
5	肢体或骨盆、肩胛带
6	体表

注:ISS 所分区域不必与 AIS 的区域相一致。

3. 新创伤严重度评分(new injury severity score, NISS)　　针对 ISS 自身不足,如在 1 个身体区域之内取 1 个创伤最严重部位的编码,则当某一身体区域有多个脏器创伤时就不能充分反映创伤的严重程度等,故 Osler 等在 ISS 基础上提出了新 ISS,即 NISS。NISS 是身体任何区域包括同一区域,3 个最高 AIS 分值的平方和。多数研究结果显示 NISS 优于 ISS。在某些方面两者具有等效性,NISS 有替代 ISS 的可能。

4. 急性生理与慢性健康评分(APACHE)　　APACHE 系统是目前常用的定量评估 ICU 危重创伤伤员病情的方法,也是评估伤员病情严重程度和预测预后较为科学的体系,它不仅能客观评价危重症伤员死亡或严重并发症的危险,还广泛用于评价治疗措施、抢救质量、病愈后生活质量和医护工作质量等。

5. 创伤严重度评分(ASCOTS)与创伤和损伤严重度评分(TRISS)　　近年来,国内外院内评分开始采用 ASCOTS 与 TRISS。TRISS 方便,较简单;ASCOTS 精细、合理,但实施较复杂。

(1) TRISS:一个预测存活概率(probability of survival,Ps)的方法,它将生理指标(血压、呼吸)、解剖学指标、创伤性质(闭合性或开放性)和年龄因素相结合来预测伤员的 Ps。伤员的 Ps 以数字表示创伤严重程度,推测预后。针对钝伤或穿通伤采用不同权重系数,以 Ps 作为评估结局的标准,Ps≥0.5 预测生存可能性大,Ps<0.5 预测生存可能性小。TRISS 现已广泛用于创伤伤员的预后估计和治疗指导,但其缺点是对不同的开放伤(贯通伤)、多发伤不够合理,年龄分段过于简单。

(2) 创伤严重度评分(a severity characterization of traumascale, ASCOTS):结合生理和解剖指标的预后评估法。它以 AIS 为基础,但采用解剖要点分区法取代 ISS,把身体分为 A、B、C、D 四个部分,对这四个部分的全部严重伤(AIS>2)都给以应有的权重,使同一区域内多发伤得到体现;年龄分段比 TRISS 细,因此,一般认为 ASCOTS 在预测 Ps 方面优于 TRISS。目前用这两种方法计算 Ps 是评定创伤程度和预测创伤结局最常用的方法,已经成为院内评分的趋势。但这两种方法的量化及计算复杂,均需计算机完成并储存。

四、创伤后的病理生理变化

创伤发生后,在致伤因子作用下,机体为维持自身内环境的稳定,迅速产生各种局部和全身性防御反应。

(一)局部反应(创伤炎症反应)

创伤的局部反应表现为局部炎症反应,常为创伤的局部出现红、肿、热、痛。其基本病理过程与一般炎症相同,其轻重与致伤因素的种类、作用时间、组织损害程度和性质以及污染轻重和是否有异物存留等有关。严重创伤时,局部组织细胞创伤较重,多存在大量组织破坏及细胞变性坏死,加之伤口常有污染、异物存留、局部微循环障碍、缺血缺氧及各种炎症介质和细胞因子释放而造成的继发性创伤,从而使局部炎症反应更为严重,局部渗出和炎症细胞浸润更加明显,炎症持续时间可能更长,对全身的影响将更大。创伤性炎症反应是非特异性的防御机制,是一种保护性反应,有利于清除坏死组织、杀灭细菌及修复组织。一般情况下,局部反应在伤后 3~5 日趋于消退,炎症反应被抑制。研究表明,炎症反应的本质与核心是生长因子的调控及结果。但是,过强而广泛的炎症反应,则引起局部组织张力过大,造成局部血液循环障碍,发生更多的组织坏死,导致更加严重的损害。

(二)全身反应

严重创伤或多发伤可通过炎症介质及细胞因子网络,使局部创伤影响到全身,即致伤因素作用于机体后产生一系列神经内分泌活动,继而引发全身炎症反应综合征(systemic inflammatory response syndrome, SIRS),并由此引起各种功能和代谢改变的非特异性全身性创伤应激反应。

1. 神经内分泌系统变化 伤后机体的应激反应首先表现为神经内分泌系统的改变,起到调节各组织器官功能与物质代谢间相互关系的主导作用。创伤应激反应是机体通过对有害刺激做出维护机体内环境稳定的综合反应或防御反应,以保证重要脏器的有效灌注,但这种自我代偿能力有限。休克、组织损伤、器官功能不全、感染、精神与疼痛刺激等均是其诱发因素。此外,损伤组织产生细胞因子进入血液循环,与特定组织受体作用,引起对创伤的急性反应。

2. 代谢变化　创伤应激反应通过神经内分泌系统,引起肾上腺皮质激素、儿茶酚胺、胰高血糖素、IL 及生长激素等分泌增加,介导创伤代谢反应,表现为创伤伤员早期氧摄取、氧输送明显增加,使机体总体上处于高分解代谢、高能量消耗状态,一般持续14～21 天。创伤后能量代谢可增加 50%～100%,甚至更高(如烧伤伤员),创伤早期能量由糖原提供,此后主要由脂肪(内源性脂肪氧化)提供,其次为蛋白质。伤后葡萄糖异生增强,糖原分解加快,胰岛素分泌受到抑制,胰高血糖素分泌增加,加上胰岛素抵抗导致血糖升高。脂肪分解加速,严重创伤伤员每天可动用 250～500 g 脂肪。蛋白质分解代谢增加,耗损最大的是骨骼肌,产生负氮平衡;伤后 10 天左右,机体进入蛋白质合成代谢期,开始正氮平衡,直至完全恢复。

3. 免疫功能抑制,易继发感染　严重创伤可引起免疫功能抑制致机体对感染的易感性增加,易发生脓毒血症或过度的炎症反应而引起 SIRS,两者是创伤最常见和最严重的并发症,也是创伤后期伤员的主要死因。其机制较为复杂,一般认为与免疫抑制因子、免疫抑制细胞和神经-内分泌-免疫功能网络紊乱有关。创伤后也可因污染的伤口、肠道细菌移位和侵入性导管等途径,感染率上升。

4. 易发生多器官功能不全(multiple organ dysfunction syndrome, MODS)　创伤诱发 MODS 的机制:①直接损害内皮细胞的结构及功能;②造成缺血和再灌注损伤;③激活炎症细胞和体液因子,引起过度的应激和炎症反应;④削弱或破坏机体的局部屏障和全身防御系统,导致感染或脓毒症。

5. 体温变化　创伤后的发热是炎症介质作用于下丘脑体温中枢所致。若体温中枢直接受损,则可发生中枢性高热或体温过低。在创伤性休克时可出现体温过低;创伤后 3～5 天可产生吸收热,一般体温在 38.5 ℃ 以下;而合并感染时体温则会明显升高。

任务评价

(赵学成)

任务二　多发性创伤、复合伤

案例导入

王先生因在下班途中发生车祸,120 急救护士现场发现该伤员全身多发性创伤,同时存在窒息,肱骨骨折伴肱动脉出血、腹部疼痛,第 5～7 肋骨骨折,昏迷,休克。目前血压低、脉搏细速。

工作任务

1. 针对该伤员如何进行初级评估与重点评估?
2. 该伤员是属于多发性创伤还是复合伤? 判断依据是什么?

3.如何处理?

任务目标

1.能区分多发性创伤和复合伤。

2.熟悉创伤后的生理、病理变化及创伤后心理干预。

一、多发性创伤

(一)概述

多发性创伤简称多发伤,是指在同一致伤因素作用下,人体同时或相继有2个以上的解剖部位或器官受到创伤,且其中至少有一处是可以危及生命的严重创伤,或并发创伤性休克。多发伤需要与多处伤相区别,多处伤是指同一解剖部位或脏器发生2处或2处以上的创伤,如一个脏器有3处裂伤,一个肢体有2处骨折。

多发伤可为钝性损害和锐器伤。其病因多种多样,平时多发伤以交通事故最常见,其次是高处坠落,还有挤压伤、刀伤、塌方等,发生率占全部创伤的1%~1.8%。战时多发伤的发生率为4.8%~18%,有时甚至高达70%。

(二)临床特点

多发伤不是各部位创伤的简单叠加,而是伤情彼此掩盖、有互相作用的症候群。其主要临床特点如下。

1.伤情重且变化快,死亡率高 多发伤由于损伤范围广,涉及多部位、多脏器,每一部位的伤情重,创伤反应强烈持久,生理紊乱严重,甚至很快出现多器官功能不全或衰竭,因此,创伤早期病死率高。受伤的器官越多,其死亡率越高,伴有颅脑伤的多发伤死亡率可达77.1%左右。

2.休克出现早且发生率高 多发伤因损伤范围广,往往失血量大,休克出现早且发生率高(50%以上),且多为中、重度休克,并以低血容量性休克(失血性、创伤性)最常见,尤其是胸腹联合伤;严重心胸外伤时应注意有时与心源性休克同时存在。后期以感染性休克最多见。

3.低氧血症发生率高 多发伤早期低氧血症发生率可高达90%,尤其是颅脑伤、胸部伤伴有休克或昏迷者,PaO_2可降至30~40 mmHg。严重创伤可直接导致或继发急性肺损伤,甚至急性呼吸窘迫综合征(acute respiratory distress syndrome,ARDS)。低氧血症可加重组织器官损伤和多系统器官功能障碍。部分伤员缺氧表现不明显,而仅有烦躁不安,容易漏诊,如此时给予强镇痛剂,伤员呼吸很快会停止。

4.感染发生率高且严重 开放性创伤、消化道破裂或呼吸道等闭合性创伤一般均有污染,如污染严重,处理不及时或不当,加上免疫抑制,极易发生局部感染和肺部感染,严重者迅速扩散为脓毒症等全身感染。广泛软组织创伤、创道较深且污染较重者,还应注意合并厌氧菌感染的可能性。近年来,创伤后感染致死者可占到后期死亡的3/4以上,这可能与各种侵入性导管等有关。

5.应激反应严重 由于神经-内分泌反应,机体处于高代谢、高动力循环、高血糖、负氮平衡状态,内环境严重紊乱。

6.容易发生漏诊和误诊 多发伤受伤部位多,如果未能按抢救常规进行伤情判断和分类,很容易造成漏诊。多发伤伤员常是闭合伤与开放伤同时存在,一些经验不足的救护人员易将注意力集中在开放性外伤或易于察觉的伤情上,而将隐蔽和深在的甚至更严重的创伤漏诊;多部位多系统创伤伤员,有些因耐受力很强或有意识障碍,或某些创伤的早期症状不明显而被忽视,从而发生漏诊或误诊。漏诊率可达12%～15%,漏诊最多的为骨关节损伤。

7.多器官功能障碍发生率高 多发伤时各部位创伤严重,多伴有组织的严重创伤,存在大量的坏死组织,可造成机体严重而持续的炎症反应,加之休克、应激、免疫功能紊乱及全身因素的作用,极易引起急性肾衰竭、ARDS、心力衰竭甚至是多脏器功能衰竭等多种严重并发症。衰竭的脏器数目越多,死亡率越高。据统计,1个、2个、3个脏器衰竭病死率分别为25%、50%、75%,4个以上脏器衰竭几乎无一生存。

8.伤情复杂,处理矛盾多,治疗困难 由于多发伤所累及的脏器或深部组织的严重程度不同,存在处理的顺序问题。有时2个部位的创伤都很严重,均需要立即处理,就会出现确定救治顺序的困难;如处理不当,可能是应该优先处理的创伤却没有得到优先处理,从而造成病情加重甚至死亡。

9.并发症发生率高 应激性溃疡、凝血功能障碍和脂肪栓塞综合征等并发症发生率也明显增高。

(三)病情评估与判断

对严重多发伤的早期病情评估与判断首先要注意伤员的神志、面色、呼吸、脉搏、血压、出血等,以判明有无如上呼吸道阻塞、张力性气胸、出血性休克、脑疝、心脏压塞等致命伤多发伤。按以下程序进行评估与判断。

1.初级评估 初级评估是指快速有序地检查伤员,以确认是否存在致命性问题并加以处理,认定明确潜在的伤害,判定照料伤员的优先次序,并根据以上评估而实施恰当的救护程序,以降低死亡率及伤残率,改善预后。初级评估分为首阶段和次阶段评估执行,包括复苏(如有需要)和快速有序地进行体格检查,确认有无可致命的危重情况,并及时实施干预的首阶段评估;以及尝试找出全部伤情并采取相对应治疗与护理措施的次阶段评估。整个评估过程可用以下ABCDEFGHI口诀以助记忆。

(1)首阶段评估:一般要求在2 min内快速有序地完成检查,只限处理危及伤员生命的问题,除处理呼吸道阻塞或进行心肺复苏外,不应因处理其他伤害而停止检查。必须注意如下事项。

①A(airway,呼吸道):检查呼吸道是否通畅,同时保护颈椎。a.保护颈椎:检查前,必须注意保护颈椎,取仰卧体位,也可允许伤员采取舒适的体位;保持身体轴向稳定,并固定颈椎位置,严禁伤员自行活动。如发现颈椎损伤即置颈托(如没有使用者)或检查已有的颈托是否妥帖,对疑有脊椎损伤,应立即予以制动,以免造成瘫痪。b.保持伤员呼吸道的通畅:首先测试伤员能否发声及观察有无呼吸道不畅或阻塞,如口腔内有无舌头阻塞、呕吐物、血液、食物或脱落牙齿等,若有,立即清除;如伤员昏迷,用托下颌法或抬颌法打开呼吸道;为防止舌后坠和便于吸引,可插入口咽或鼻咽通气管,必要时做气管插管或环甲膜切开。如已行气管插管,检查位置是否正确,如插管移位,要马上重新插管,以维持呼吸道通畅。

②B(breathing,呼吸):确保有效呼吸。a.暴露伤员的胸部,观察有无自主呼吸、呼吸频率、有无发绀和鼻翼扇动、胸壁的完整性、胸廓运动是否对称、呼吸音强弱、有无静脉怒张、有无气管移位等。b.给予有效的呼吸支持,纠正和改善呼吸功能障碍:若发现无效呼吸,马上用简易呼吸器控制呼吸并准备气管插管或气管切开,并予机械通气;若发现一侧呼吸音降低或消失、口唇青紫、气管移位,准备紧急穿刺减压和胸腔引流。特别注意有无张力性或开放性气胸、连枷胸及血胸,如有,立即协助处理。

③C(circulation,循环):了解外出血情况,通过集中检查和观察大动脉搏动、血压、皮肤颜色、毛细血管再充盈时间来判断循环状态。a.若监测结果正常,建立有效静脉通路,首选温暖的等渗溶液进行输液。b.若已有休克,立即建立2条静脉通路(使用输血用的输液管),输入等渗溶液,必要时输血或血浆代用品,维持一定的收缩压。注意要使用暖和的溶液及使用压力袋;无法建立静脉通路时,可采取骨内穿刺输液和给药。c.若无脉搏,考虑心搏和呼吸骤停,即予心肺复苏,并尽快查找病因,必要时协助开胸复苏;若复苏无效,应协助商讨何时停止抢救。若发现心脏压塞,协助进行心包穿刺。d.若情况允许,应抽血做常规检查和配血。

④D(disability,能力丧失):主要评价伤员的神经系统情况,如意识水平、瞳孔大小和对光反应、有无偏瘫或截瘫等。a.用AVPU法快速判断清醒程度,即A(清醒)、V(对语言刺激有反应)、P(对疼痛刺激有反应)、U(全无反应)。b.检查手指和脚趾有无感觉和活动。c.评估瞳孔的大小、形状及对光反射。d.用格拉斯哥昏迷评分(Glasgow coma score,GCS)评价颅脑损伤。若伤员清醒程度欠佳或有肢体瘫痪,应考虑在此阶段检查中施行较详细的检查,及早安排颅脑CT或MRI检查等,并通知脑外科做好准备。严密监测病情和评分变化,评估并处理急性恶化,如有脑疝征兆,考虑实施控制性过度通气,降低颅内压。

⑤E(exposure,暴露):将伤员完全暴露,以便于全面体检,无遗漏地查清伤情,特别是主要伤情。暴露检查时注意小心安全松解或去除伤员衣物和鞋袜,但切记所有衣物将可作司法证据;并做好伤员的保暖工作。

(2)次阶段评估:首阶段评估及其重要的干预措施完成后,可开始次阶段评估。目的在于找出所有损伤和收集任何其他信息,作为复苏和救护的根据。

①F(follow,配合):a.监测生命体征及其变化。b.密切配合医生进行诊断性操作如做心电图检查,使用指尖测氧仪、呼出二氧化碳测量仪监测,抽血化验,配血,针对育龄妇女做妊娠试验等。必要时,可置导尿管和胃管以预防呕吐。c.允许家属陪同伤员。

②G(give comfort,关怀措施):无论伤员是否清醒,护士均应主动对伤员进行语言安慰,以减轻其痛苦和不安情绪。a.恰当处理疼痛,应注意昏迷的伤员仍可能感到疼痛。使用适宜的疼痛测量工具来评估疼痛程度。控制疼痛的技巧包括移除引致疼痛的物品、遵医嘱给药(用止痛药后要密切观察伤员状况)、安慰等。b.照顾好伤员的情绪,避免加深痛楚。应时刻注意伤员的体征、面部表情、流泪情况。

③H(history,病史):向清醒伤员或目击者追问主诉、受伤史、既往病史和过敏史等,注意与发病或创伤有关的细节。特别注意:a.伤前情况:注意伤员是否饮酒,这对判断意识情况有重要意义。b.受伤情况:首先应了解致伤原因,可明确创伤类型、性

质和程度。如坠落伤不仅造成软组织伤,还可导致一处或多处骨折,甚至内脏损伤;刺伤虽伤口较小,但可伤及深部血管、神经或内脏器官等。还应了解受伤的时间、地点和体位。c. 有无既往疾病:如有高血压史者,应根据原有血压水平评估伤后的血压变化;若原有糖尿病、肝硬化、血液病等或长期使用激素类药物等,伤后较易并发感染或延迟愈合。d. 开放性创伤:对失血较多者,应询问大致的失血量、失血速度等情况。e. 伤后的处理情况:包括现场急救、所用药物及采取的措施等。

④I(inspect,检查):最后为伤员做详细而全面的体格检查,以防漏诊。根据实际情况,对伤员的头、颈、胸、腹、骨盆、脊柱及四肢进行系统检查或有针对性地重点检查病情。重点观察伤员的生命体征、受伤与病变的主要部位的情况。全身评估要点是首先观察整体情况如异常体位、身体僵直等,然后以视、触、叩、听诊仔细检查身体各部位。

值得注意的是如遇病情恶化,需重复按 ABCDEFGHI 进行创伤再评估,以查找原因并施以干预。每次检查和进行护理后,必须做好监护记录。

评估创伤伤员前,需确保救护人员遵守并采取标准的预防措施,如穿防护衣,戴手套、眼镜、面罩等。

2. 重点评估 完成初级评估及相对应干预措施后,可基本掌握伤员的伤情,但要明确决定是否需紧急手术或留观,并且在采取其他确定性治疗措施前,就要进行重点评估,更详细地检查已受伤的身体部位或系统,以决定后续的治疗方案及先后次序。在进行重点评估时,若病情和条件允许,应全面积极考虑采取各种各样的辅助检查或措施以达到较准确的诊断。根据具体情况,可选择动脉血气分析、血电解质检查、凝血功能检查、妊娠试验检查、血乙醇和毒理检查等,可疑损伤部位的X线、超声、CT、MRI及内镜检查等。各系统重点评估如下。

(1)颅脑外伤:多发伤中颅脑损伤的发生率可达 2/3~3/4,休克发生率高达 26%~68%。多发伤时对颅脑损伤评估,最主要是检查意识状态、生命体征、瞳孔变化、肢体运动情况及头面部体征。①意识状态:它是反映颅脑损伤病情最客观的指标,多采用 GCS 评分。意识状态的程度和持续时间常代表脑损伤的严重程度。脑水肿或颅内出血致颅内高压症,严重者引起库欣三联征,为脑疝的前兆。②瞳孔变化:判断脑外伤后颅内压增高和脑疝形成的简单、迅速而可靠的指标之一。③头面部体征:注意头颅大小、外形,头面部有无外伤;如鼻腔或外耳道有血液或脑脊液流出,则提示有颅底骨折可能。④病情允许时,尽早做 CT、MRI 检查以及时发现损伤。

(2)颈部外伤:观察颈部外形与活动,有无损伤、活动性出血和血肿;触摸颈动脉的强弱和节律,注意有无颈动脉、颈椎损伤,有无颈项强直,颈项后部有无压痛;观察气管是否居中。

(3)胸部外伤:发生率仅次于四肢和颅脑损伤,约占 50%;因胸部损伤致死的伤员约占创伤的 1/4,其中 2/3 在运送途中死亡。胸部外伤早期评估主要依靠体检、胸部X线或CT检查和胸腔穿刺等。检查锁骨有无异常隆起或压痛,胸廓外形,有无伤口、出血或畸形,吸气时胸廓起伏是否对称。根据有无胸廓挤压痛判断有无肋骨骨折;可根据胸壁的矛盾运动诊断连枷胸。胸腔穿刺是迅速、简单、可靠的诊断血气胸的方法。

(4)腹部外伤:其发生率占多发伤的 29.0%~63.9%。评估关键是确定有无腹内脏器的损伤,决定是否需要剖腹探查,其次才是具体哪个脏器损伤,凡是有腹膜炎表现的一般均需剖腹探查。伴有颅脑损伤时评估更困难。腹腔实质脏器或大血管损伤能引起严重内出血及休克而腹膜炎较轻,可造成早期死亡;空腔脏器的损伤以严重腹膜炎为主;如果实质和空腔脏器同时破裂,则内出血和腹膜炎表现同时存在。评估时应注意外力作用于腹壁位置,如有下位肋骨疼痛者应警惕肝脾破裂可能;注意腹痛和腹胀情况,腹膜炎的范围与程度;腹部开放性创伤时应注意有无腹膜破损及腹内脏器外露等。腹腔穿刺是闭合性腹外伤最简单有效的诊断方法,必要时行腹腔灌洗。直肠指诊有助判断有无直肠损伤。腹部X线立位平片有助于判断有无空腔脏器破裂;CT、B超有助于诊断实质脏器及大血管损伤等。诊断仍有困难者可考虑行腹腔镜检查以明确诊断。

(5)泌尿系统损伤:以男性尿道损伤最多见,肾、膀胱次之。大多是腹、腰部或骨盆严重创伤的合并伤,主要表现为出血、排尿困难和尿外渗。大出血可引起休克,血与尿渗入腹腔可引起腹膜炎症状。血尿是其重要诊断依据,约有80%泌尿系统损伤伤员出现不同程度的肉眼或镜下血尿,但血尿程度有时与泌尿系统损伤的严重程度并非一致。因此,不能完全根据血尿多少来判断肾损伤的严重程度。血尿伴排尿困难时,导尿是简单而实用的诊断方法,如导尿管插入顺利,导出血尿,可以考虑膀胱及以上部位的泌尿系统有损伤;如导尿管插入困难,应考虑尿道损伤。对生命体征稳定者应早期做尿路造影、B超、CT或膀胱镜等检查以迅速判明伤情。

(6)骨盆骨折:占多发伤的40%~60%,常有强大暴力外伤史,主要表现为骨盆变形、骨盆分离试验及骨盆挤压征阳性,X线检查可确诊,CT诊断更为明确。骨盆骨折常伴有严重并发症,后者常较骨折本身更为严重。应注意骨盆骨折本身易致失血性休克,伴有腹内脏器和膀胱、尿道、直肠损伤等时更易加重休克。

(7)脊柱骨折与脊髓损伤:脊柱骨折者常有严重外伤病史,如高空坠落、重物撞击腰背部等。评估关键是注意有无脊髓损伤;怀疑或确定有脊柱损伤时,嘱伤员不能随意改变体位,切不可盲目搬动伤员,保持其身体中轴稳定,以免发生继发性脊髓损伤。①颈椎损伤后常表现为局部疼痛、颈部活动困难;胸腰椎损伤后,除局部疼痛外,主要表现为站立及翻身困难。②评估时要详细询问病史,包括受伤方式、受伤时姿势、伤后有无感觉及运动障碍。检查脊柱时暴露面应足够,必须用手指从上至下逐个按压棘突,如发现位于中线部位的局部肿胀和明显的局部压痛,提示脊柱已有损伤;胸腰段脊柱骨折时常可摸到后凸畸形。③脊髓损伤是脊柱损伤最严重的并发症,表现为损伤以下脊髓平面感觉和运动障碍。颈段脊髓损伤后,出现四肢瘫痪和呼吸困难;胸腰段损伤出现下肢截瘫。如有神经损伤表现,应及时告诉家属并及时记录。④影像学检查(X线、CT和MRI)有助于确定损伤部位、类型和移位情况,首选X线摄片。

(8)四肢损伤:多发伤中最多见的合并伤,占60%~90%。大多数骨折一般只引起局部症状,股骨骨折和多发性骨折可导致休克等全身反应。

①局部表现:大多较明显,如伤肢剧痛、肿胀和功能障碍,有局部压痛、畸形、异常活动、骨擦感或骨擦音等,注意两侧对照检查;X线检查可明确诊断。骨折检查时首先要用夹板对伤肢做临时固定;对于开放性骨折伤口先用敷料包扎再固定。

②血管损伤:对股骨髁上骨折、膝关节脱位、胫骨上段骨折及肱骨髁上骨折等伤员检查时要注意有无血管损伤,要常规检查远端动脉搏动和缺血的体征。如远端动脉搏

动减弱或消失,皮肤苍白,皮温降低,应行超声多普勒检查。

③周围神经损伤:如肱骨中下段骨折、腓骨颈骨折分别易致桡神经、腓总神经损伤。

④筋膜间隔综合征:由骨、骨间膜、肌间隔和深筋膜形成的骨筋膜室内肌肉和神经因急性缺血而产生的一系列早期症候群,最多见于前臂掌侧和小腿。

⑤脂肪栓塞综合征:骨髓被破坏,脂肪滴进入破裂的静脉窦内,可引起肺、脑脂肪栓塞而引起脂肪栓塞综合征,表现为呼吸功能不全、发绀和脑梗死症状。

3. 确立诊断 凡因同一创伤,致下列 2 条以上伤情者即定为多发伤:①颅脑损伤:颅骨骨折、伴有昏迷的颅内血肿、脑挫伤、颌面部骨折。②颈部损伤:颈部外伤伴有大血管损伤、血肿、颈椎损伤。③胸部损伤:多发性肋骨骨折,血气胸、肺挫伤、纵隔、心、大血管和气管损伤。④腹部损伤:腹内出血、内脏损伤、腹膜后大血肿。⑤泌尿生殖系统损伤:肾、膀胱破裂,尿道断裂,阴道、子宫破裂。⑥骨盆骨折伴有休克。⑦脊椎骨折伴有神经系统损伤。⑧上肢肩胛骨、长骨干骨折。⑨下肢长骨干骨折。⑩四肢广泛撕脱伤。

4. 持续评估 评价伤员对所做治疗的反应和初步治疗后的病情变化,对此进行持续性评估。通过严密监测与病情相关的各项生化指标或体征、伤员的情绪和心理状态,协助了解伤员实时的动态,并采取或调整相对应的治疗与护理对策。如遇病情恶化,需重复进行创伤评估,找出原因和采取处理措施,并做详细记录。

(四)急救与护理

1. 急救原则和程序 多发伤病情一般都比较危重,其处理是否及时正确直接关系伤员的生命安全和功能恢复。因此,必须十分重视创伤的处理,特别是早期急救和护理,其目的是挽救生命。应优先解除危及伤员生命的情况,使伤情得到初步控制,然后再进行后续处理。

多发伤抢救的基本程序:先按初级评估之首阶段评估 ABCDE 步骤进行伤情评估与判断,同时或然后按 VIPCO 程序进行抢救,再按次阶段 FGHI 步骤评估判断后决定安全转运救护方案,到达急救中心之后,除重复 ABCDEFGHI 步骤评估外,主要是进行重点评估与判断,以决定急救室救护和后续确定性治疗。VIPCO 抢救程序如下。

①V(ventilation):保持呼吸道通畅、通气和充分给氧。

②I(infusion):迅速建立 2~3 条静脉通路,保证输液、输血通畅及抗休克治疗。

③P(pulsation):通过心电和血压监测,及早发现和处理心跳、呼吸骤停和休克。

④C(control bleeding):控制出血。对于体表的活动性出血,最有效且暂时的止血方法是敷料加压包扎;对大血管损伤经压迫止血后应迅速进行手术止血;一旦明确胸或腹腔内存在活动性出血,应尽早手术探查止血。

⑤O(operation):急诊手术治疗。手术处理是严重多发伤治疗中的决定性措施,而且手术控制出血是最有效的复苏措施。对于危重症伤员不允许做过多的检查,应抢在伤后的黄金时间(伤后 1 h)内尽早进行手术治疗。

2. 急救护理措施 对多发伤伤员的抢救应遵循"先救命,后治伤"的原则,必须做到迅速、准确、有效。只有执行尽快、准确的伤情评估与判断,迅速进行有效的现场救护,安全快速地转送与进行途中急救,进行正确的急诊室救治,做到抢救争分夺秒,复苏与手术安排合理,才能挽救更多危重症伤员的生命。

(1)现场救护:原则是先抢救生命,后保护功能;先重后轻;先急后缓。一般来说,必须优先抢救或首先进行现场抢救的急症主要包括心跳、呼吸骤停,窒息,大出血,张力性气胸和休克等。

①尽快脱离危险环境,放置合适体位:救护人员到达现场后,使伤员迅速安全地脱离危险环境,排除可能造成继发性创伤的因素。如将伤员从倒塌的建筑物或战场中抢救出来,转移到通风、安全、避雨的地方进行急救。但搬运伤员时动作要轻、稳,切记勿将伤肢从重物下硬拉出来,避免再度损伤或继发性创伤。对疑有脊柱损伤者应立即严格制动,以免继发截瘫。在不影响急救前提下,应协助伤员,将其置于舒适安全的体位如平卧位头偏向一侧或屈膝侧卧位,并注意保暖。

②现场心肺复苏:大出血、张力性气胸、呼吸道梗阻和严重脑外伤等严重创伤可以导致心跳、呼吸骤停,现场正确地行心肺复苏是挽救生命最关键的措施。心跳、呼吸骤停时,从现场开始行胸外按压及口对口人工呼吸,有条件时用呼吸面罩及手法加压给氧或气管插管接简易呼吸球囊支持呼吸;尽快转移至救护车上,在心电监测下进行除颤,必要时开胸心脏按压,并兼顾脑复苏。

③解除呼吸道梗阻:呼吸道梗阻是伤员死亡的主要原因,可在很短时间内使伤员窒息死亡,故抢救时必须果断地以最简单、最迅速有效的方式解除各种阻塞原因,予以通气并维持呼吸道的通畅,是急救过程中最基础、最主要的措施。

知识拓展

创伤气道(又称呼吸道)的建立

在创伤救治中,创伤气道的建立归属于困难气道处理的范围。即使气道通畅,仍须保护颈椎,并同时要确保干预措施不会阻碍伤员的呼吸。若气道已出现局部或完全阻塞,应先采取下列措施:①将伤员仰卧平放;②保护颈椎;③开放气道;④清除口中异物或呕吐物,但要尽量避免刺激到伤员,导致呕吐。创伤气道的建立:①颌面部严重创伤需要立即行气管插管保护气道。②颈部和可疑颈椎损伤者通常可以采用托颌法或抬颌法、吸引及放置口鼻咽通气道等方法进行初期处理后,使用直接喉镜或纤维支气管镜引导经口插管,或经鼻盲插。③喉损伤者通常应选择声门下的气道开放技术。④疑有气管损伤者应在支气管镜直视下进行气管插管。

④处理活动性出血:大出血可使伤员迅速休克,甚至致死,所以必须及时有效地止血。控制明显的外出血是减少现场死亡的重要措施之一,而出血处加压包扎法是其最有效的紧急止血法。

⑤处理创伤性血气胸:对张力性气胸应尽快于伤侧锁骨中线第2肋间插入带有活瓣的穿刺针排气减压,能迅速改善危象;对开放性气胸要尽快用无菌敷料垫封闭开放

伤口；对血气胸要行胸腔闭式引流；对胸壁软化伴有反常呼吸者应固定浮动胸壁等。在上述紧急处理过程中应同时进行抗休克综合性治疗。

⑥保存好离断肢体：对于伤员断离的肢体应用无菌包或干净布包好，外套洁净塑料袋并扎紧袋口，周围放置冰块低温(0~4 ℃)保存，以减慢组织的变性和防止细菌繁殖，冷藏时防止冰水浸入断离创面，切忌将断离肢体浸泡在任何液体中。断肢应随同伤员送往医院，以备再植手术。

⑦处理伤口：主要进行伤口包扎，其目的是保护伤口、压迫止血、减少污染、骨折处固定并止痛。需要注意：a.伤口内异物或血凝块不要随意去除。b.创面中有外露的骨折断端、肌肉及内脏时，严禁现场回纳入伤口；若系腹腔脏器脱出，应先用干净器皿保护后再包扎，勿将敷料直接包扎在脱出的脏器上面。c.有骨折者应临时固定。d.脑组织脱出时，应先在伤口周围加垫圈保护脑组织，不可加压包扎。

⑧抗休克：尽快恢复有效循环血量也是成功抢救的关键措施。主要措施为迅速地临时止血、输液扩容和应用抗休克裤。

⑨现场观察：其目的是了解伤因、暴力情况、受伤的具体时间、受伤时体位、意识、出血量以及已经采取的救治措施等，以便于向接收人员提供伤情记录，有助于诊疗。

(2)转运和途中的救护：对伤员进行认真检查和初步急救护理后，必须迅速转送到医院做进一步检查和尽早接受专科医生的治疗，这对减少伤残率和降低死亡率至关重要。转运可根据伤情轻重缓急有计划地进行，对危重症伤员中有希望存活者首先转送。决定伤员转运的基本条件是要求确保伤员不会在搬动及运送途中出现生命危险或使病情急剧恶化。

(3)急诊室救护：经现场急救被送到急诊室后，应尽快对其伤情进行再次判断、分类，以便将需做紧急手术和心肺监护的伤员与一般伤员区分开来，然后采取针对性的措施进行正确救治。手术原则是应在抢救生命、保存脏器和肢体的前提下尽可能地保护功能。伤情常可简单地被分为三类：第一类：致命性创伤，如危及生命的大出血、窒息、开放性或张力性气胸。经短时的紧急复苏后，即行手术抢救。第二类：生命体征尚属平稳的伤员，如尚未危及生命的锐器伤、火器伤或胸腹部伤，可密切观察或复苏1~2 h后手术，应争取时间做好备血、必要的检查及术前准备。第三类：潜在性创伤，性质尚未明确，是否需要手术要待严密观察和进一步检查明确诊断后决定。急救室救护包括常规救护措施、密切观察伤情变化和配合医生对各脏器损伤分别采取确定性治疗。常规救护措施如下。

①呼吸支持：保持呼吸道通畅，视伤员情况给予或维持气管插管、人工呼吸，确保足够有效的氧供。

②循环支持：主要是抗休克。已建立静脉通路者，继续保持输液通畅。如不通畅或补液速度不能满足需求，尽快用16~18 G留置针迅速建立2条以上的静脉通路并留置导尿管观察每小时尿量。在静脉通路的选择上，一般创伤及腹腔以下部位的创伤应选择颈部和上肢静脉通路，而腹腔以上部位的创伤可选择下肢静脉通路，并尽量避开受伤肢体的远端，以保证扩容速度和准确有效的使用急救药物。对穿刺困难者即行静脉切开置管。

③控制出血：可在原包扎的外面再用敷料加压包扎，并抬高出血肢体。对活动性

较大的出血应迅速清创止血,对内脏大出血应立即手术处理。

④镇静止痛:在不影响病情观察的情况下选用药物镇静止痛,以免剧烈疼痛诱发或加重休克。

⑤防治感染:遵循无菌技术操作原则,按医嘱合理使用抗菌药物。开放性创伤需加用破伤风抗毒素。

⑥支持治疗:主要是维持体液平衡,维护重要脏器功能和营养支持。

⑦必要的心理危机干预有利于康复。

二、复合伤

复合伤是指2种以上的致伤因素同时或相继作用于人体所造成的损伤。可发生于战时或平时,如原子弹爆炸产生物理、化学、高温、放射等因子所引起的创伤。复合伤不同于联合伤,联合伤是指创伤造成膈肌破裂,既有胸部伤,又有腹部伤,又称胸腹联合伤。有时腹部伤有无累及胸部或胸部伤有无累及腹部诊断起来比较困难,往往把此两处伤称为联合伤;而从广义上讲联合伤亦称多发伤。复合伤基本特点是常以一伤为主,复合伤中主要致伤因素在疾病的发生、发展中起着主导作用;伤情可被掩盖;机体所发生的损伤效应不是单一损伤的简单相加而多有复合效应使整体伤情变得更为复杂。

(一)分类与伤情特点

复合伤通常分为放射复合伤和非放射复合伤(烧伤复合伤、化学复合伤)两大类。

1. 放射复合伤 人体遭受放射损伤的同时或相继又受到一种或几种非放射性损伤(如创伤、烧伤、冲击伤等)。放射复合伤以放射损伤为主,多发生在核武器爆炸时。其伤情特点如下。

(1)伤情轻重主要取决于辐射剂量:受照射剂量越大,伤情越严重、死亡率越高、存活时间越短。

(2)病程经过具有初期(休克期)、假愈期(假缓期)、极期和恢复期,分期明显。

(3)放射损伤与烧伤、冲击伤的复合效应:①整体损伤加重,表现为相互加重的复合效应,伤情恢复慢,死亡率高。②休克和感染出现早,程度重,发生率增加。③出血明显,胃肠道损伤和造血功能障碍明显且重。

(4)创面伤口(包括骨折)愈合延迟,创面易并发感染,出血、组织坏死更严重,甚至发生创面溃烂。

2. 烧伤复合伤 人体在遭受热能(如热辐射、热蒸汽、火焰等)损伤的同时或相继遭受其他创伤所致的复合损伤。战时、平时均常见,尤其是在各种意外爆炸(如瓦斯爆炸、火药爆炸或锅炉爆炸等)、电击和交通事故时,发生率较高,较常见的是烧伤合并冲击伤。其伤情特点如下。

(1)整体损伤加重:严重烧伤引起体表损伤,合并冲击伤时引起多种内脏损伤,两伤合并出现相互加重效应,使休克、感染发生率高,出现早,程度重,持续时间长。

(2)心肺功能障碍明显:心脏损伤早期表现为心动过缓,以后为心动过速,并可出现心律失常,甚至心功能不全。如冲击波直接作用于胸腹部,有时很快出现肺水肿、出血和破裂,以及血气胸等,是现场死亡(伤后 4 h 内)的主要原因。

(3)肝、肾功能损伤,严重者可发生肝、肾衰竭。

(4)造血功能损伤:表现为骨髓抑制,外周血三系均减少。

(5)合并其他器官功能障碍:如复合听力损伤、肺冲击伤、颅脑损伤等。

3. 化学复合伤 机体遭受暴力作用的同时,又合并化学毒剂中毒或伤口直接染毒者。多见于战时使用化学毒剂;非战时见于化学毒剂的意外泄漏或排放时,最多见的是农药、强酸、强碱、工业有害气体和溶剂。其伤情特点如下。

(1)伤情取决于创伤的严重程度、化学毒剂的毒性和对靶器官的损害。

(2)化学毒剂可经不同途径进入人体,引起人群中毒甚至死亡。毒剂经伤口进入机体,吸收会更快,中毒程度也明显加重,往往有复合效应。

(3)毒剂种类不同,临床表现也各不相同。如神经性毒剂污染伤口,不久伤口局部就会出现持续性肌颤,全身吸收中毒时则出现恶心、呕吐、流涎、胸闷、腹痛及惊厥,甚至昏迷等。

(二)救护措施

(1)全面、迅速、准确地确定复合伤的类型、程度,仔细观察伤员的伤情,立即移至安全地带,迅速建立静脉通路,快速、正确地采取各种抢救措施。

(2)首先检查可危及伤员生命的一些情况,优先处理危及生命重要器官的损害,如心搏骤停、窒息、大出血、休克、张力性气胸、内脏及颅脑损伤或影响肢体存活的重要血管损伤。

(3)保持呼吸道通畅:对因吸入性损伤而致呼吸困难、窒息者,立即插入口咽通气导管或切开气管,给予人工呼吸。

(4)密切监测伤员的呼吸、心律、心率的变化,严防心力衰竭、肺水肿的发生。

(5)各种复合伤的特殊救护。

①放射复合伤:a.迅速去除致伤因素:彻底清除粉尘和异物,保持呼吸道通畅;遮盖暴露的皮肤。b.早期抗辐射处理:对伤员进行清洗消毒,清洗消毒的污水、污物,用深坑掩埋,以防放射性污染扩散。胃肠道污染者可采取催吐、洗胃、缓泻等方法进行抗辐射处理。c.创面、伤口的处理:首先去除伤员体表的污染(去除包括衣服、体表和孔道的粉尘)和剃光头发,用清水或漂白粉溶液清洗无破损的皮肤。有伤口者最好先进行放射性测定,去除毛发,用漂白粉溶液(禁用乙醇)或等渗盐水彻底清洗;然后进行清创,通常延期缝合伤口。手术时机:尽早在初期、假愈期进行,极期严禁手术,可延缓的手术应该在恢复期实施。

②烧伤复合伤:a.对症处理:烧伤合并开放性损伤易并发感染,应及早妥善处理创面以免再污染。早期应用抗生素和破伤风抗毒素预防各种感染。对于伴发的并发症采取相应急救措施。b.积极防治肺损伤。

③化学性复合伤:a.严密观察生命体征、意识、瞳孔及皮肤色泽的变化。b.首先处理危及生命的创伤,再处理毒物中毒。明确毒物种类后立即应用有效拮抗剂实施对症处理。c.清除毒物。

三、创伤心理反应与干预

创伤在损伤躯体生理的同时也引起心理应激并造成心理创伤,引起一系列心理行为改变,可以直接或间接影响患者的生理、心理、社会康复及其生存质量。

(一)创伤后常见的心理反应及心理问题

严重创伤患者突然遭受巨大的生理、心理打击,超过患者心理承受的极限或心理反应过于强烈,易发生一系列与应激有关的生理、心理、行为上的变化(主要是指意识清醒患者的心理反应)。

1. 负性心理反应 严重创伤可导致患者普遍出现多种身心反应,且因个体人格特征、创伤严重程度、可利用资源等不同而表现各异。

(1)情绪反应:患者普遍存在焦虑,一些患者在醒来后首先感到的是恐惧,体验到死亡的患者常表现惊慌和恐惧;而后出现孤独和无助感,极易忧郁,甚至自杀。有些患者会激动、愤怒,甚至情绪失控或情绪休克。还有患者表现为自卑和自责、悲痛、失眠、噩梦等。

(2)认知反应:有些创伤患者经抢救,病情好转后可出现心理否认反应。一些患者因机体伤残而产生失能评价,如出现拒绝治疗、攻击甚至自杀,并可有羞辱感、注意力难以集中、思维混乱、敏感猜疑、定向和记忆障碍等表现。

(3)行为反应:创伤急性期易出现社会性退缩或隔离、过分依赖等消极行为,以及坐立不安、举止不协调、口味改变等。

2. 积极心理反应 有些创伤患者会出现积极地寻找支持并加强和他人联系的积极心理。

3. 病理性心理问题

(1)急性应激障碍(acute stress disorder,ASD):因极其严重的心理或躯体应激因素而引起的短暂精神障碍。在受刺激后几分钟至几小时发病,主要表现为侵袭、警觉性增高,回避和易激惹等。如果处理不当,可有20%~50%的患者转为创伤后应激障碍。

(2)创伤后应激障碍(post traumatic stress disorder,PTSD):异乎寻常的威胁或灾难所致心理创伤,导致延迟出现和持续至少1个月的精神障碍。

(二)创伤后心理危机干预

创伤后心理危机是指严重创伤患者因创伤刺激导致的自伤及自杀行为。护士应有心理危机干预意识,及时识别危机,协助心理医生干预危机,帮助患者渡过心理危机。心理危机干预原则有快速性、就近性、预测性、简易性、有效性、实用性。危机干预可遵循六步法:①明确问题,从患者角度确定心理危机,明确引发危机的焦点问题和诱因。②确保患者安全,尽可能将生理心理危险程度降到最低,以此作为干预的首要目标,并明确其解决方法。③给予支持,强调与患者的沟通,使其建立信心,接受外来帮助。④提出并验证可变通的应对方式。⑤制订患者可理解和执行的计划,以克服其情绪失衡状态。⑥获得患者的承诺，以便于实施危机干预方案。

严重创伤后心理反应阶段可分为危重期、急性期和康复期，各期的心理反应具有一定的共性和患者个体差异，故干预也要遵循个体化原则。当评估发现存在急性应激障碍及创伤后应激障碍时，应寻求心理或精神科医生的诊治。对创伤后应激障碍患者可应用暴露疗法、认知疗法和小组疗法等特殊的心理治疗方法。

任务评价

（赵学成）

任务三　止　血　术

案例导入

李先生因在建筑工地施工时被切割工具割伤右手腕关节上 4 cm 处导致大出血，出血量估计为 500 mL，测得血压 75/50 mmHg，有面色苍白、呼吸急促、大汗淋漓等症状。

工作任务
1. 该患者除了右腕关节上创伤外，还有什么情况？
2. 根据该患者损伤情况我们该做什么样的处理？

任务目标
1. 能够快速判断患者的出血情况。
2. 掌握动脉止血的方法及注意事项。

一、适应证

凡有外出血的伤口均为止血术的适应证。

二、用物准备

止血术前需准备无菌敷料、绷带、止血带等。

三、判断

止血前需迅速判断患者出血的血管（根据出血的颜色和出血的性状判断）以选用不同的止血方法（表6-3-1）。

表6-3-1　根据出血的颜色和出血的性状判断出血的血管

血　管	颜　色	性　状
动脉	鲜红	喷射状
静脉	暗红	涌出状
毛细血管	鲜红	渗出状

四、止血方法

1. 指压法 用手指、手掌或拳头将伤口近心端动脉压迫于深部的骨骼上,阻断血流,达到止血的目的。仅适用于临时止血,压迫时间不宜过长,实施时,应正确掌握指压点(图6-3-1)。

(1)头顶部出血:将伤侧耳屏前方与颧弓根部交界处的搏动点(颞浅动脉)压向颞骨(图6-3-2)。

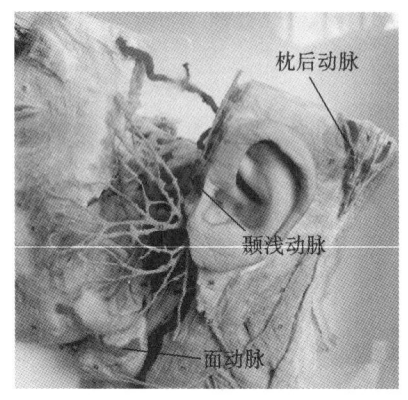

图 6-3-1　头部浅表动脉示意图

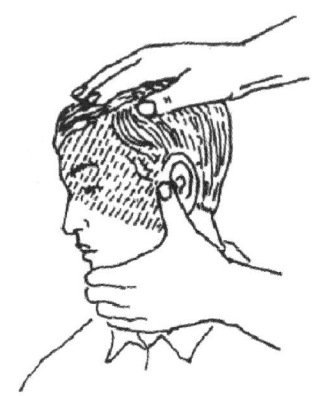

图 6-3-2　头顶部出血指压止血法

(2)颜面部出血:将伤侧下颌骨下缘与咬肌前缘交界处的搏动点(面动脉)压向下颌骨(图6-3-3)。

(3)头后部出血:将伤侧耳后乳突下稍后方的搏动点(枕动脉)压向乳突(图6-3-4)。

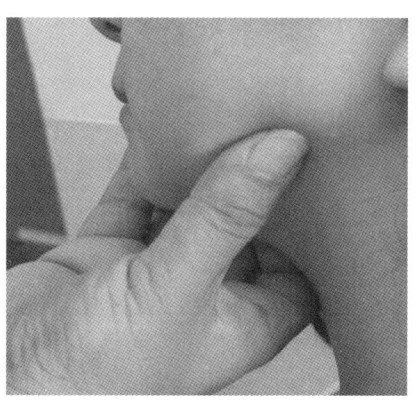

图 6-3-3　颜面部出血指压止血法

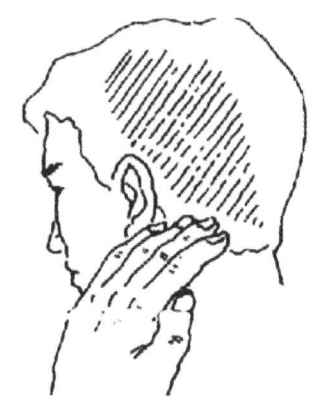

图 6-3-4　头后部出血指压止血法

(4)头颈部出血:将拇指或四指并拢对准伤侧胸锁乳突肌前缘中点与气管外侧之间的强搏动点(颈总动脉),用力压向第5颈椎横突。禁止同时压迫两侧颈总动脉,以免造成脑缺氧(图6-3-5)。

(5)肩、腋部出血:将伤侧锁骨上窝中部的搏动点(锁骨下动脉)向后下方斜行45°角压向第1肋骨(图6-3-6)。

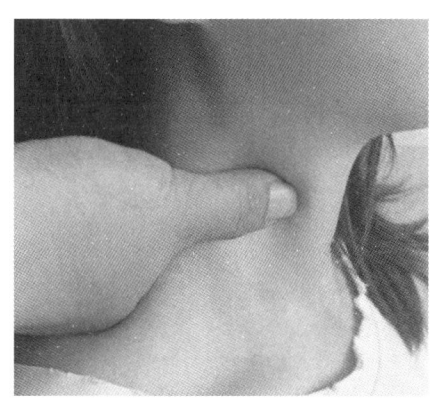
图6-3-5　头颈部出血指压止血法

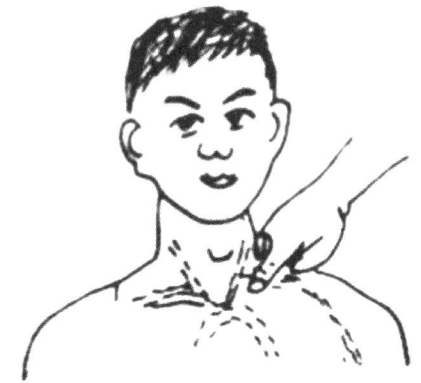
图6-3-6　肩、腋部出血指压止血法

（6）上臂出血：抬高患肢，将伤侧上臂内侧的肱动脉压向肱骨干（图6-3-7）。

（7）前臂出血：抬高患肢，将伤侧肘窝肱二头肌腱内侧的肱动脉末端压向肱骨头。

（8）手部出血：抬高患肢，将伤侧腕部的尺、桡动脉分别压向尺骨和桡骨（图6-3-8）。

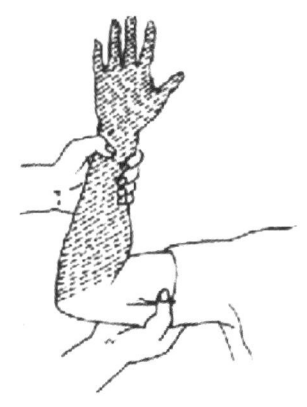
图6-3-7　上臂出血指压止血法

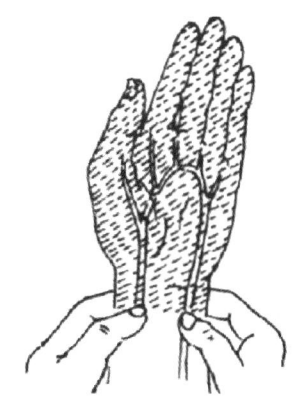
图6-3-8　手部出血指压止血法

（9）指压指（趾）动脉：适用于手指（脚趾）大出血。用拇指和食指分别压迫出血手指（脚趾）两侧的指（趾）动脉，向指骨方向阻断血流（图6-3-9）。

（10）大腿出血：用拳头或双手拇指交叠按压伤侧腹股沟中点稍下方的强搏动点（股动脉），身体前倾用体重压向耻骨上支（图6-3-10）。

（11）小腿出血：压迫伤侧腘窝中部的腘动脉。

（12）足部出血：足背动脉位置是在踝关节前方行于拇长肌腱和趾长肌腱之间，位置表浅，其搏动易于触摸（图6-3-11）。

2. 加压包扎止血法　用无菌敷料或衬垫覆盖放在伤口上，再用力加以包扎，以增大压力达到临时止血的目的。此法多用于小动脉、中小静脉或毛细血管出血，但有骨折、可疑骨折或关节脱位时不宜使用（图6-3-12）。

3. 加垫屈肢止血法　在上肢或小腿出血，且没有骨折和关节损伤时，可采用加垫屈肢止血。如上臂出血时可将一定硬度、大小适宜的垫子放在腋窝，上臂紧贴胸侧，用

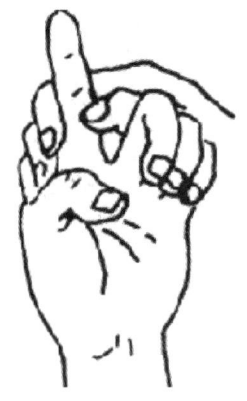 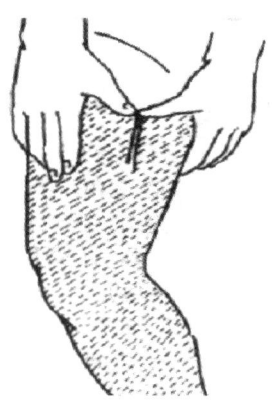

图 6-3-9　指压指(趾)动脉指压止血法　　　　图 6-3-10　大腿出血指压止血法

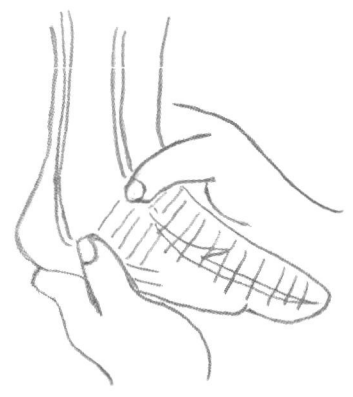 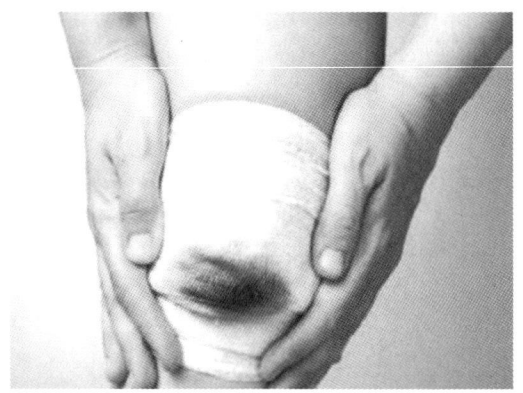

图 6-3-11　足部出血指压止血法　　　　图 6-3-12　加压包扎止血法

三角巾、绷带或布带固定于胸部；如前臂或小腿出血，可在肘窝或腘窝加垫屈肢固定。

(1)上肢前臂加垫屈肢止血法：在肘窝处放置纱布或毛巾、衣物等(图 6-3-13)，肘关节屈曲，用绷带或三角巾屈肘固定。

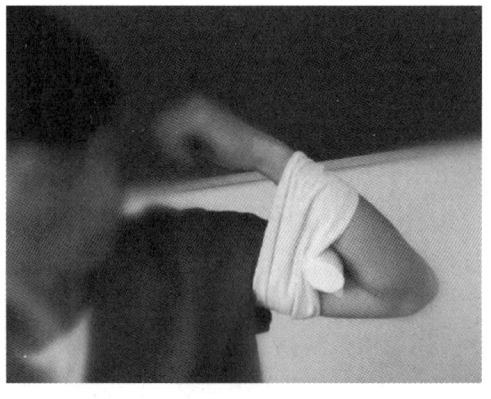

图 6-3-13　上肢前臂加垫屈肢止血法

(2)上肢上臂加垫屈肢止血法：上臂止血，在腋窝加垫(图 6-3-14)，将前臂屈曲于胸前，用绷带或三角巾将上臂固定在胸前(图 6-3-15)。

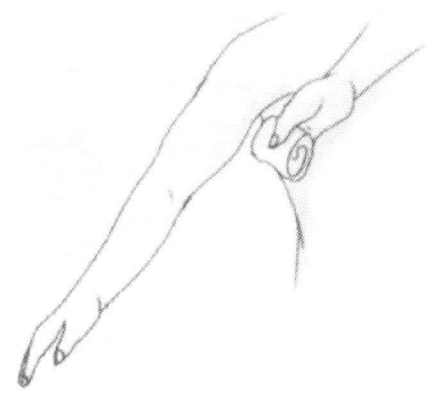

图 6-3-14 腋窝加垫

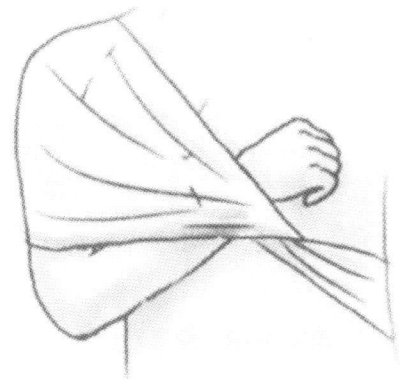

图 6-3-15 三角巾固定

(3) 下肢小腿加垫屈肢止血法:在腘窝处加垫,膝关节屈曲,用绷带屈膝固定(图 6-3-16)。

4. 止血带止血法 快速有效的止血方法,但仅适用于不能用加压包扎止血的四肢大动脉出血。紧急情况下,可用绷带、布条、三角巾等代替止血带。

(1) 橡皮止血带止血法:先用绷带或布块等垫平上止血带的部位,左手手背向下,拇指、食指和中指持止血带头端,右手持带中段绕伤肢一圈后压住头端,再绕一圈,然后把尾端塞入左手食指与中指之间并紧夹向下牵拉,使之成为一个活结,外观呈 A 字形(图 6-3-17)。

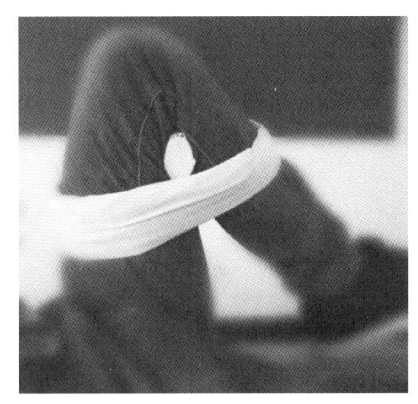

图 6-3-16 下肢小腿加垫屈肢止血法

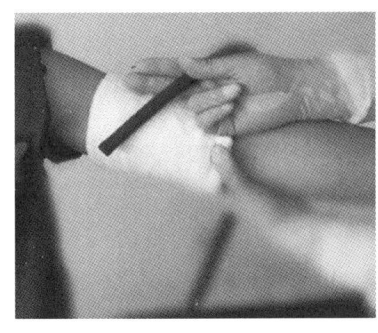 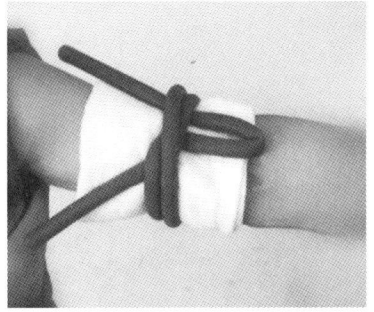

图 6-3-17 橡皮止血带止血法

(2) 卡式止血带止血法:伤肢抬高,将止血带缠在肢体上,一端穿进自动锁卡,一手按住锁紧开关,另一手拉紧至伤口部停止出血为度。

(3) 充气压力止血带止血法:根据血压计原理设计,有压力指示表指示便于控制压力,其压迫面积大,放松也方便,使用时充气即可。

(4) 布制止血带止血法:将三角巾折成带状或将其他布带绕伤肢一圈,打个蝴蝶结;取一根小棒穿在布带圈内,提起小棒拉紧,将小棒依顺时针方向绞紧,将绞棒端插入蝴蝶结环内,最后拉紧活结并与另一头打结固定(图6-3-18)。

(5)其他止血带止血法:经过多年临床实践及计算机技术的发展,衍生出多种类型,如全自动止血带、计时止血带、多功能现役止血带、按压止血带、血管内止血带等,避免了普通止血带的一些缺点,操作方便简单,止血效果好。

(6)注意事项:止血带止血非常有效但较危险,使用时应强调以下注意事项。

①部位准确:止血带应扎在伤口近心端,并尽量靠近伤口。

②下加衬垫:止血带不宜直接扎在皮肤上,应先用棉垫垫在结扎部位,再扎止血带,切忌用绳索或铁丝直接扎在皮肤上。

③压力适当:止血带标准压力:上肢250~300 mmHg,下肢300~500 mmHg,如无压力表,以刚好使远端动脉搏动消失为宜。

④掌握时间:扎止血带的时间越短越好,总时间不应超过4 h(冬天可适当延长),每隔0.5~1 h应放松2~4 min,再在稍高平面绑扎,放松期间需用指压法临时止血。

⑤标记明显:应在胸前或手腕处明显标记扎止血带的起始时间,以便后续救护人员继续处理。

⑥部位:上臂外伤大出血时应扎在上臂上1/3处,前臂或手掌大出血时应扎在上臂下1/3处,不能扎在上臂的中1/3处,因该处桡神经走行贴近肱骨,易被损伤。下肢外伤大出血时应扎在股骨中下1/3交界处。小腿和前臂不能使用止血带止血法。

5. 填塞止血法 适用于颈部和臀部较大而深的伤口。先用镊子夹住无菌纱布塞入伤口内,如一块纱布止不住出血,可再加纱布,最后用绷带或三角巾绕颈部或对侧臂根部包扎固定(图6-3-19)。

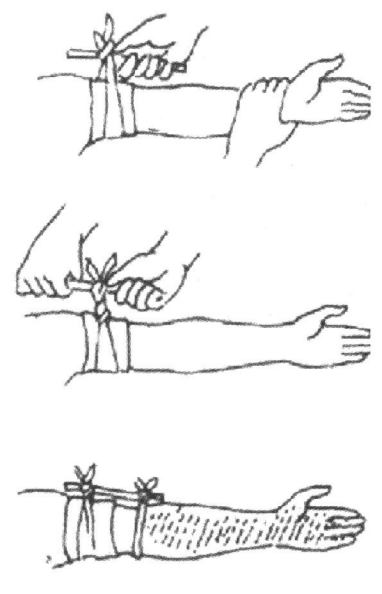

图6-3-18 布制止血带止血法

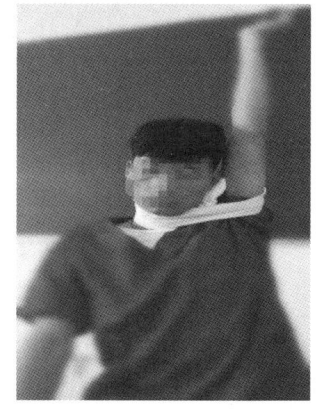

图6-3-19 填塞止血法

6.其他新型止血法 近年来随着不同种类高分子止血材料的研制,生物活性材料绷带止血法、高膨胀止血材料填塞止血法、将止血药物以气雾形式喷洒于出血部位的气雾法等止血技术发挥着其有效的止血作用。

任务评价

（赵学成）

任务四 包 扎 术

案例导入

王先生因在下班途中被高空抛物砸伤头部，致头部裂伤约 5 cm，伤口边缘整齐，自觉头晕，流血约 200 mL。

工作任务
1. 针对该患者如何进行评估？
2. 急救时首先要处理什么？此后依次的处理措施是什么？

任务目标
1. 学会快速判断现场患者的损伤情况，做到不误诊、漏诊。
2. 熟练掌握包扎的操作方法并了解包扎的注意事项。

一、适应证

体表各部位伤口除采用暴露疗法者均可采用包扎术。

二、用物准备

包扎术前需准备三角巾、绷带、四头带或多头带等。

三、包扎方法

1. 三角巾包扎　将三角巾叠成带状、燕尾状（图 6-4-1）、双燕尾状或蝴蝶形等，用于肩部、腹股沟部和臀部等处的包扎。常用的包扎法如下。

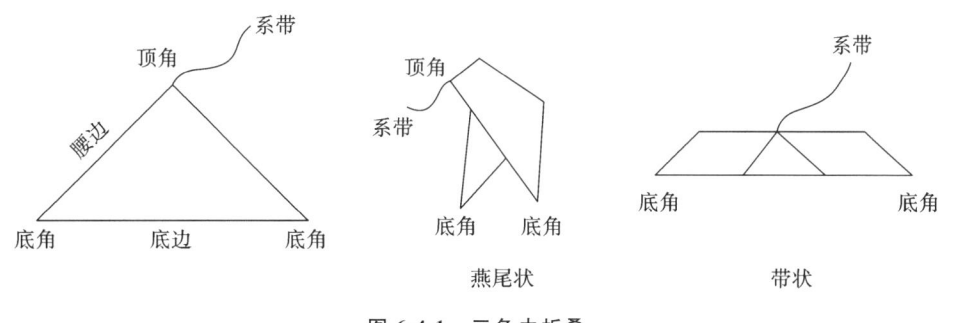

图 6-4-1　三角巾折叠

（1）头面部包扎法。

①头顶部包扎法：三角巾底边反折，正中放于前额，顶角经头顶垂向枕后，将底边经耳向后拉紧并压住顶角，再交叉绕耳上到额部拉紧打结，最后将顶角向上反掖在底

边内(图 6-4-2)。

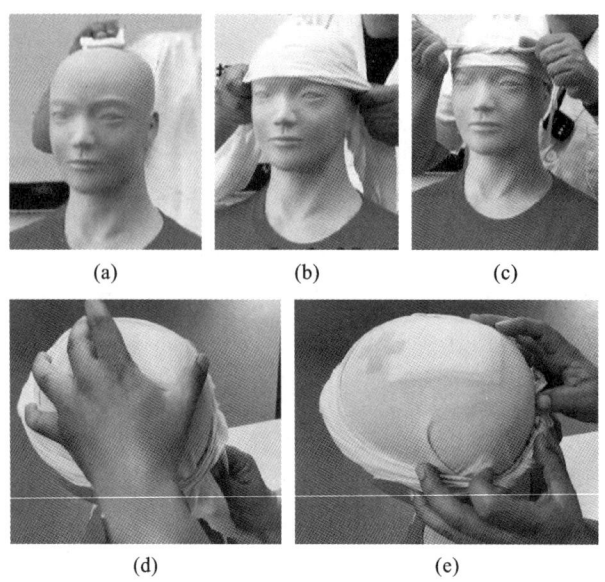

图 6-4-2 头顶部包扎法

②头、耳部包扎法:三角巾顶角和底边中央各打一结成风帽状,顶角结置于额前,底边结置于枕后,包住头部,两角向面部拉紧后向后反折包绕下颌至后颈部打结(图 6-4-3)。

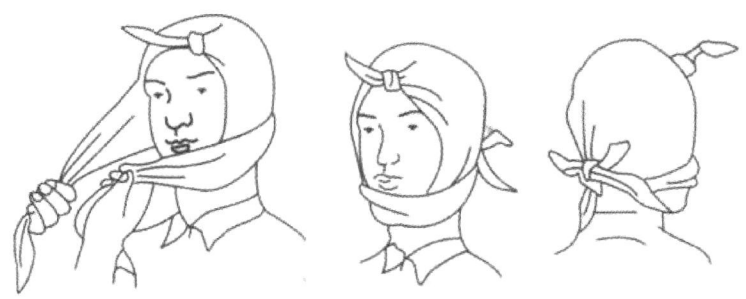

图 6-4-3 风帽式包扎法

③面部包扎法:三角巾顶角打结套于颌下,罩住面部及头部拉紧到枕后交叉,再绕到前额打结,最后在口、鼻、眼部剪孔(图 6-4-4)。

④眼部包扎法:将三角巾折成约三指宽的带状。包扎单眼时,上三分之一盖住伤眼,下三分之二经伤侧耳下绕至健侧耳上于前额处压住上端,再绕头一周在健侧颞部与上端打结(图 6-4-5)。包扎双眼时,从枕部拉向双眼在鼻梁上交叉,绕至枕部打结(图 6-4-6)。

⑤下颌部包扎法:将三角巾折成约三指宽的带状,于一端 1/3 处托住下颌往上提,另一端拉紧经头顶至对侧耳前与短端交叉,后两端均绕头至对侧耳前打结(图 6-4-7)。

(2)肩部包扎法。

①单肩包扎法:将三角巾折成燕尾状,燕尾夹角约 90°,大片在后,压小片置于伤

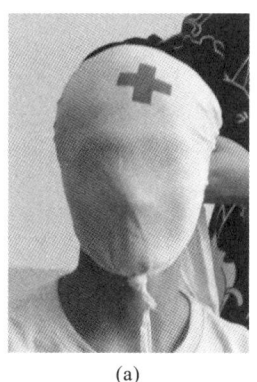 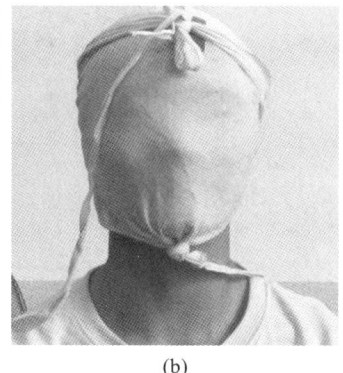 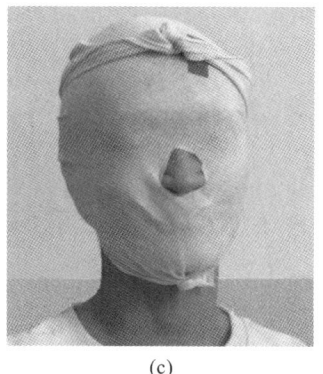

(a)　　　　　　　　　　(b)　　　　　　　　　　(c)

图 6-4-4　面具式包扎法

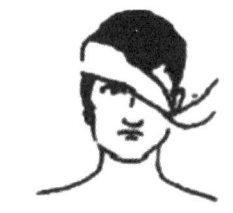

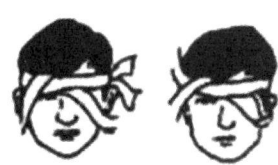

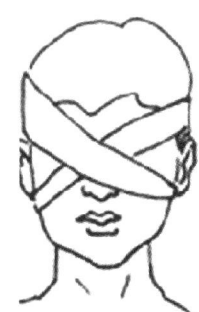

图 6-4-5　单眼包扎法　　　　　图 6-4-6　双眼包扎法

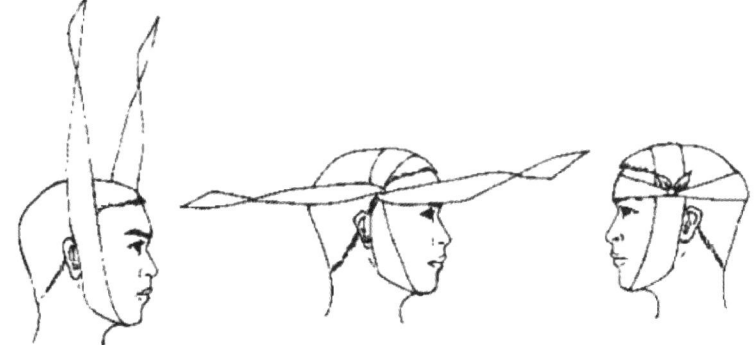

图 6-4-7　下颌部包扎法

肩,夹角朝颈部,燕尾底边两角绕上臂上部并打结,两燕尾角分别经胸、背部至对侧腋下打结(图 6-4-8)。

②双肩包扎法:将三角巾折成燕尾状,燕尾夹角约 120°,燕尾夹角朝颈后正中部披于双肩,两燕尾角由前往后包双肩于腋下与燕尾底边打结。

(3)胸(背)部包扎法。

①一侧胸部包扎法:将三角巾的顶角放在伤侧肩上,然后把左右底角经两腋下拉

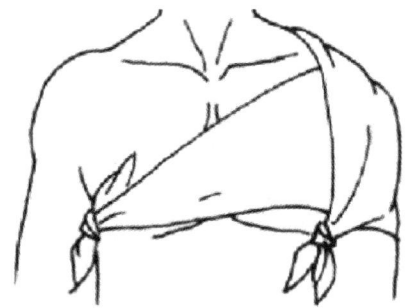
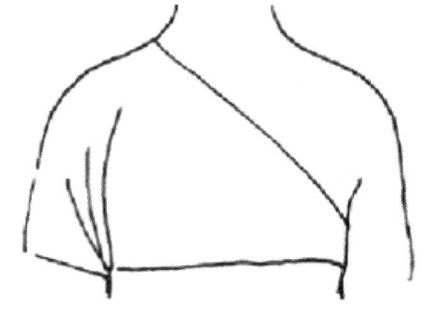

图 6-4-8 单肩包扎法

至背部打结,再把顶角拉过肩部与双底角结系在一起(图 6-4-9)。

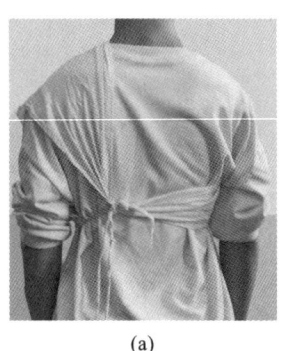
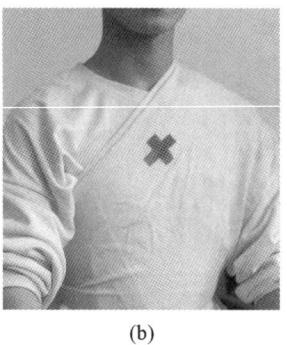

(a)　　　　　　　(b)

图 6-4-9 一侧胸部包扎法

②全胸部包扎法:将三角巾折成燕尾状,底边反折一道,横放于胸前,两角向上置于两肩并拉至颈后打结,再用两顶角带子绕至对侧腋下打结(图 6-4-10、图 6-4-11)。

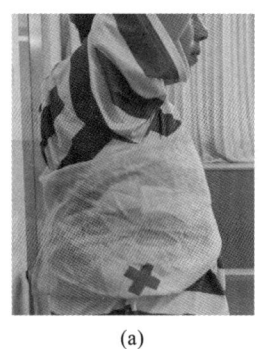
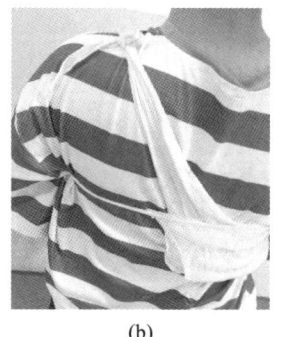

(a)　　　　　　　(b)

图 6-4-10 全胸部包扎法

背部包扎法和胸部相同,只是位置相反,结打于胸前。

(4)腹部及臀部包扎法。

①腹部包扎法:三角巾底边向上,顶角向下横放于腹部,两底角拉紧绕至腰后部打结,顶角经两腿间拉向后与两底角连接处打结(图 6-4-12)。

②臀部包扎法:用两块三角巾接成蝴蝶巾,将打结部置于腰骶部,底边上端绕至腹

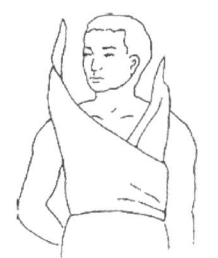 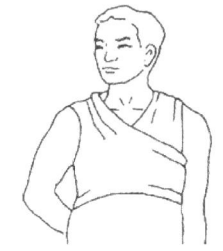

图 6-4-11　颈后打结

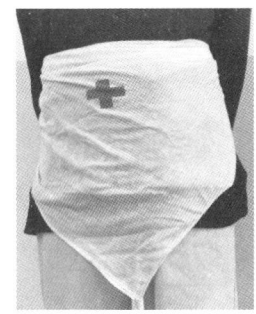 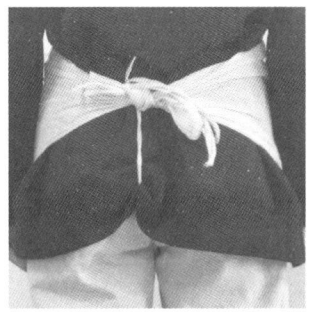

图 6-4-12　腹部包扎法

部打结,下端经大腿绕至前方与各自底边打结(图 6-4-13)。

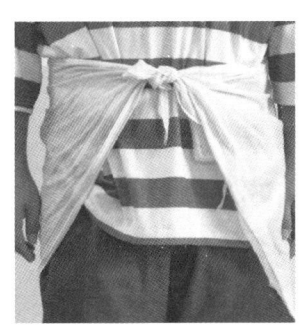 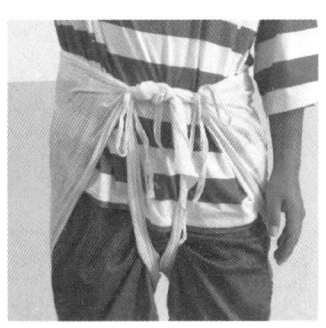 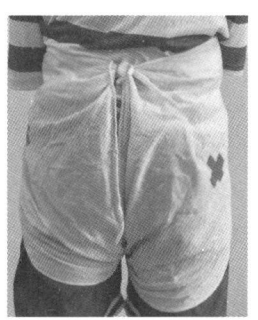

图 6-4-13　臀部包扎法

(5)四肢包扎法。

①上肢包扎法:将三角巾一底角打结后套于伤侧手上,结的余头留长些备用,顶角包裹伤肢与自身打结,伤侧前臂屈曲至胸前,将另一底角沿手臂后方拉至对侧肩上,拉紧两底角打结(图 6-4-14)。

②上肢悬吊包扎法:将三角巾底边另一端向上绕过伤侧肩部至颈后,两端打结,顶角折平固定(图 6-4-15)。

③肘(膝)包扎法:将三角巾扎成比伤口稍宽的带状,将中段斜放于伤部,两端向后包绕肢体一周并分别压住中段上下两边,于避开伤口处打结。

④手(足)包扎法:将手(足)掌面向下放在三角巾上,手指(足趾)对准顶角,顶角折回盖于手背(足背),两底角分别绕腕(踝)部打结(图 6-4-16)。

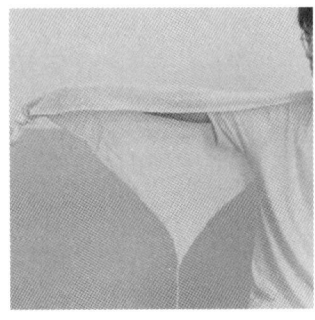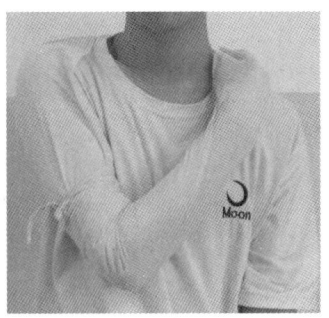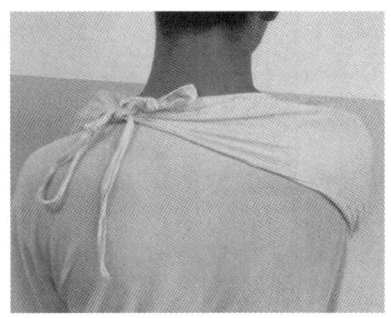

图 6-4-14　上肢包扎法

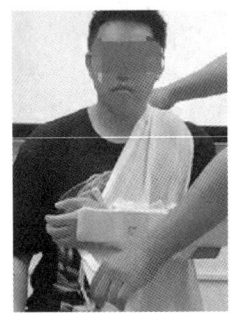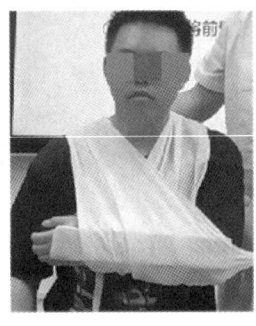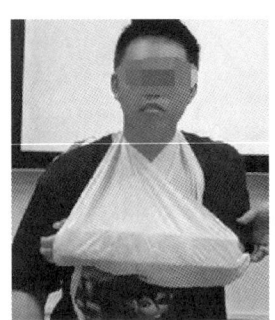

图 6-4-15　上肢悬吊包扎法

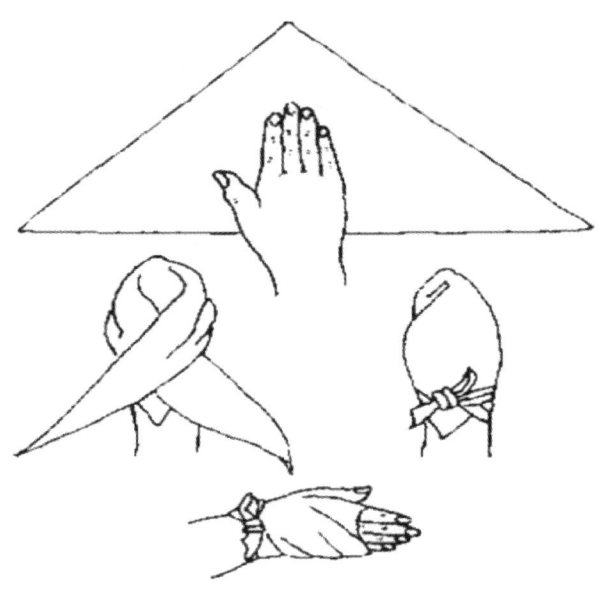

图 6-4-16　手(足)包扎法

2. 绷带包扎　适用于头颈及四肢的包扎，可随部位不同而变换不同的包扎方法。基本方法如下。

(1)环形包扎法：将绷带做环形缠绕，用于肢体粗细较均匀处伤口的包扎(图 6-4-17)。

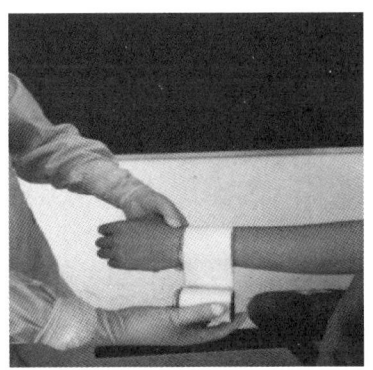

图 6-4-17　环形包扎法

（2）蛇形包扎法：先将绷带以环形缠绕数周，然后以绷带宽度为间隔斜形上缠。固定夹板时多用此法（图 6-4-18）。

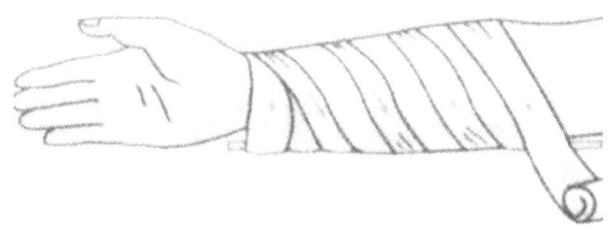

图 6-4-18　蛇形包扎法

（3）螺旋包扎法：先将绷带以环形缠绕数周，然后逐渐上缠，每圈盖住前圈的 1/3～1/2。用于直径基本相同的部位（图 6-4-19）。

（4）螺旋反折包扎法：每圈缠绕时均将绷带向下反折，盖住前圈的 1/3～1/2，反折部排在条线上。用于直径相差较大的部位（图 6-4-20）。

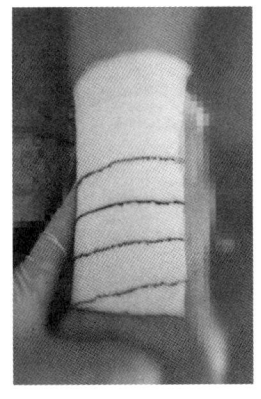　　　　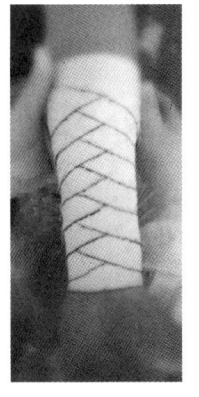

图 6-4-19　螺旋包扎法　　　　图 6-4-20　螺旋反折包扎法

（5）"8"字形包扎法：在屈曲关节的上下方，将绷带重复呈"8"字形来回缠绕，每圈盖住前圈的 1/3~1/2(图 6-4-21)。

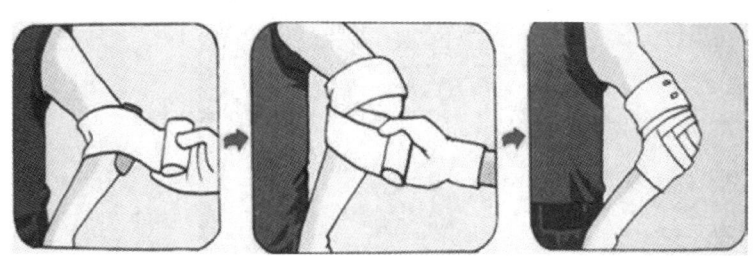

图 6-4-21 "8"字形包扎法

(6)回反包扎法:用于头部或断肢伤口包扎。先环行缠绕两圈,由助手固定后面绷带,经肢体顶端或断肢残端向前,然后固定前面绷带,再向后反折,如此反复,每次均覆盖上次的 1/3~1/2,直至完全覆盖伤处顶部,最后环形缠绕两圈,将反折处压住固定(图 6-4-22)。

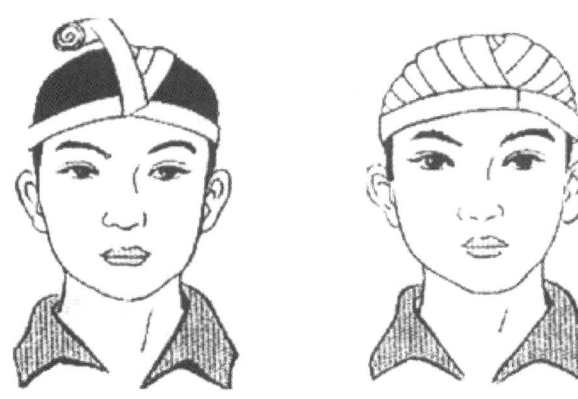

图 6-4-22 回反包扎法

3. 尼龙网套、自粘创口贴包扎 均是新型的包扎材料,用于表浅伤口、头部及手指伤口的包扎,现场使用方便、有效。使用尼龙网套时,先将敷料覆盖于伤口,再将尼龙网套套在敷料上即可;自粘创口贴有各种规格,直接粘于创面即可。

四、注意事项

(1)包扎前,伤口要先清创并加盖无菌敷料。
(2)包扎时,使肢体处于功能位,由远心端向近心端包扎,不能过紧或过松,避免在伤口或易受压部位打结。
(3)包扎后,指(趾)端要外露,要经常检查肢体末梢血液循环情况。
(4)包扎力求达到牢固、舒适、整齐和美观。
(5)皮肤与皮肤之间和骨突出部分要加垫。

(赵学成)

任务五　固　定　术

> **案例导入**
>
> 王先生因在下班途中遭遇车祸,致右上臂不能活动,右上臂明显畸形伴严重肿胀。可听见骨擦音。患者表现为面色苍白、大汗淋漓、脉搏细速、精神萎靡。

工作任务

1. 针对该患者如何进行评估?
2. 急救时首先要处理什么?此后依次的处理措施是什么?

任务目标

1. 学会快速判断现场患者的损伤情况,做到不误诊、漏诊。
2. 熟练掌握固定的操作方法并了解固定的注意事项。

一、适应证

外伤骨折者均可采用固定术。

二、用物准备

固定术前需准备夹板、敷料、三角巾、绷带等,紧急情况下,可就地取材。

三、固定方法

1. 上臂骨折固定　取两块夹板,分别置于上臂后外侧与前内侧,如仅一块时,置于上臂外侧,然后绑扎固定骨折两端,屈肘90°悬吊胸前。无夹板时,可用三角巾将上臂固定于胸前,并屈肘90°悬吊前臂于胸前(图6-5-1)。

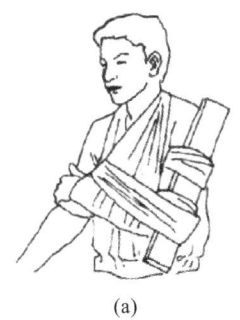 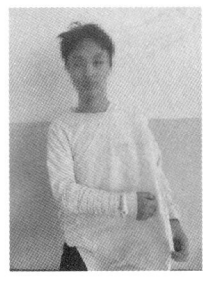 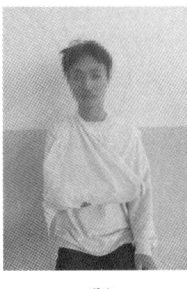 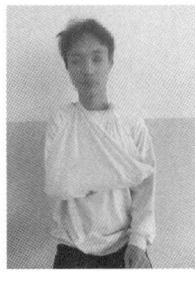

(a)　　　　　　　　　　　(b)

图 6-5-1　上臂骨折固定

2. 前臂骨折固定　取两块夹板,长度分别为肘关节内、外侧至指尖,分别置于前臂内、外侧;如仅一块时,置于前臂掌侧,绑扎固定骨折两端和手掌部,屈肘位大悬臂吊于胸前(图6-5-2)。

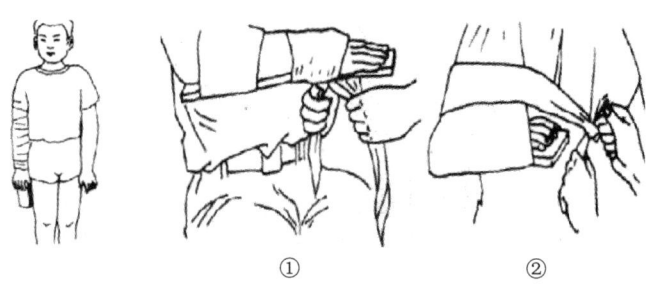

图 6-5-2　前臂骨折固定

3. 大腿骨折固定　取长、短两块夹板分别置于大腿外、内侧,长夹板从伤侧腋下至足跟,短夹板从大腿根部至足跟,空隙、关节、骨突隆处加衬垫,然后分别在骨折两端、腋下、腰部和关节上下打结固定,使足部处于功能位,以"8"字形固定。无夹板时,可使健肢与伤肢并紧,中间加衬垫,分段固定在一起(图 6-5-3)。

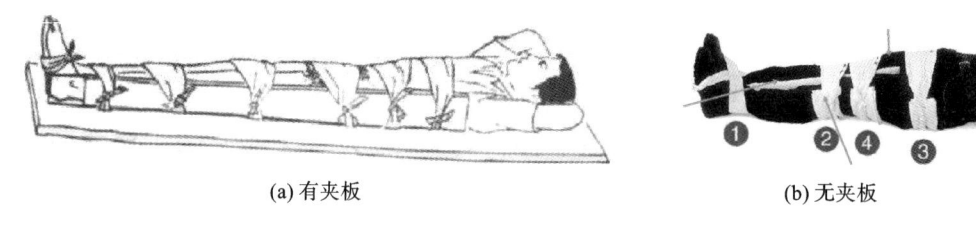

(a) 有夹板　　　　　　　　　　　　(b) 无夹板

图 6-5-3　大腿骨折固定

4. 小腿骨折固定　取两块夹板分别置于小腿内、外侧,在空隙、易受压处加衬垫,然后分别在骨折两端、关节上下打结固定,使足部处于功能位,以"8"字形固定。无夹板时,可参照大腿无夹板固定法(图 6-5-4)。

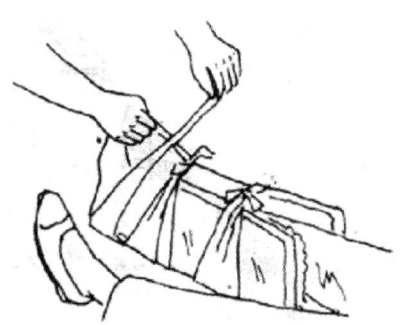

图 6-5-4　小腿骨折固定(有夹板)

5. 脊柱固定　患者躺卧于硬板床,胸腹部加衬垫,不可移动,必要时用绷带固定(图 6-5-5)。

四、注意事项

(1)若有伤口和出血,应先止血、包扎,再固定。出现休克者,应先给予抗休克处理。

(2)固定夹板时,不可与皮肤直接接触,要垫软垫。夹板长度应与肢体相适应,下

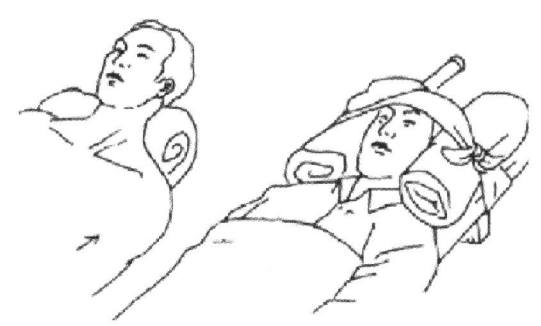

图 6-5-5　脊柱固定(无颈托)

肢必须超出骨折上下两个关节;分别在骨折两端、关节上下固定;空隙、易受压处要加衬垫。

(3)固定应松紧适度,指(趾)端外露,便于观察末梢血液循环情况。

任务评价

(赵学成)

任务六　搬　运　术

案例导入

患者,男,38岁,因在建筑工地施工时从高处摔下,左小腿骨折,怀疑有腰椎损伤,经基本处理后病情稳定。现要护送患者去医院做进一步治疗。

工作任务

1.选择何种担架运送该患者?

2.针对该患者损伤情况该做什么样的处理?

3.在运输的过程中应该注意些什么?

任务目标

1.能够快速判断患者的损伤情况。

2.掌握搬运的方法及选择合适的搬运工具。

一、适应证

转移活动受限的伤员时均可采用搬运术。

二、用物准备

担架是专用工具,情况紧急时,可徒手搬运或快速寻找其他替代工具。

三、搬运方法

1.常用搬运方法

1)担架搬运法:适用于病情较重、转运路途较长的伤员。动作要领:3~4人组成一组,将伤员移上担架,使其头部向后,足部向前,便于后面的担架员随时观察病情。担架员步调一致,平稳前进;向高处抬时,前面担架员要放低,后面担架员要抬高,使伤员保持水平状态;向低处抬时,则相反。

2)徒手搬运法:适用于现场无担架,转运路途较短、病情较轻的伤员。

(1)单人徒手搬运。

①扶行法:用于清醒并能行走的伤员。搬运者站在伤员一侧,使伤员靠近并用手臂揽住自己的颈部,用外侧手牵拉伤员的手腕,另一手扶持伤员的腰背部行走(图6-6-1)。

②抱持法:用于体重轻的伤员。搬运者将伤员抱起,一手托其背部,另一手托其大腿,能配合者可抱住搬运者颈部(图6-6-2)。

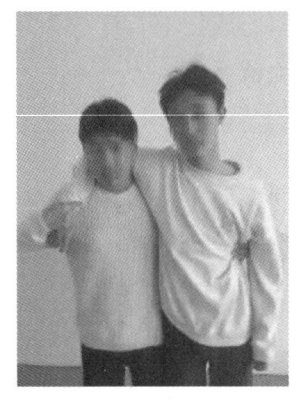

图 6-6-1 扶行法

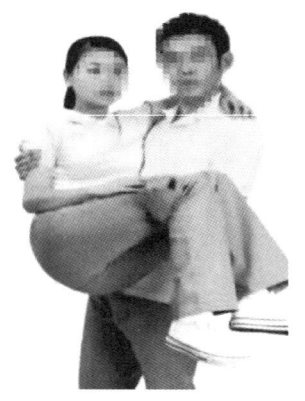

图 6-6-2 抱持法

③背负法:搬运者站在伤员前面,微弯腰部,将伤员背起。此法不适用于胸部损伤的伤员(图6-6-3)。

(2)双人徒手搬运。

①拉车式搬运法:一人站在伤员头侧,两手插于伤员腋下,将伤员抱在怀里,另一人立于伤员两腿之间,将两腿抬起,两人同方向、步调一致前行(图6-6-4)。

②椅托式搬运法:两人分别以左、右膝跪地,各自用外侧的手伸至伤员大腿下并相互紧握,另一手彼此交叉支撑伤员背部,慢慢将其抬起(图6-6-5)。

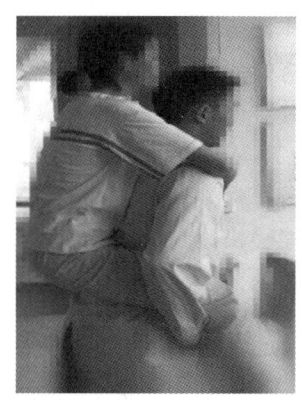

图 6-6-3 背负法

③平抬或平抱搬运法:两人并排将伤员平抱,或者一左一右、一前一后将伤员平抬起。注意此法不适用于脊柱损伤者。

(3)多人徒手搬运:三人可并排将伤员抱起,齐步前行。第四人可固定头部,多于四人时,可面对面平抱搬运(图6-6-6)。

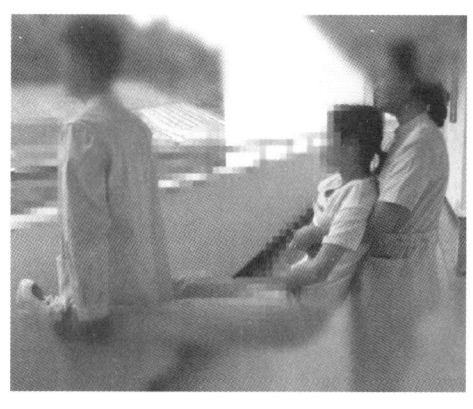

图 6-6-4　拉车式搬运法

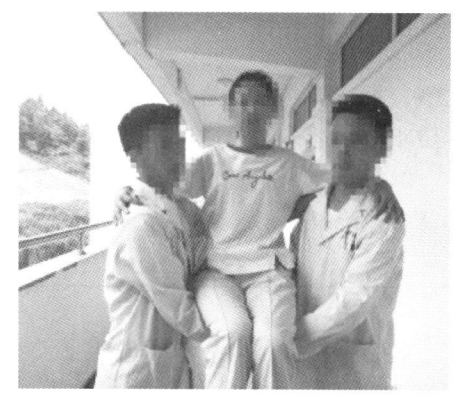

图 6-6-5　椅托式搬运法

2. 特殊伤员搬运方法

(1)脊柱损伤的伤员：搬运这类伤员时，应保持脊柱伸直，严防颈部与躯干前屈或扭转。颈椎损伤者，需 3~4 人搬运，可 1 人固定头部，保持颈部与躯干成一直线，其余 3 人蹲于伤员同一侧，一人托胸背部，一人托臀部，一人托两下肢，四人一起将伤员放于硬质担架上，并用沙袋固定伤员头部两侧，胸部、腰部、下肢与担架固定在一起。胸腰椎损伤者，可三人于伤员同一侧搬运，方法同颈椎损伤者(图 6-6-7)。

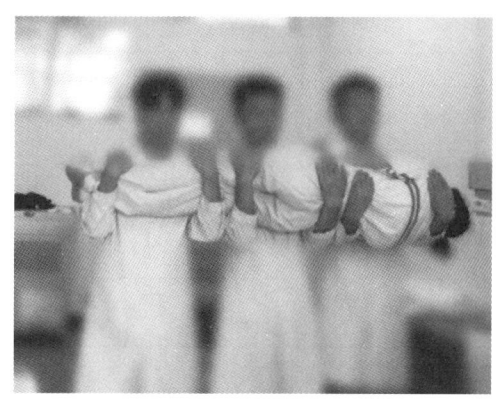

图 6-6-6　多人徒手搬运

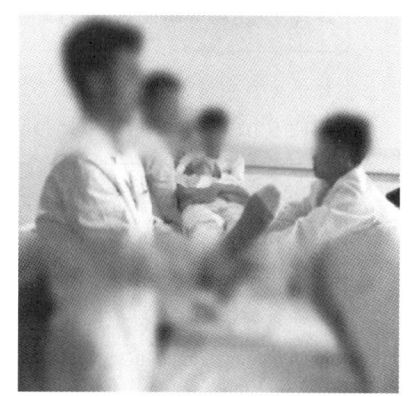

图 6-6-7　脊柱损伤徒手搬运

(2)腹部损伤伤员：伤员取仰卧位，下肢屈曲，膝下加垫，尽量放松腹肌。若腹部内脏脱出，不应回纳，以免感染，应用清洁的碗或其他合适的替代物扣其上，包扎固定后再搬运。

(3)骨盆损伤伤员：先将骨盆做环形包扎后，让伤员仰卧于硬质担架上，微屈膝，膝下加垫后再搬运。

(4)身体带有刺入物的伤员：应先包扎伤口，妥善固定好刺入物后才可搬运。搬运途中应避免碰撞、挤压，以防刺入物脱出或继续深入。刺入物外露部分较长时，应有专人负责保护刺入物。

(5)昏迷伤员：侧卧或仰卧于担架上，头偏向一侧，以利于呼吸道分泌物的排出。

四、注意事项

(1)根据不同的伤情与环境,灵活采取不同的搬运方法,动作应轻巧、平稳,步调一致,防止因搬运不当而造成损伤加重或二次损伤。

(2)搬运途中应密切观察伤员的伤势与病情,并根据伤情给予相应的救护措施。

【操作标准】

担架运输法操作评分标准

程序	规范项	分值	评分标准	扣分	得分
操作前准备（20分）	仪表端庄,着装整洁	2	一处不符合要求扣1分		
	用物准备:担架（性能良好）、绷带、三角巾、夹板等	4	一项准备不全扣1分		
	患者准备:患者了解担架运送的方法和目的,能够主动配合操作	4	一项准备不全扣0.5分		
	环境准备:移开障碍物,保证环境安全	2	一项准备不全扣0.5分		
	评估患者病情:意识状态、皮肤情况、自理能力、活动耐力以及各种管路情况等	2	评估不全扣1分;未评估扣2分		
	评估患者损伤部位情况及理解合作程度	2	评估不全扣1分;未评估扣2分		
	选择合适的担架	4	错误扣4分		
操作流程（60分）	对患者做简单处理（如对出血患者先止血,对骨折患者先固定）	10	处理方式错误,一处扣5分;包扎、止血、固定方式错误扣2分;未处理扣10分		
	搬运患者方式正确:妥善固定患肢,不同的病情（颈椎、脊柱、胸部、腹部损伤等）选择不同的搬运方法	10	搬运方式错误扣10分;体位错误扣2分;一处不符合要求扣1分		

续表

程序	规范项	分值	评分标准	扣分	得分
操作流程（60分）	单人搬运法适用于伤势比较轻的患者，采取背、抱或扶持等方法。 (1)双人搬运法：一人搬托双下肢，另一人搬托腰部。 (2)三人搬运法：对疑有胸、腰椎骨折的患者，应由三人配合搬运。一人托住肩胛部、另一人托住臀部和腰部、第三人托住双下肢，三人同时把患者轻轻抬放到硬板担架上。 (3)多人搬运法：如6人一起搬动时，2人专管头部的牵引固定，使头始终保持与躯干成一直线，维持颈部不动。另2人托住脊背，最后2人托住下肢，协调地将患者平直放到担架上，并在颈、腋窝放一小枕头，头部两侧用软的沙袋固定	10	搬运移动不正确、不舒适各扣5分		
	固定：将患者抬上担架后必须扣好安全带，以防止翻落（或跌落）	5	一处不符合要求扣1分		
	运输人员站位：担架后人员面对患者，担架前人员背对患者	5	一人站位错误2分		
	运输过程：水平抬起患者，上下楼梯时患者应保持头高位，尽量保持水平状态	5	担架不平扣5分		
	检查皮肤是否完整，对于石膏固定、弹力绷带包扎等患者注意松紧度，观察患肢情况，询问患者感受，观察患者病情变化	5	未观察及询问各扣5分；观察不到位扣2分		
	搬运患者移向床中央，取合适体位，盖好盖被	10	搬运未注意平稳扣5分；未取合适体位扣5分		

续表

程序	规范项	分值	评分标准	扣分	得分
操作后评价（20分）	操作熟练，稳、准、轻、节时、省力	2	操作不熟练扣2分		
	患者对所处卧位感觉舒适、安全，患肢保持功能位，各种导管通畅，牵引石膏固定良好	3	患者不满意扣2分		
	与患者有效沟通，消除患者紧张情绪，取得患者积极配合。动作轻柔，有爱伤观念	5	操作过程中与患者沟通差扣1分；动作不轻柔扣2分；无爱伤观念扣1分		
	正确搬运患者，符合要求	5	未正确搬运扣5分		
	关于理论问题的回答正确	5	回答不正确扣2分		

（赵学成）

任务评价

自测题

工作领域三

项目七 常用急救技术
项目八 常见各系统急症
项目九 急性中毒

项目七 常用急救技术

 学习目标

素质目标:具备正确识别、果断施救、精准操作的职业素养。
知识目标:1.能简述除颤的基本原理、适应证、操作方法及注意事项。
2.能说出动脉和深静脉穿刺置管术适应证、禁忌证及置管后注意事项。
3.能复述体外膜肺氧合的概念、工作原理及工作模式。
能力目标:1.能正确实施口咽通气管置入术、鼻咽通气管置入术、喉罩置入术和海姆立克急救法,并配合医生进行环甲膜穿刺术、气管插管术、气管切开术。
2.能使用简易呼吸器为患者提供呼吸支持。
3.能对胸膜腔穿刺并发症实施相应的应急措施。

任务一 人工气道的建立

 案例导入

患者,男,72岁,因受凉后出现咳嗽、咳痰、呼吸困难入院,诊断为重症肺炎,动脉血气分析显示 PaO_2 45 mmHg, $PaCO_2$ 38 mmHg,拟行气管插管、呼吸机辅助通气。

工作任务
作为当班护士,应如何配合医生进行气管插管?
任务目标
1.学会建立人工气道。
2.学会配合医生进行气管插管。
3.学会对建立人工气道的患者进行护理。

人工气道是指运用各种辅助设备及特殊技术在生理气道与空气或其他气源之间建立的有效连接,以保证气道通畅,维持有效通气。紧急人工气道大致可分为确定性人工气道和非确定性人工气道。确定性人工气道能保证可靠的、有效的通气并适宜长

时间使用,而非确定性人工气道则相反,但其具有操作简便、易于掌握的优点,常常在急救早期应用。

一、口咽通气管置入术

口咽通气管置入术是指将口咽通气管插入口咽部,使其维持气道通畅的技术。口咽通气管是一种由硬橡胶或硬塑料制成的J形、中空的人工气道,其弯曲度与舌及软腭相似。主体包括翼缘、牙垫、咽弯曲三部分,随着口咽通气管型号的增大,其形状和长度逐渐增加,以适应不同年龄和不同体型的患者使用(图7-1-1)。

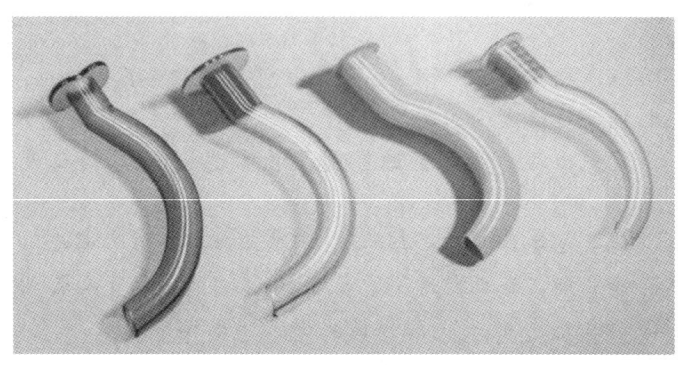

图 7-1-1　口咽通气管

【适应证】

(1)有自主呼吸的昏迷患者。

(2)舌后坠致气道梗阻,气道分泌物多需吸引,抽搐时防舌咬伤。

(3)同时有气管插管时,取代牙垫作用。

【禁忌证】

口咽通气管不可用于有意识或半清醒患者,因其可引起恶心、呕吐、呛咳、喉痉挛和支气管痉挛等反射,导管移位时还会使气道梗阻。此外,当患者有下列情况时应慎用:①口腔及上、下颌骨创伤。②咽部气道占位性病变。③喉头水肿、气管内异物、哮喘、咽反射亢进。④门齿有折断或脱落危险。⑤呕吐频繁。

【操作方法】

1. 物品准备　选择合适的口咽通气管,长度为口角至耳垂或下颌角的距离(图7-1-2)。选择的原则是宁长勿短、宁大勿小。因为口咽通气管太短时不能经过舌根而达不到开放气道的目的。

2. 患者准备　对于昏迷患者放平床头,协助患者取平卧位,头后仰,使口、咽、喉三轴线尽量重叠。清除口腔及咽部分泌物,保持气道通畅。

3. 操作步骤　置管方法分为两种:直接插入法和反向插入法。使用直接插入法时,将口咽通气管咽弯曲部分朝舌面,直接插入口腔并推送至合适位置。使用反向插入法时,把口咽通气管的咽弯曲部分朝向腭部插入口腔(图7-1-3),当其内口接近口咽后壁时,将其旋转180°,顺势向下推送,咽弯曲部分下面压住舌根,上面抵住口咽后壁。合适的口咽通气管位置应使其末端位于患者的上咽部,将舌根与口咽后壁分开,使下咽部到声门的气道通畅(图 7-1-4、图 7-1-5)。

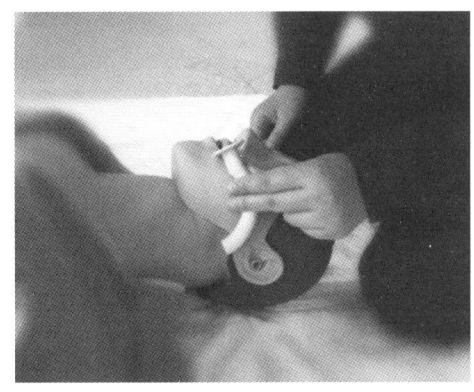

图 7-1-2　选择型号

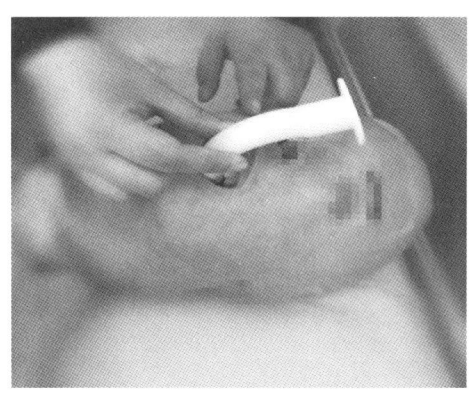

图 7-1-3　反向插入法

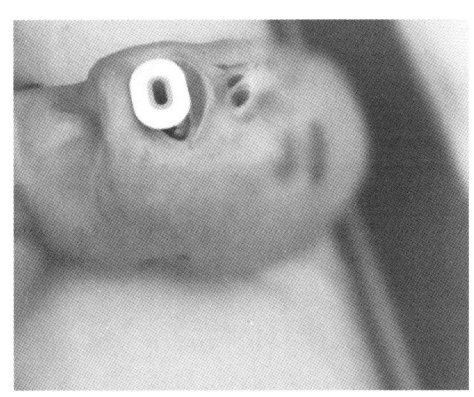

图 7-1-4　完全插入图(正面)

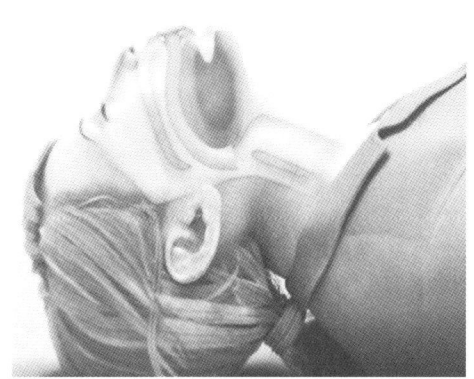

图 7-1-5　完全插入图(侧面)

4.检测人工气道是否通畅　以手掌放于口咽通气管外口,感觉有无气流,或以少许棉絮放于外口,观察有无随患者呼吸的运动。还应观察胸壁运动幅度和听诊双肺呼吸音。检查口腔,以防止舌或唇被夹于牙和口咽通气管之间。

【注意事项】

1.保持管道通畅　及时清理气道分泌物,防止误吸,甚至窒息。注意密切观察有无导管脱出而致阻塞气道的现象。

2.加强气道湿化　口咽通气管外口可盖一层生理盐水纱布,既湿化气道又防止吸入异物和灰尘。

3.监测生命体征　严密观察病情变化,随时记录,并备好各种抢救物品和器械,必要时配合医生行气管插管术。

二、鼻咽通气管置入术

鼻咽通气管置入术是指将鼻咽通气管插入鼻咽部,使其维持气道通畅的技术。鼻咽通气管是一个类似于气管插管的柔软管道(图 7-1-6),适用于舌后坠所致的上气道梗阻患者。由于其对咽喉部的刺激性较口咽通气管小,清醒或浅麻醉患者更易耐受。

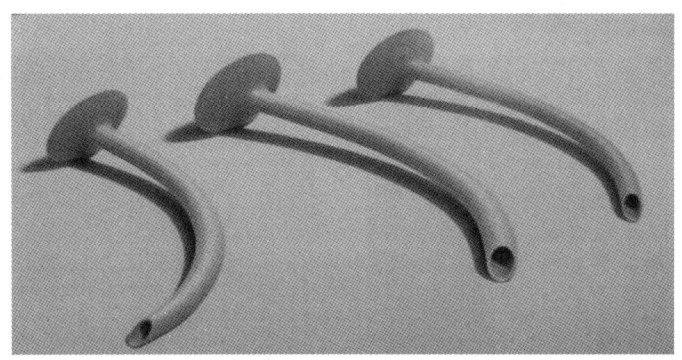

图 7-1-6 鼻咽通气管

【适应证】

(1)各种原因引起的不完全气道梗阻,不能使用或耐受口咽通气管或使用口咽通气管效果不佳者。

(2)牙关紧闭,不能经口吸痰,防止反复经鼻腔吸引引起鼻腔黏膜损伤者。

【禁忌证】

(1)颅底骨折、脑脊液耳鼻漏者。

(2)鼻腔各种疾病,如鼻息肉、鼻腔畸形、鼻外伤、鼻腔炎症等。

(3)鼻腔出血或有出血倾向者。

【操作方法】

1. 物品准备 选择合适的鼻咽通气管。比较鼻咽通气管的外径和患者鼻孔的内腔,使用尽可能大又易于通过鼻腔的导管,长度为鼻尖到耳垂的距离。

2. 患者准备 患者取仰卧位,观察其意识、鼻腔、呼吸及血氧饱和度。

3. 操作步骤 选择通畅的一侧鼻孔置入。插入前可在鼻腔内流入适量血管收缩药物,如麻黄碱等,以减少鼻腔出血的风险。在鼻咽通气管表面涂以含局部麻醉药的医用润滑剂。将鼻咽通气管弯度向下、弧度朝上、内缘口向下,沿垂直鼻面部方向缓缓插入鼻腔,直至通气管的尾部抵住鼻腔外口,插入深度为 13~15 cm。插入动作应轻柔、缓慢,遇有阻力不应强行插入,可回撤 1 cm 左右,稍稍旋转导管直至无阻力感再继续插入(图 7-1-7 至图 7-1-10)。

4. 再次评估气道是否通畅 以解除舌后坠、鼾声消失、呼吸通畅为标准。

5. 固定 置管成功后,妥善固定,以免脱出。

【注意事项】

1. 保持鼻咽通气管通畅 做好鼻腔护理。鼻孔与鼻咽通气管间涂润滑剂,及时清除鼻腔分泌物。

2. 做好气道湿化 防止鼻黏膜干燥出血。

三、喉罩置入术

喉罩置入术是指将喉罩经口插入,使其勺状套囊口覆盖于喉的入口以行短时机械

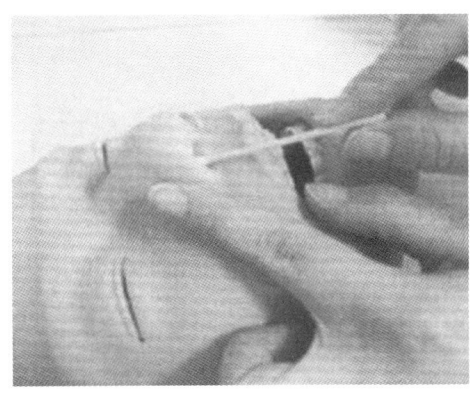

图 7-1-7　局部麻醉

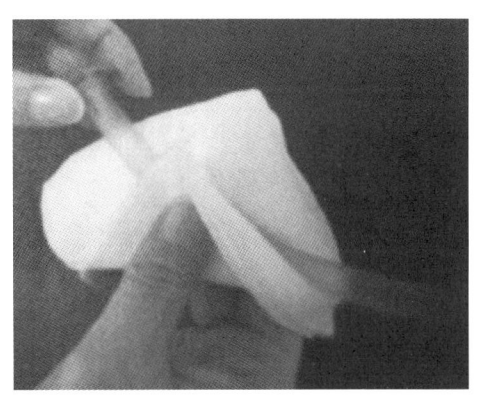

图 7-1-8　润滑鼻咽通气管

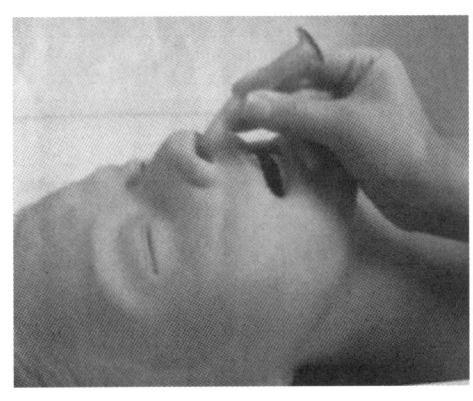

图 7-1-9　对准鼻孔置入

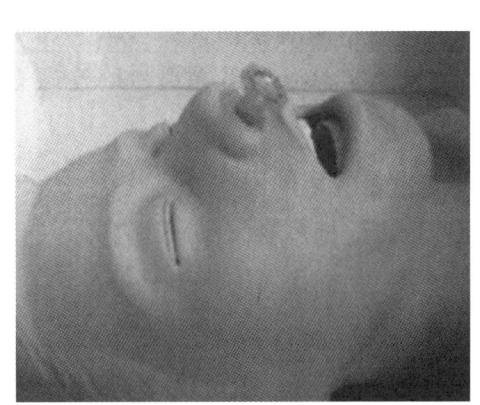

图 7-1-10　送至合适深度

通气的技术。喉罩是介于面罩和气管插管之间的一种维持气道通畅的新型装置,由通气导管和通气罩两部分组成,通气导管类似于气管导管,多由硅胶或塑料制成,通气罩呈椭圆形隆起,周边围绕气囊,称为勺状套囊,近端与注气管相连,可经注气管向内注入空气使之膨胀(图 7-1-11)。

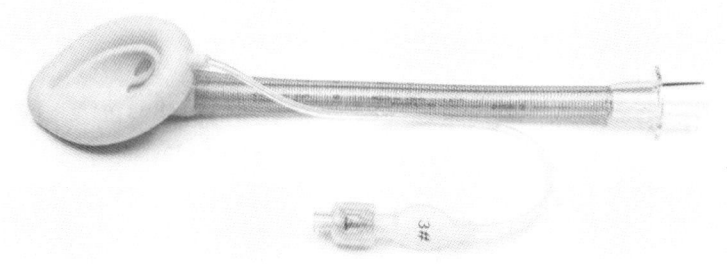

图 7-1-11　喉罩

【适应证】

(1)短时的外科手术。

(2)难以气管插管的困难气道患者。

(3)颈椎活动度差等原因引起气道异常,不宜用喉镜和气管插管患者。

(4)紧急情况下人工气道的建立和维持。

【禁忌证】

(1)张口度<3.0 cm。

(2)咽部病变,如血管瘤、组织损伤、扁桃体重度肥大等。

(3)喉部或喉以下气道梗阻者。

(4)肺顺应性下降或气道阻力增高者。

(5)存在增加胃内容物反流和气道误吸危险者,如未禁食、饱胃、肥胖、怀孕超过14周、严重创伤、急性胸腹部外伤、禁食前使用过阿片类药物、肠梗阻、食管裂孔疝等。

【操作方法】

1. 用物准备 根据年龄和体型选择合适的喉罩(表7-1-1),行漏气检查,对喉罩勺状套囊的背面适度润滑,备用。另备注射器、固定用胶布、吸引装置等。

表7-1-1 喉罩型号

患者年龄或体形	型号	套囊容量/mL
新生儿或婴儿<5 kg	1	4
婴儿5~10 kg	1.5	7
婴儿或儿童10~20 kg	2.0	10
儿童20~30 kg	2.5	14
儿童30 kg或体形较小的成人	3.0	20
一般成人	4.0	30
体形肥胖成人	5.0	40

2. 患者准备 操作前患者禁食,清除口腔、气道分泌物,保持气道通畅,必要时给予患者镇静。

3. 操作步骤

(1)患者取仰卧位。

(2)左手推患者下颌或下唇使其张口,右手食指和拇指持喉罩,罩口朝向患者下颌方向,将喉罩顶向患者硬腭方向置入口腔。

(3)用食指保持对喉罩头侧的压力,送入喉罩至下咽基底部直至感到有明显阻力。

(4)用另一手固定导管外端,退出食指,充气使喉罩自行密闭,可见导管自行向外退出约1.5 cm。

(5)位置判断:会厌位于喉罩的勺状凹陷内,罩内的通气口正对声门为喉罩的最佳位置。通过连接简易呼吸器行正压通气进行初步判断,如胸廓起伏良好,听诊咽喉部无明显的漏气,多提示喉罩位置良好。

(6)用胶带或装置固定喉罩(图7-1-12至图7-1-14)。

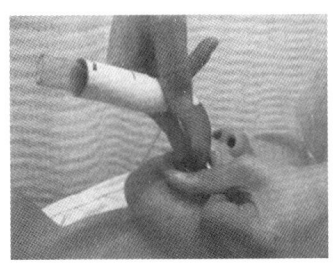
图 7-1-12 放入喉罩

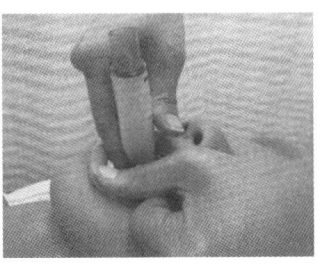
图 7-1-13 送入喉罩

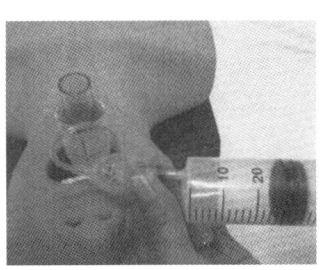
图 7-1-14 气囊注气

扫码看彩图

扫码看彩图

扫码看彩图

【注意事项】
(1)使用喉罩前禁食。
(2)喉罩不能防止胃内容物误吸,使用过程中应及时清除口腔、气道内分泌物。
(3)喉罩不适用于长期机械通气者。
(4)注意观察喉罩使用后患者呼吸改善情况,听诊双肺呼吸音。
(5)拔出喉罩前尽量避免咽喉部刺激。

四、环甲膜穿刺术

环甲膜穿刺术是在确切的气道建立之前,迅速提供临时路径进行有效气体交换的一项急救技术,施救者通过用刀、穿刺针或其他锐器,从环甲膜处刺入,建立新的呼吸通道,是快速解除气道阻塞和(或)窒息的急救方法。当气管插管不成功或面罩通气不充分时,环甲膜穿刺术是急诊非手术方式提供通气支持的紧急治疗措施。

【适应证】
(1)急性上气道完全或不完全阻塞,尤其是声门区阻塞,无法施行气管插管者。
(2)头面部严重外伤。
(3)口腔或声门部大量出血。
(4)有气管插管禁忌证或气管插管失败而病情紧急需快速建立人工气道。

【禁忌证】
有出血倾向患者。

【操作方法】
1. 用物准备 环甲膜穿刺针(图 7-1-15)或粗针头,T 形管,吸氧装置。
2. 患者准备 取平卧或斜坡卧位,头部保持正中,尽可能使颈部后仰,不需局部麻醉。
3. 操作步骤
(1)确定穿刺位置:在环状软骨与甲状软骨之间正中可触及一凹陷,此即环甲膜。
(2)常规消毒环甲膜区的皮肤。
(3)用左手食指和拇指固定此处皮肤,右手持针在环甲膜上垂直下刺,通过皮肤、筋膜及环甲膜,有落空感时,挤压双侧胸部,自针头处有气体逸出或抽吸易抽出气,患者出现咳嗽,固定针头于垂直位。
(4)以 T 形管的上臂与针头连接,下臂连接氧气,也可以以左手固定穿刺针头,以右手食指间歇地堵塞 T 形管上臂的另端开口处而行人工呼吸。同时可根据穿刺目的进行其他操作,如注入药物等。

4. 术后处理 整理用物,分类处置医疗垃圾,并做详细穿刺记录。

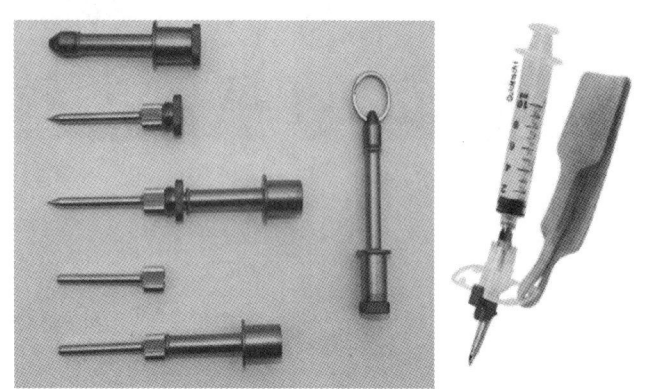

图 7-1-15 环甲膜穿刺针

【注意事项】

(1) 环甲膜穿刺术仅仅是呼吸复苏的一种急救措施,不能作为确定性处理。因此,在初期复苏成功、呼吸困难缓解、危急情况好转后,应改做气管切开或立即做消除病因的处理(如清除异物等)。

(2) 进针不宜过深,避免损伤气管后壁黏膜。

(3) 环甲膜穿刺针头与 T 形管接口连接时,必须保证紧密不漏气。

(4) 穿刺部位若有明显出血,应及时止血,以免血液流入气管内。

(5) 作为一种应急措施,穿刺针留置时间不宜超过 24 h。

(6) 如遇血凝块或分泌物阻塞穿刺针头,可用注射器注入空气,或用少许生理盐水冲洗,以保证其通畅。

五、气管插管术

气管插管术是指将一特制的导管经口或经鼻通过声门直接插入气管内的技术。其目的是清除气道分泌物或异物,解除上气道阻塞,进行有效人工呼吸,增加肺泡有效通气量,减少气道阻力及死腔,为气道雾化或湿化提供条件。根据插管时是否用喉镜显露声门,分为明视插管和盲探插管。临床急救中最常用的是经口明视插管术。

【适应证】

(1) 呼吸、心搏骤停行心肺复苏者。

(2) 呼吸功能衰竭需有创机械通气者。

(3) 气道分泌物不能自行咳出而需直接清除或吸出气管内痰液者。

(4) 误吸后经插管吸引,必要时做肺泡冲洗术者。

【禁忌证】

气管插管没有绝对的禁忌证,但是当患者有下列情况时操作应慎重。

(1) 喉头水肿或黏膜下血肿、急性喉炎、插管创伤引起的严重出血等。

(2)颈椎骨折或脱位。

(3)肿瘤压迫或侵犯气管壁,插管可导致肿瘤破裂者。

(4)面部骨折。

(5)会厌炎。

【操作方法】

1. 物品准备 备气管插管盘,内有喉镜、气管导管芯、牙垫、注射器、吸痰管、吸引器、呼吸面罩及呼吸气囊等。喉镜有成人、儿童、幼儿三种规格;镜片有直、弯两种类型,常用弯形片(图7-1-16),因其在暴露声门时不必挑起会厌,可减少对迷走神经的刺激。气管导管:多采用带气囊的导管,婴幼儿选用无气囊导管。导管内径(ID)标号为2.5~11.0 mm,每一号相差0.5 mm,导管的选择应根据患者的性别、体重、身高等决定,紧急情况下无论男女都可选用7.5 mm。选择小儿气管导管内径时,可利用公式做出初步估计,即导管内径(mm)=患儿年龄(岁)÷4+4.0。

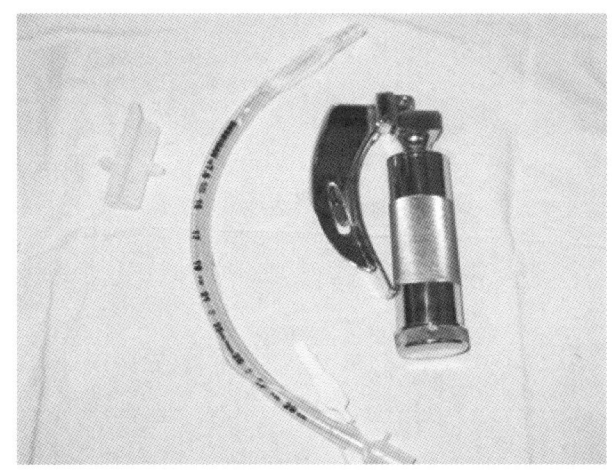

图7-1-16 弯形喉镜片

2. 患者准备 患者取仰卧位,在肩背部垫薄枕使头后仰,使口、咽、气管基本处于一条轴线,对呼吸困难或呼吸停止患者,插管前使用简易呼吸器给予患者100%的氧气进行充分通气,以免因插管费时而加重缺氧。

3. 操作步骤

(1)检查用物:插管前检查所需物品,确保齐全、性能良好,如喉镜光源、导管气囊等。

(2)选择导管,置入管芯:确保管芯位于离气管导管前端开口1 cm处。

(3)置入喉镜:操作者右手提颏张口并拨开上下唇,左手持喉镜,从右嘴角斜形置入。镜片抵咽喉部后转至正中位,将舌体推向左侧,此时可见到悬雍垂(此为声门暴露的第一个标志),然后顺舌背将喉镜片稍深入推至舌根,稍稍上提喉镜,即可看到会厌的边缘(此为声门暴露的第二个标志)。看到会厌边缘后,如用弯形喉镜片,可继续稍作深入,使喉镜片前端置于会厌与舌根交界处,然后上提喉镜即可看到声门(注意以左手腕为支撑点,而不能以上门齿作为支撑点)。

(4)暴露视野:充分吸引视野处分泌物。

(5)置入导管:右手以持笔式持气管导管,沿患者的右口角置入,在明视声门的情况下将导管插入声门后,迅速拔除管芯,继续置管,直到气管导管的套囊进入声带下3~4 cm的位置。

(6)确认导管在气管内:安置牙垫,拨出喉镜。采用最小闭合容积法或最小漏气技术对气囊进行充气,直至通气时气囊周围无漏气,或测量气囊压力不超过 30 cmH_2O,以此决定注入气囊的气体量(一般需注入 5~10 mL 气体)。轻压胸廓导管口感觉有气流,连接简易呼吸器压入气体,观察胸廓有无起伏,同时听诊两肺呼吸音是否存在和对称。有条件时可将气管导管与 CO_2 探测器或呼气末 CO_2 监测仪相连,出现正常的 $P_{ET}CO_2$ 波形是气管导管位于气管内的可靠指标。

4. 固定 用长胶布妥善固定导管和牙垫,使用气囊充气后连接人工通气装置(图7-1-17)。

5. 术后处理 整理用物,分类处置医疗垃圾,并详细记录。

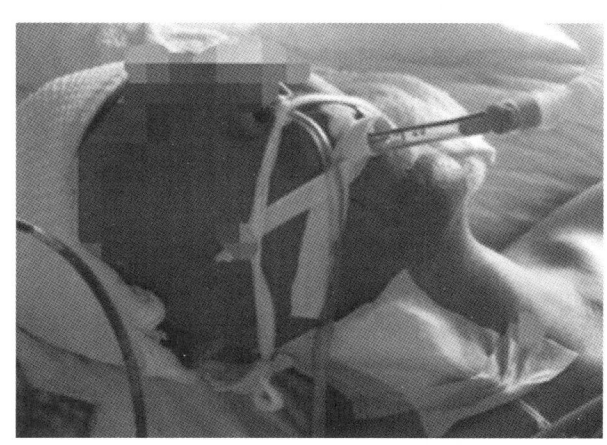

图 7-1-17　胶布固定

【注意事项】

(1)插管时,尽量使喉部充分暴露,视野清楚,动作轻柔、准确,以防造成损伤。

(2)动作迅速,勿使缺氧时间过长而致心搏骤停。

(3)操作者熟练掌握插管技术,尽量减少胃扩张引起的误吸,30 s 内插管未成功时应先给予 100%氧气吸入后再重新尝试。

(4)导管插入深度合适,太浅易脱出,太深易插入右总支气管,造成仅单侧肺通气,影响通气效果。置管的深度,自门齿起计算,男性 22~24 cm,女性 20~22 cm,气管导管顶端距气管隆嵴大约 2 cm。小儿可参照公式:插管深度(cm)=年龄(岁)÷2+12。应妥善固定导管,每班记录导管置入长度。

(5)评估患者是否存在非计划性拔管的危险因素,如插入深度、导管的固定情况、气囊压力、吸痰管的选择、气道湿化、呼吸机管路支架的固定、患者躁动、心理状况等,及时制订防范计划,并做好交接班。

> **知识拓展**
>
> 视 频 喉 镜
>
> 视频喉镜与普通喉镜结构相似,由手柄和镜片组成,不同之处在于视频喉镜在镜片末端装有微型高清晰度防雾摄像头及照明光源,图像可被清晰放大到不同规格的液晶显示屏上,使操作者可以通过屏幕查看口腔咽喉部结构,从而准确施行气管插管操作。

六、气管切开术

气管切开术是指切开颈段气管前壁,插入气管套管,建立新的通道进行呼吸的一种技术,也称为建立外科气道。它可以维持气道通畅,减少气道阻力,有利于减少气道解剖死腔,建立保证有效通气量。但其操作比较复杂、费时,在紧急状况下不宜使用。气管切开术可分为常规气管切开术和经皮气管切开术。

【适应证】

1. 喉阻塞 由喉部炎症、肿瘤、外伤、异物或瘢痕性狭窄引起严重的呼吸困难,而病因又不能很快解除者。

2. 下气道分泌物潴留 重度颅脑损伤、气道烧伤、肿瘤、昏迷、神经系统病变等患者,自身无法有效清除气道分泌物,随时有气道梗阻的危险。

3. 预防性气管切开 对于某些口腔、鼻咽、颌面、咽、喉部大手术,为了进行全麻,防止血液流入下气道,保持术后气道通畅,可施行气管切开术。破伤风容易导致喉痉挛,可预防性切开气管,以防发生窒息。

【禁忌证】

(1)严重出血性疾病。

(2)下气道占位而致的呼吸困难。

(3)颈部恶性肿瘤。

【操作方法】

(一)常规气管切开术

1. 物品准备 气管切开手术包,不同型号气管套管,其他(如吸引器、吸痰管、吸氧装置)以及必备的抢救药品等(图7-1-18)。

2. 患者准备 患者一般取仰卧位,肩部垫高,头后仰并固定于正中位,使下颌、喉结、胸骨切迹在同一直线上,气管向前突出,气管上提并与皮肤接近,从而保证手术时充分暴露气管。

3. 操作步骤

(1)消毒,铺巾,检查物品:常规消毒下颌骨下缘至上胸部皮肤,操作者戴无菌手套,铺无菌巾。检查气管切开包内器械及气管套管气囊是否漏气。

扫码看彩图

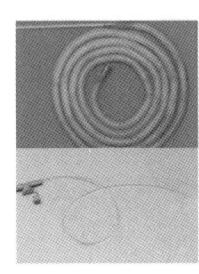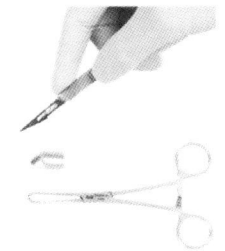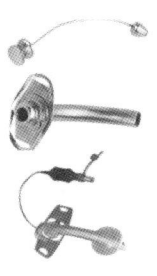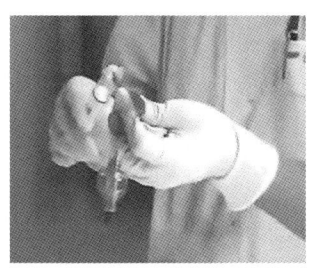

图 7-1-18　准备手术用物并检查套管气囊是否漏气

（2）局部麻醉：以1%～2%利多卡因局部浸润麻醉切口处。

（3）暴露气管：操作者用左手拇指和食指固定喉部，自甲状软骨下缘至胸骨上窝处，沿颈前正中线切开皮肤和皮下组织（切口长度为4～5 cm），用止血钳自白线处分离两侧胸骨舌骨肌及胸骨甲状肌，并用拉钩将分离的肌肉牵向两侧，暴露气管前壁。在分离过程中，切口两侧拉钩的力量应均匀，并经常用手指触摸环状软骨和气管环，以便手术始终沿气管前中线进行。

（4）做气管切口：用刀尖挑开第2、3或3、4气管环，不得低于第5气管环。撑开气管切口，吸出气管内分泌物及血液。

（5）置入气管套管：插入大小合适、带有管芯的气管套管外管，立即取出管芯，放入内管。

（6）固定气管套管：用手固定气管套管，避免用力咳嗽使套管脱出。插入气管套管后，用系带固定于颈部，松紧以放入一指为宜。为防脱出，可在切口上端缝合1～2针加以固定。最后，将一块剪口纱布垫入伤口和套管之间，再用一块单层的无菌湿纱布盖在气管套管口外。

（7）术后处理：整理用物，医疗垃圾分类处置，并做详细手术记录（图7-1-19至图7-1-29）。

扫码看彩图

扫码看彩图

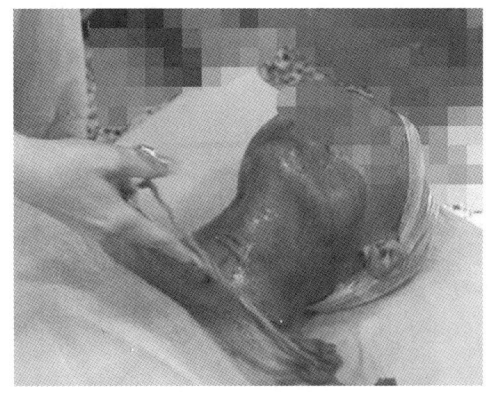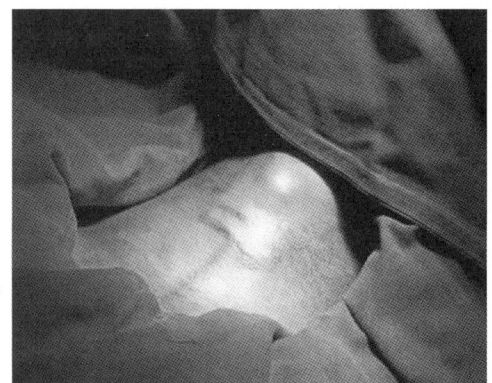

图 7-1-19　消毒皮肤　　　　　　　　图 7-1-20　铺巾

项目七 常用急救技术

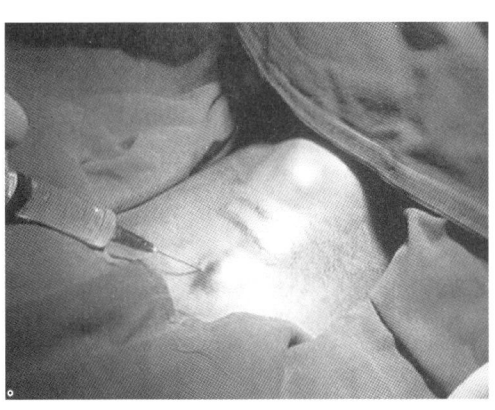
图 7-1-21 局部麻醉

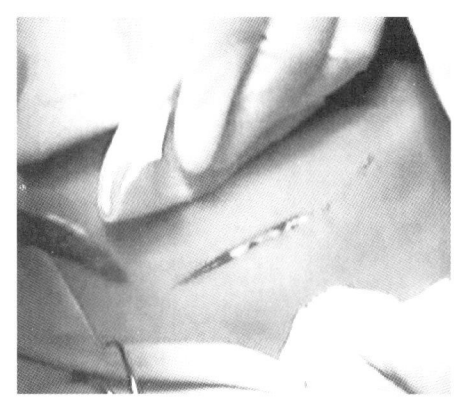
图 7-1-22 切开表皮

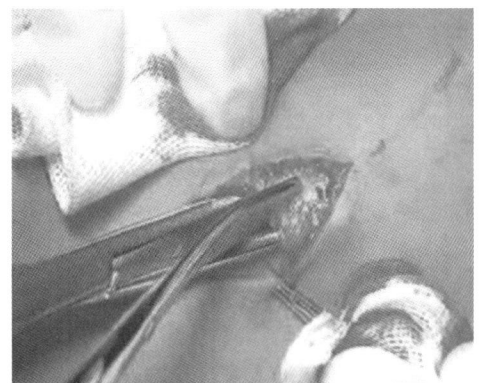
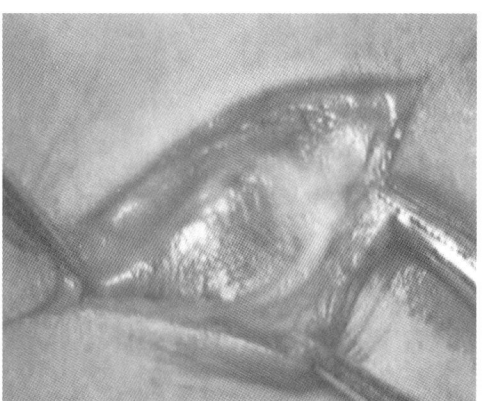
图 7-1-23 分离皮下组织

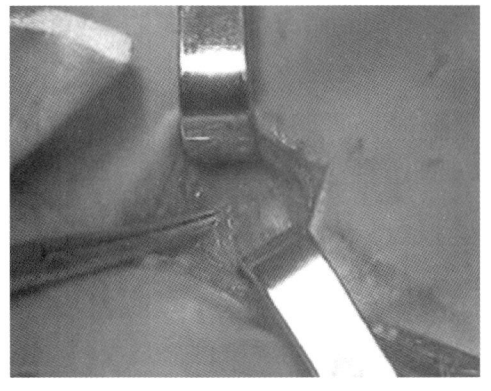
图 7-1-24 分离舌骨下肌群

扫码看彩图

扫码看彩图

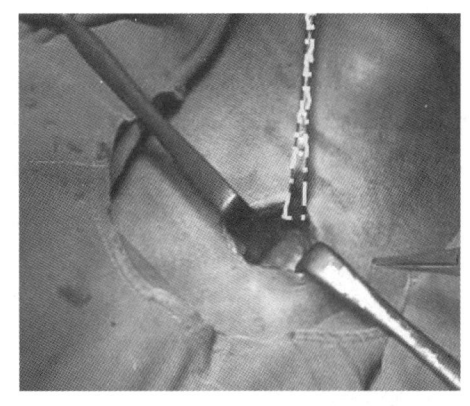
图 7-1-25 暴露 3、4 气管环

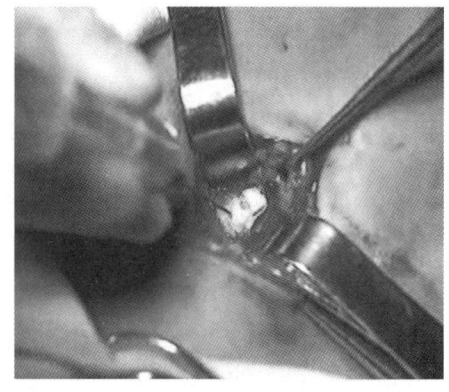
图 7-1-26 确定气管并麻醉

扫码看彩图

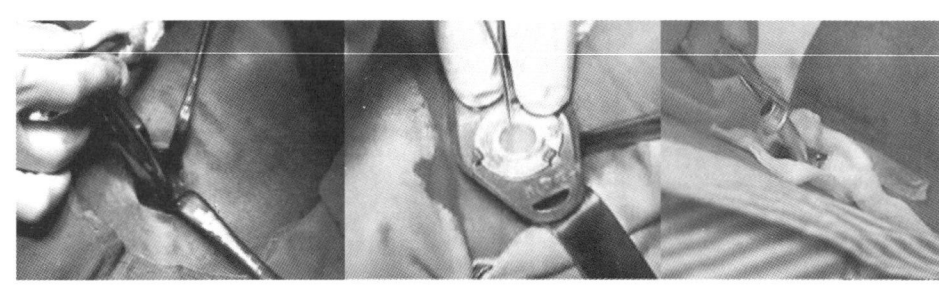
图 7-1-27 插入气管套管

扫码看彩图

扫码看彩图

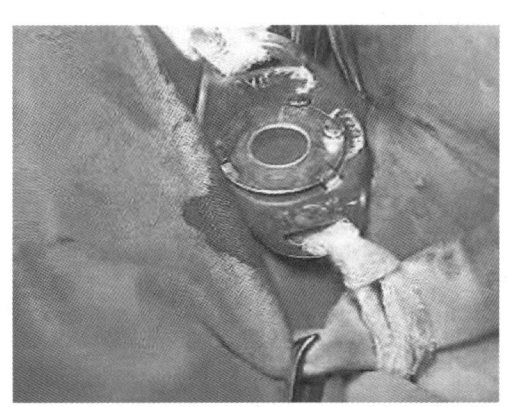
图 7-1-28 固定气管套管

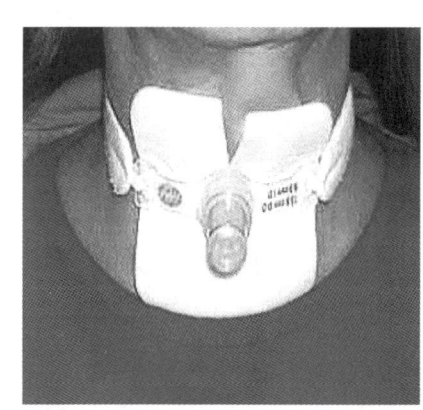
图 7-1-29 处理创口

(二)经皮气管切开术

经皮气管切开术是在 Seldinger 经皮穿刺插管术基础上发展起来的一种新的气管切开术,具有简便、快捷、安全、微创等优点,已部分取代常规气管切开术。

1. 用物准备 一次性成套器械盒,包括手术刀片、穿刺套管针、注射器、导丝、扩张器、特制的尖端带孔的气管扩张钳及气管套管等(图 7-1-30)。

2. 患者准备 患者体位及麻醉同常规气管切开术。

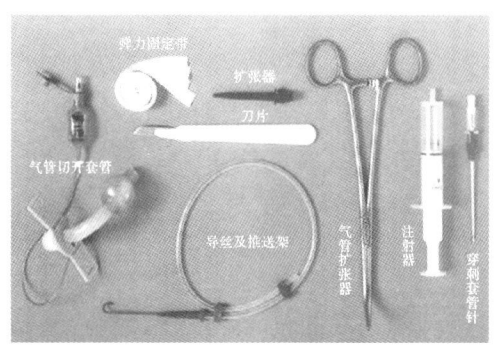
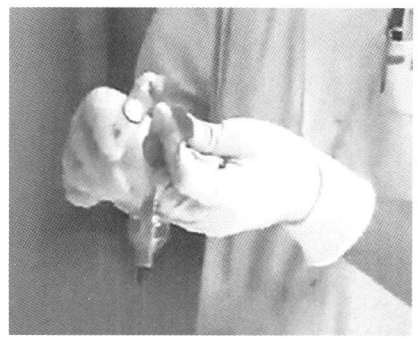

图 7-1-30　准备手术用物并检查气管套管气囊是否漏气

3. 操作步骤

(1) 定位：在第 2、3 气管环之间或第 3、4 气管环之间的正前方。

(2) 插管前先吸纯氧并监测血氧饱和度、心电图和血压，充分吸痰。如有气管插管，先将气囊放气，将气管插管撤至喉入口处，并重新充气封闭气道。

(3) 消毒皮肤，铺巾。

(4) 在选择插管部位的皮肤上作一长约 1.5 cm 的横行或纵行直切口，皮下组织可用小指或气管扩张钳钝性分离。

(5) 注射器接穿刺套管针并抽吸生理盐水或 2% 利多卡因 5 mL，沿中线穿刺回抽，见气泡则确认进入气管内。拔出针芯，送入穿刺套管。沿穿刺套管送入导丝，导丝进入约 10 cm，抽出穿刺套管。此时多有反射性咳嗽。

(6) 气管前壁扩张：先用扩张器沿导丝扩开气管前组织及气管前壁，再用气管扩张钳顺导丝分别扩张气管前组织及气管前壁，拔出扩张钳。气管前壁扩张后气体可从皮肤切口溢出。

(7) 置入气管套管：沿导丝将气管套管送入气管，拔出管芯和导丝，将吸引管插入气管套管，证实气道通畅后，将气囊充气。

(8) 固定气管套管，包扎伤口，处理用物(图 7-1-31 至图 7-1-40)。

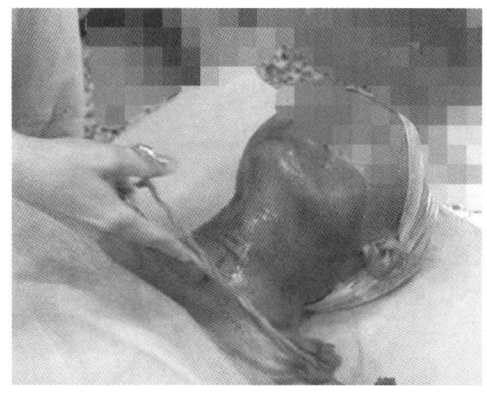
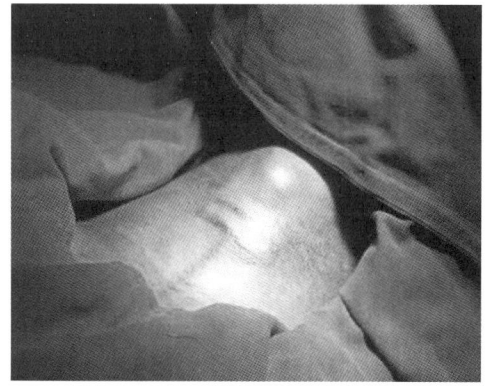

图 7-1-31　消毒皮肤　　　　　　　　图 7-1-32　铺巾

扫码看彩图

扫码看彩图

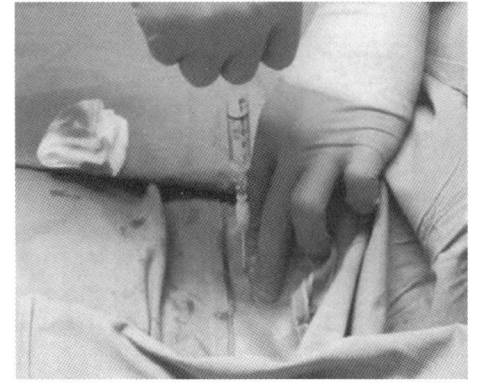

图 7-1-33　注射器接穿刺套管针穿刺

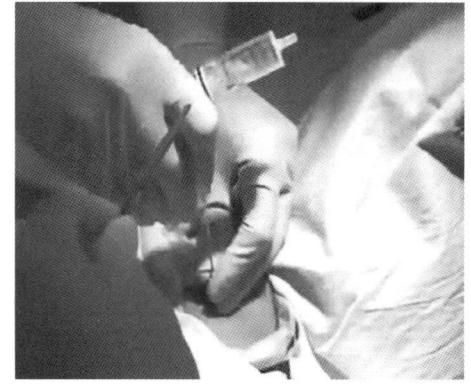

图 7-1-34　拔出针芯

扫码看彩图

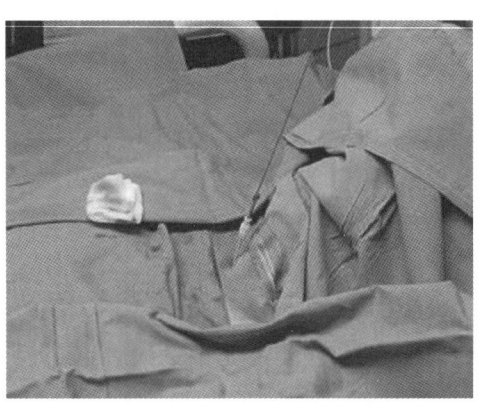

图 7-1-35　置入导丝

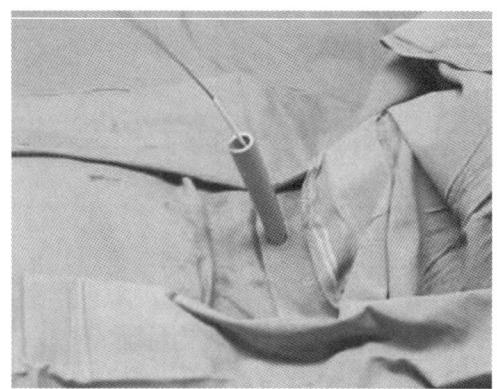

图 7-1-36　沿导丝置入扩张器

扫码看彩图

扫码看彩图

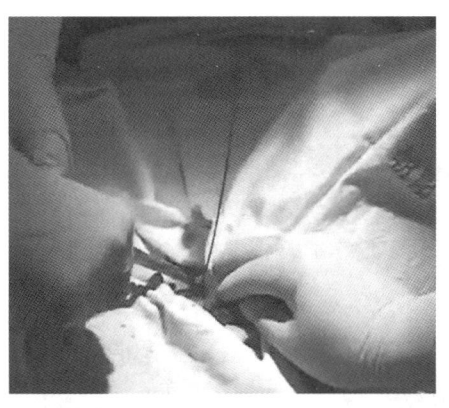

图 7-1-37　用扩张钳扩张组织

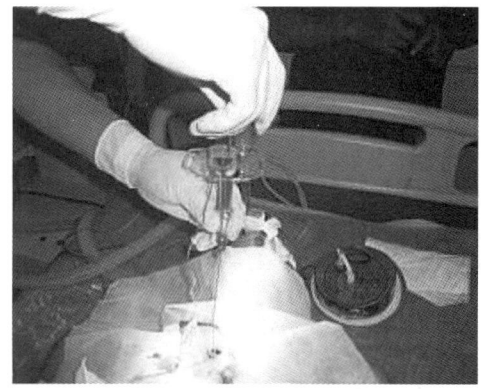

图 7-1-38　置入气管套管

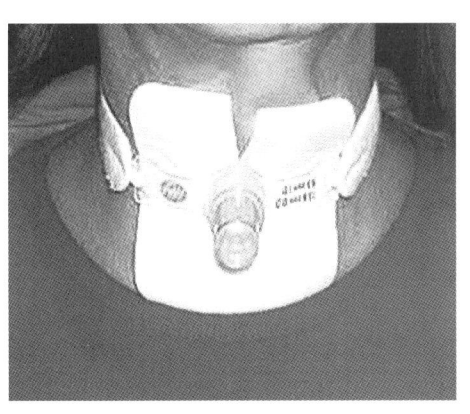
图 7-1-39　处理创口

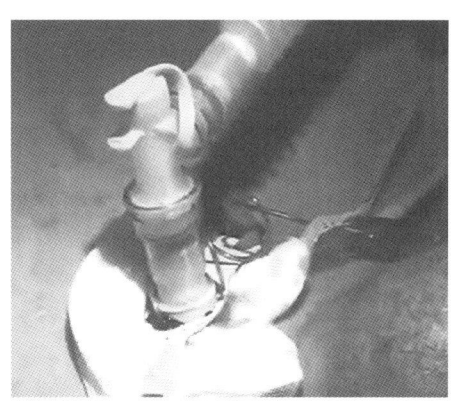
图 7-1-40　连接呼吸机

扫码看彩图

【注意事项】

1. 术前　①术前不要过量使用镇静剂，以免加重呼吸抑制。②床边应备好供氧设备、吸引器、急救药品、气管切开包等，以及另一同号气管套管，以备紧急气管套管堵塞或脱出时急用。

2. 术中　①做皮肤切口时要沿正中线进行，不得高于第 2 气管环或低于第 5 气管环，以免损伤颈部两侧大血管及甲状腺，引起大出血。②气管套管要固定牢靠，太松则套管易脱出，太紧则影响血液循环。

3. 术后　①防脱管窒息：套管一旦脱出，应立即将患者置于气管切开术的体位，用事先备妥的止血钳等器械在良好照明下分开气管切口，将套管重新置入。②保持气管套管通畅：术后观察伤口出血情况，随时清除套管内、气管内及口腔内分泌物。③维持下气道通畅：湿化空气，室内应保持适当的温度（22 ℃左右）和湿度（相对湿度 90% 以上），也可以采用主动湿化（呼吸机湿化罐或雾化器）和被动气道湿化（人工鼻），防止分泌物干结堵管。④防止伤口感染：每天至少更换消毒剪口纱布和消毒伤口一次。经常检查创口周围皮肤有无感染或湿疹。

4. 防止意外拔管　患者经气管切开术后不能发声，可采用书面、示意图或肢体语言交谈，24 h 后切口肿胀减轻，应及时调整固定系带，必要时行保护性约束，预防意外。

5. 拔管　如原发病已愈，炎症消退，气道分泌物不多，便可考虑拔管。拔管时间一般在术后一周以上。拔管前先试堵管 1～3 日，从半堵到全堵管口，如无呼吸困难即可拔管。拔管后，用蝶形胶布拉紧伤口两侧皮肤，使其封闭。外敷纱布，每日或隔日换药一次，一周左右即可痊愈。如不愈合，可考虑缝合。拔管后床边仍需备气管切开包，以便病情反复时急救处理。

> **护考知识**
> 环甲膜穿刺部位、暴露声门的标志、气管插管置管的深度。

任务实施

学会建立人工气道。

(田小丽)

任务二 气管异物清除术——海姆立克急救法

案例导入

患儿,男,3岁,在幼儿园集体进餐时,突然发生剧烈咳嗽,随后表情痛苦,手掐颈部。

工作任务

1.该患儿发生了什么情况?
2.判断依据有哪些?
3.应采取的急救措施是什么?

任务目标

1.能快速识别气管异物梗阻患者。
2.能使用海姆立克急救法为患者实施救护。

气道异物阻塞是导致窒息的紧急情况,如不紧急处理,往往危及生命。海姆立克急救法是一种简便有效的抢救食物、异物卡喉所致窒息的急救方法。通过给膈肌下软组织以突然向上的压力,驱使肺内残留的空气形成气流快速进入气管,去除堵在气管内的食物或异物。

一、气道异物梗阻征象

异物阻塞气道的判断:①气道部分阻塞者,患者能用力咳嗽,但咳嗽停止时出现喘息声。气道完全阻塞者,患者不能说话和咳嗽,出现痛苦表情并用手掐住自己的颈部(手掐咽喉部"V"形手势)。②亲眼目睹异物被吸入。③昏迷患者在开放气道后,仍无法进行有效通气。

以上情况中,如患者出现特有的"窒息痛苦样表情"(手掐咽喉部"V"形手势),即海姆立克征象,应立即询问"你卡着了吗?"如患者点头表示肯定,即可确定发生了气道异物阻塞。如无以上表情,但观察到患者不能说话或呼吸,面色、口唇青紫,失去知觉等征象,亦可判断为气道异物阻塞,应立即实施海姆立克急救法。

二、成人气道异物梗阻的处理

1.腹部冲击法 用于1岁以上神志清楚的患者(妊娠3个月以上孕妇除外)。施救者站于患者身后,用双臂环抱其腰部,一只手握拳,位于剑突与脐的腹中线部位,以拇指侧紧顶住患者腹部,用力快速向内、向上冲击腹部,反复冲击直至异物排出(图7-2-1)。

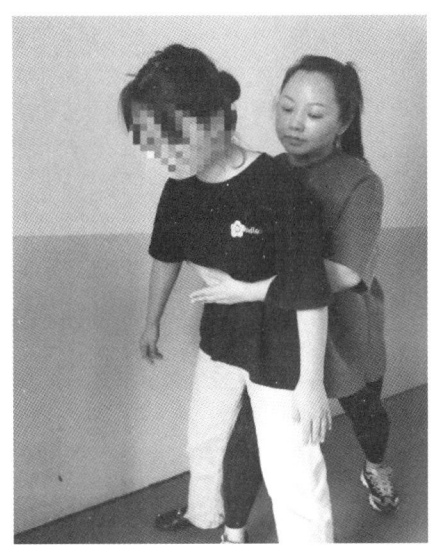
图 7-2-1　腹部冲击法

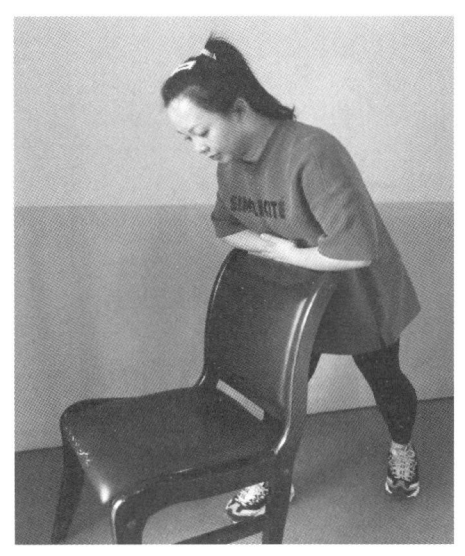
图 7-2-2　自行腹部冲击法

2. 自行腹部冲击法　此为患者本人的自救方法，让患者一只手握拳，用拳头拇指侧顶住腹部，部位同上，另一只手紧握该拳，快速用力向内、向上冲击腹部。如果不成功，患者应迅速将上腹部倾压于椅背、桌沿、护栏或其他硬物上，然后用力冲击腹部，重复动作，直至异物排出（图 7-2-2）。

3. 胸部冲击法　当患者妊娠 3 个月以上或过度肥胖时，施救者无法用双臂环抱患者腰部，可使用胸部冲击法代替腹部冲击法。施救者站在患者身后，上肢放于患者腋下，将患者胸部环抱。一只拳的拇指侧在胸骨中线，避开剑突和肋骨下缘，另一只手握住拳头，向后冲击，直至把异物排出。

4. 对意识丧失者的施救方法　施救者应立即开始心肺复苏，按 30∶2 的按压-通气比例操作。如通气时患者胸部无起伏，重新摆放头部位置，注意开放气道，再次尝试通气。每次打开气道进行通气时，观察喉咙后面是否有堵塞物存在，如果发现易于移除的异物，小心移除；如清除异物困难，通气仍未见胸廓起伏，应考虑采取进一步的抢救措施（如环甲膜穿刺/切开术）开通气道。

三、小儿气道异物梗阻的处理

有意识的 1 岁以上儿童发生气道梗阻时，处理方法同成人。对于有反应的婴儿，推荐使用拍背/冲胸法，即施救者取坐位，前臂放于大腿上，使婴儿俯卧位于其上，手指张开托住婴儿下颌并固定头部，保持头低位，用另一只手的掌根部在婴儿背部肩胛区用力叩击 5 次，拍背后保护婴儿颈部（图 7-2-3）。小心将婴儿翻转过来，使其仰卧于另一只手的前臂上，将前臂置于大腿上，仍维持头低位，实施 5 次胸部冲击，位置与胸外按压相同，每次 1 s。如能看到婴儿口中异物，可小心将其取出；不能看到异物，重复上述动作，直至异物排出。对于意识丧失的小儿应立即实施心肺复苏救治（图 7-2-4）。

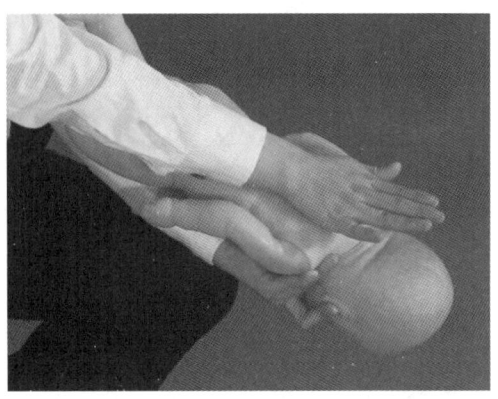
图 7-2-3　婴儿背部叩击法

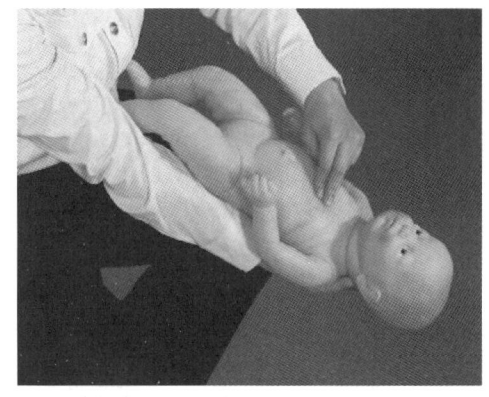
图 7-2-4　小儿胸部冲击法

护考知识

气管异物梗阻的识别。

任务实施

根据患者不同情况使用海姆立克急救法清除气管异物。

（田小丽）

任务三　胸膜腔穿刺术

案例导入

患者,男,34 岁,因胸闷、气促 12 天入院。查体:T 38.2 ℃,P 98 次/分,R 24 次/分,BP 124/76 mmHg。神志清楚、右胸下部触诊语颤减弱,叩诊呈浊音,呼吸音减弱。为进一步确诊,医生拟对其进行胸膜腔穿刺。

工作任务

1. 胸膜腔穿刺常见并发症有哪些?
2. 发生并发症后应如何护理?

任务目标

1. 能说出胸膜腔穿刺的适应证和禁忌证。
2. 能了解胸膜腔穿刺的操作方法并配合医生操作。
3. 能识别并处理胸膜腔穿刺的并发症并采取正确护理措施。

胸膜腔穿刺术简称胸穿,是指对有胸膜腔积液或积气的患者,通过胸膜腔穿刺抽取积液或积气诊断和治疗疾病的一种技术。

【适应证】
(1)胸膜腔中等量以上积液(积液量≥500 mL)或积气(肺组织压缩≥30%),需排出积液或积气,以缓解肺组织压迫症状者。
(2)胸膜腔积液性质不明,需抽取积液检查,协助病因诊断者。
(3)脓胸抽脓灌洗及胸膜腔内给药治疗者。

【禁忌证】
(1)体质虚弱、病情危重难以耐受穿刺术者。
(2)有严重出血倾向者。
(3)疑为胸膜腔棘球蚴病,穿刺可引起感染扩散。
(4)穿刺部位或附近有感染者。

【操作方法】
1. 物品准备 胸膜腔穿刺包、皮肤消毒剂、2%利多卡因、无菌生理盐水、急救药品及物品等。

2. 患者准备
(1)病情较重、体质衰弱的患者:协助患者取半坐卧位,患侧前臂上举抱于头枕部,充分暴露胸部或背部。
(2)病情稳定、一般情况较好的患者:协助患者坐于椅子上,面向椅背,两前臂置于椅背上,前额伏于前臂上。

3. 操作步骤
(1)知情同意:胸膜腔穿刺术是一种有创性操作,术前应确认患者或其家属已签署知情同意书。特别紧急的情况下,可获取患者的口头同意;对于意识丧失者默认已获取知情同意。
(2)确定穿刺部位。
①胸膜腔积液者:一般在肩胛线或腋后线第7~8肋间隙、腋中线第6~7肋间隙或腋前线第5肋间隙,取叩诊呈实音处。
②包裹性积液者:穿刺部位应根据胸部X线或超声检查并结合叩诊定位。
③胸膜腔积气者:穿刺点取患侧锁骨中线第2或3肋间隙。用标记笔在皮肤上标记穿刺点。
(3)消毒皮肤:以穿刺点为中心进行螺旋消毒,消毒范围直径≥15 cm。
(4)局部浸润麻醉:麻醉穿刺点应选在拟穿刺部位的下位肋骨上缘,以免损伤肋间血管和神经。术者抽取2%利多卡因5 mL,针头在穿刺点先斜行进针形成皮丘,再垂直进针进行逐层浸润麻醉,直至到达壁胸膜。在穿刺过程中应边缓慢进针边回抽,观察有无血液抽出,以免误入血管。紧急情况如张力性气胸时,可不做局部麻醉。
(5)穿刺:打开胸膜腔穿刺包,戴无菌手套,铺洞巾,用50 mL注射器抽取生理盐水,连接穿刺针,检查是否通畅及漏气。穿刺前关闭穿刺针尾端三通接头或用止血钳夹闭尾端软管,术者用左手拇指和食指固定穿刺部位的皮肤,右手持穿刺针在穿刺点垂直缓慢进针,当有落空感时,表明已经进入胸膜腔,这时助手用止血钳固定穿刺针,以免穿刺过深损伤肺组织,连接 50 mL 空注射器,打开三通接头或开放止血钳,抽取胸膜腔积液或积气。

(6)急救:对张力性气胸患者行紧急处理时,如现场无其他抽气设备,可用 16～18 号粗针头在患侧锁骨中线第 3 或第 4 肋上缘迅速垂直刺入胸膜腔,以避免损伤血管神经束。通过穿刺排气,可达到暂时减压的目的。亦可用粗针头在针柄外接橡胶手套、气球等,在其顶端剪 1 cm 开口,可起到单向活瓣作用。针头留置于胸膜腔内(针尖入胸膜腔 1～2 cm),用胶布固定于胸壁皮肤,然后迅速转送至有条件的医院处理。

(7)拔针:术毕,在患者呼气末屏气时拔除穿刺针,消毒穿刺点后,用无菌纱布覆盖,稍用力压迫穿刺点片刻,用胶布固定。

(8)术后处理:抽液抽气后,应嘱患者取平卧位或半坐卧位休息。观察患者生命体征及胸部体征的变化,根据需要将标本及时送检,做好穿刺记录。

【注意事项】

(1)每次抽液、抽气不宜过快、过多,以防止胸膜腔内压力骤降,而导致复张性肺水肿、循环障碍等。首次抽液量不宜超过 700 mL,抽气量不宜超过 1000 mL,以后每次抽吸量不应超过 1000 mL。若为诊断性胸膜腔穿刺,满足诊断及化验需求量即可;若为脓胸,每次尽量抽尽。

(2)穿刺针进入胸膜腔不宜过深,以免损伤肺组织,一般以针头进入胸膜腔 0.5～1.0 cm 为宜。在抽吸过程中,如患者突然咳嗽,应将针头迅速退至胸壁内,待患者咳嗽停止后再进针抽吸;如抽出鲜红色液体,应立即停止抽吸。

(3)当患者有张力性气胸、外伤性血气胸、大量胸膜腔积液(积液量≥1000 mL)或积气(肺组织压缩≥50%)时,在紧急胸膜腔穿刺减压后宜行胸膜腔闭式引流术进行持续引流。

(4)观察穿刺并发症。

①气胸:最多见的并发症。常见的原因是穿刺针刺入过深损伤肺组织或穿刺装置漏气,穿刺过程中患者咳嗽亦可引起。处理:气胸量少时不必处理;对于明显气胸按气胸常规处理。

②出血、血胸:穿刺针刺伤可引起胸壁、胸膜腔内或肺内出血。少量出血多见于胸壁皮下出血,一般无需处理。如损伤肋间血管可引起较大量出血,形成胸膜腔积血,需立即停止抽液抽气,遵医嘱予以止血治疗,密切观察患者生命体征变化,必要时手术治疗。肺损伤可引起咯血,少量咯血可自行停止,无需处理,较严重者按咯血常规处理。

③复张性肺水肿:因抽出胸膜腔积液或积气过快过多,使肺组织迅速复张,而导致肺组织水肿。一般预后良好,3～4 天即可自行消退。应合理控制抽液(气)量,防止此类并发症的发生。

④胸膜反应:发生于胸膜腔穿刺早期,因患者紧张、恐惧、疼痛或者麻醉不充分、麻醉药物过敏等导致迷走神经兴奋,引起患者头晕、心慌、出汗、面色苍白、脉搏细弱、四肢发凉、血压下降、心跳加快或减慢、虚脱甚至意识障碍等症状。若患者出现上述症状,应立即停止穿刺,使患者平卧,必要时遵医嘱皮下注射 0.1% 肾上腺素 0.5 mL 并采取其他对症处理措施。

⑤胸膜腔内感染:主要见于反复多次胸膜腔穿刺者。与患者抵抗力低下、操作者

无菌观念不强、消毒不彻底、操作过程中污染有关。一旦发生,应合理使用抗生素,形成脓胸者应行胸膜腔闭式引流,必要时做外科处理。

> **护考知识**
>
> 胸膜腔穿刺每次抽气、抽液量;常见并发症。

任务评价

任务实施

掌握胸膜腔穿刺的注意事项。

(田小丽)

任务四 简易呼吸器

> **案例导入**
>
> 患者,男,68岁,因急性心肌梗死入院治疗,在询问患者病史时,患者出现心搏骤停,立即为其进行心肺复苏。

工作任务

1. 在为该患者进行心肺复苏时,可以用什么代替口对口人工呼吸?
2. 使用简易呼吸器过程中需要注意什么?

任务目标

1. 能说出简易呼吸器的组成。
2. 会使用简易呼吸器进行人工通气。
3. 能说出简易呼吸器使用的注意事项。

简易呼吸器又称球囊-面罩,是进行人工通气的简易工具。简易呼吸器通气具有供氧浓度高、操作简便等特点;与气管插管相比在改善组织缺氧方面同等有效。双人心肺复苏基础生命支持阶段可以用球囊-面罩通气代替口对口人工呼吸。

简易呼吸器由一个有弹性的球囊、三通呼吸活门、衔接管、储氧袋和面罩组成,在球囊后面空气入口处有单向活门,以确保球囊舒张时空气能单向流入,其侧方有氧气入口,连接氧气后,使用储氧袋,可以提高给氧浓度。

【适应证】

主要用于途中、现场或临时替代呼吸机的人工通气。

【禁忌证】

(1)中等量以上活动性咯血。

(2)颌面部外伤或严重骨折。

(3)大量胸腔积液。

【操作方法】

1. 物品准备 选择合适的面罩,以便得到最佳使用效果。外接氧气时,应调节氧流量至氧气储气袋充满氧气(氧流量 8~10 L/min)。

2. 患者准备 取去枕仰卧位,头后仰。

3. 操作步骤 球囊-面罩通气术分为单人操作法和双人操作法,双人操作法通气效果优于单人操作法。球囊-面罩通气术必须在气道通畅前提下使用,使用前开放气道,除去口腔中义齿与咽喉部任何可见的异物,松解患者衣领。

(1)单人操作法(EC手法):操作者位于患者头部的后方,使患者头部向后仰,并托牢下颌使其朝上,保持气道通畅。将面罩扣在患者口鼻处,使一手拇指和食指呈"C"形按压面罩;中指和无名指放在下颌下缘,小指放在下颌角后面,呈"E"形,保持面罩的适度密封,用另外一只手均匀地挤压球囊,送气时间为1 s,将气体送入肺中,待球囊重新膨胀后再开始下一次挤压,保持适宜的吸气/呼气时间。对于气管插管或气管切开患者,应先将痰液吸净后再使用简易呼吸器(图7-4-1)。

(2)双人操作法(双EC手法):一人固定或按压面罩,将双手的拇指和食指放在面罩的主体,中指和无名指放在下颌下缘,小指放在下颌角后面,将患者下颌向前拉,伸展头部,畅通气道,保持面罩的适度密封,另一个人挤压球囊(图7-4-2)。

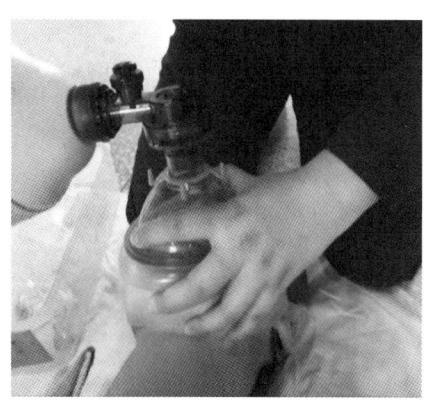

图 7-4-1　球囊-面罩通气术单人操作法

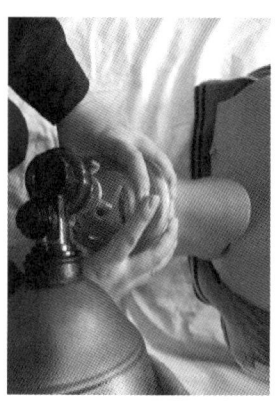

图 7-4-2　球囊-面罩通气术双人操作法

【注意事项】

(1)选择适宜通气量:挤压球囊时应根据气囊容量和患者病情、年龄、性别、身高、体重等决定,通气量(400～600 mL)以见到胸廓起伏即可。

(2)选择适当呼吸频率:美国心脏协会建议:如果成人患者有脉搏,每5～6 s给予1次呼吸(10～12次/分);如果没有脉搏,使用30∶2的比例进行按压—通气;如果建立了高级气道,可以每6 s进行一次人工通气(即每分钟通气10次)。如果患者尚有微弱呼吸,应注意挤压球囊的频率和患者呼吸的协调。尽量在患者吸气时挤压气囊,避免在患者呼气时挤压气囊。

(3)使用时间不宜过长:受人为因素的影响,如果长时间使用,易使通气量不足,必须及时行气管插管。

(4)监测病情变化:使用简易呼吸器过程中,应密切观察患者通气效果、胸腹起伏、皮肤颜色、听诊呼吸音、生命体征和血氧饱和度等参数。

> **护考知识**
> 使用简易呼吸器时的潮气量、通气频率。

任务实施

能正确使用简易呼吸器。

(田小丽)

任务五　除　颤　术

任务评价

> **案例导入**
> 患者,男,58岁,因冠心病入院治疗,住院期间突然发生室颤,当班护士立即赶到床边,确认患者心搏骤停后立即进行电除颤。

工作任务

1. 电除颤时该如何选择能量?
2. 如何正确放置电极板?

任务目标

1. 能说出电除颤的原理及适应证。
2. 会正确进行电除颤操作。
3. 能说出电除颤的注意事项。

心脏电复律是用电能治疗异位性快速心律失常使之转复为窦性心律的一种方法。根据发放脉冲是否与心电图的 R 波同步,分为同步电复律和非同步电复律。启用同步触发装置转复心室颤动以外的各类异位性快速心律失常,为同步电复律。不启用同步触发装置,可在任何时间放电,主要用于转复心室颤动,为非同步电复律,亦称除颤。除颤是利用高能量的脉冲电流,在瞬间通过心脏,使全部或大部分心肌细胞在短时间内同时除极,抑制异位兴奋性,使具有最高自律性的窦房结发放冲动,恢复窦性心律。

心室颤动是心源性心搏骤停患者最常见的心律失常,除颤是终止心室颤动最迅速、最有效的方法。除颤具有时间效应,每延迟除颤 1 min,复苏成功率下降 7%～10%;尽早除颤可显著提高复苏成功率。

根据电极板放置的位置,除颤可分为体外和体内两种方式,后者常用于急症开胸抢救者。以下内容主要阐述体外除颤。

【适应证】

除颤的适应证主要是心室颤动、心室扑动或无脉性室性心动过速。

【操作方法】

1. 物品准备　除颤仪,导电糊或 4～6 层生理盐水纱布,简易呼吸器,吸氧装置、急救药品等抢救物品。

2. 患者准备　除颤仪未到前对患者进行高质量心肺复苏,除颤仪到后确保患者去枕平卧于硬板床上。除去身上的金属及导电物质,松开衣扣,暴露胸部;了解患者有无安装心脏起搏器;如果汗液多,用纱布擦净胸壁汗液。

【操作步骤】

(1)评估。

①确定心电情况,监测、分析患者心律,确认心室颤动或无脉性室性心动过速,需要电除颤。

②呼救,记录抢救开始时间。

(2)开机:连接电源,开机,将旋钮调至"ON"位置,机器设置为"非同步"状态。

(3)选择能量:根据不同除颤仪选择合适的能量,对于成人,单相波除颤仪为360 J,双相波除颤仪为120~200 J(根据厂家推荐);对于儿童和婴儿,首次除颤能量选择2 J/kg,第二次可增加到4 J/kg;后续能量≥4 J/kg,最高10 J/kg 或为成人剂量。

(4)准备电极板:将专用导电糊涂于电极板上,或每个电极板垫以4~6层生理盐水湿纱布。

(5)正确放置电极板:方法包括前-侧位、前-后位。

①前-侧位:A电极板放在左乳头外下方或左腋前线第5肋间(心尖部),S电极板放在胸骨右缘锁骨下或2~3肋间(心底部),此法因迅速便利而更为常用,适用于紧急情况(图7-5-1)。

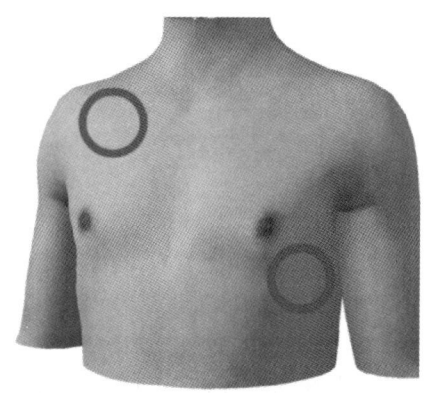

图 7-5-1 前-侧位

②前-后位:A电极板在左侧心前区标准位置,而S电极板置于左/右背部肩胛下区,此方法适用于电极贴片。

上述两种方法均能够使电极板的最大电流通过心肌,且需用较少电能,以减少潜在的并发症。

(6)充分接触:将两电极板充分接触皮肤并稍加压(如涂有导电糊,应轻微转动电极板,使导电糊分布均匀,压力约5 kg(电极板指示灯显示绿色)。

(7)再次评估心电示波;确认是否存在心室颤动、心室扑动或无脉性室性心动过速。

(8)充电:按下"充电"按钮,将除颤仪充电至所选择的能量。

(9)放电前确认安全:高喊"大家离开",并查看自己与病床周围,确保操作者与周围人无直接或间接与病床或患者接触。

(10)放电:操作者两手拇指同时按压电极板"放电"按钮进行电击,注意电极板不要立即离开胸壁,应稍停留片刻。

(11)立即胸外按压:除颤后,大多数患者会出现数秒钟的非灌流心律,需立即给予 5 个循环(大约 2 min)的高质量胸外按压,增加组织灌注。

(12)观察除颤效果:再次观察心电示波,了解除颤效果,必要时再次准备除颤。

【除颤后处理】

(1)擦干患者胸壁的导电糊或生理盐水,整理床单位。

(2)关闭开关,断开电源,清洁电极板,更换电极板外覆盖纱布,除颤仪充电备用。

(3)密切观察患者呼吸、血压、心率和心律变化,直至患者清醒。

(4)留存并标记除颤时自动描记的心电图纸。

【注意事项】

(1)除颤前要识别心电图类型,以选择正确的除颤方式。

(2)电极板放置部位要准确,如带有植入式心脏起搏器,应避其至少 10 cm。

(3)导电糊涂抹均匀,两块电极板之间的距离应超过 10 cm。不可用耦合剂替代导电糊。

(4)电极板与患者皮肤密切接触,两电极板之间的皮肤应保持干燥,以免灼伤。

(5)放电前一定确保任何人不得接触患者、病床及与患者接触的物品,以免触电。

(6)除颤仪开机时,默认心电示波为 P 导联,操作者可根据实际需要对导联进行调节。

> **护考知识**
>
> 除颤能量的选择、电极板放置部位。

任务评价

任务实施

熟悉电除颤的操作流程及注意事项。

(田小丽)

任务六 动静脉穿刺置管术

> **案例导入**
>
> 患者,男,63 岁,因慢性肾衰竭(尿毒症期)定期行血液透析治疗,现患者因内瘘闭塞、血管条件差不能行自体动静脉内瘘成形术,拟行右颈内静脉半永久导管置入术。

工作任务

1. 如何协助医生为该患者进行置管?
2. 置管成功后,应如何对该患者进行管道维护宣教?

任务目标

1. 能说出动静脉置管的适应证和禁忌证。
2. 能说出动静脉置管的常见方式及穿刺部位。
3. 能对动静脉置管患者采取正确的护理措施。

一、动脉穿刺置管术

动脉穿刺置管术指经皮穿刺动脉并留置导管在动脉(如桡动脉、肱动脉、股动脉)腔内,经此通路进行治疗或监测的方法。

【适应证】

(1)需行有创血流动力学监测如有创动脉血压监测和PiCCO(脉搏指示连续心排血量)监测等的危重症患者。

(2)需反复采集动脉血进行血气分析监测者。

(3)经动脉施行某些检查或治疗如选择性动脉造影、心血管疾病的介入治疗及经动脉行区域性化疗等者。

【禁忌证】

(1)凝血功能障碍、有出血倾向者。

(2)穿刺部位感染者。

(3)穿刺处血管闭塞或严重病变者。

(4)脉管炎患者。

【操作方法】

1. 物品准备　治疗车、肝素盐水、利多卡因、动脉穿刺包(内含无菌手术衣、无菌治疗巾、洞巾(1块)、无菌纱布(4~6块)、无菌手套),1 mL注射器1支、动脉套管针(1根)、肝素帽或无针接头(1个)、动脉压检测仪及导管、其他与操作目的相关的用物。

2. 患者准备　①清洁皮肤,更换清洁衣裤。②完成排尿、排便。

3. 操作步骤

(1)操作前检查与准备:核对医嘱及患者信息,了解病情;着装规范,备齐用物,携至患者床旁,解释操作目的、方法和注意事项,洗手。

(2)选择动脉:选择穿刺动脉,触摸动脉搏动最明显处,以桡动脉为首选。桡动脉穿刺点位于肱桡肌腱和桡侧腕屈肌腱之间,从腕部到远端桡骨头2 cm处。股动脉穿刺点定位:由髂前上棘至耻骨联合连一直线,在腹股沟韧带水平的中点稍下方可触及股动脉的搏动最明显处。

(3)消毒皮肤:以穿刺点为中心消毒皮肤,直径>20 cm;穿无菌手术衣,戴无菌手套,铺洞巾(遵守最大无菌屏障原则)。

(4)检查导管:用肝素盐水检查动脉导管是否完好,排气备用。

(5)穿刺动脉:穿刺者手持动脉套管针,与皮肤成15°~30°角穿刺,沿动脉走向进针,见鲜红色血液喷出后将穿刺针尾压低至10°,向前推动动脉套管针1~2 mm,使针尖完全进入动脉管腔,然后将套管送入动脉,抽出针芯,接上测压连接管,用无菌敷料固定套管并做好记录和标识。必要时可在穿刺前行穿刺点局部麻醉。对婴幼儿、危重症患者、高龄患者等,可采用超声引导下动脉穿刺。

(6)拔管:治疗完毕拔针后,立即用无菌纱布压迫穿刺处至少 5 min,防止出血。

【注意事项】

(1)严格遵守无菌操作原则,预防感染,以保证导管通畅。

(2)留置期间予 2~10 U/mL 肝素液持续冲洗,冲洗速度为 2~3 mL/h。

(3)穿刺后妥善压迫,防止局部血肿或血栓形成。

(4)严禁观察术侧远端手指或足趾的颜色、温度,评估有无远端肢体缺血。

(5)严格掌握适应证,每天评估导管留置的必要性,预防导管相关性感染。

(6)保证测压管道系统无菌,各个接头连接紧密,每次测压及抽取血标本后应立即用肝素盐水进行冲洗。

二、深静脉穿刺置管术

深静脉穿刺置管术是抢救急危重症患者常用的一项基本技术,也是各种化疗、介入等治疗的基础。深静脉穿刺置管根据置管形式的不同分为中心静脉导管(central venous catheter,CVC)置入术、经外周静脉置入中心静脉导管和完全植入式静脉输液港(totally implantable venous access port,TIVAP)。

中心静脉导管(CVC)置入术指经锁骨下静脉、颈内静脉、股静脉穿刺置管,尖端位于上腔静脉或下腔静脉腔内,首选锁骨下静脉穿刺。经外周静脉置入中心静脉导管指经上肢贵要静脉、肘正中静脉、头静脉、肱静脉(新生儿还可通过下肢大隐静脉等)穿刺置管,尖端位于上腔静脉或下腔静脉,首选贵要静脉穿刺。临床上常用的穿刺技术有传统置管技术、改良赛丁格置管技术和超声引导下的改良赛丁格技术。本部分主要介绍传统置管技术。

【适应证】

(1)监测中心静脉压(外周中心静脉导管(PICC)等非耐高压导管除外)。

(2)接受刺激性、高渗性或强酸、强碱药物治疗。

(3)胃肠外营养支持。

(4)外周静脉穿刺困难。

(5)需长期、反复静脉输液、输血。

(6)行特殊检查、监测或治疗。

【禁忌证】

(1)凝血功能障碍或有腔静脉系统血栓形成史。

(2)穿刺部位有感染,有放射治疗史、血管外科手术史。

(3)乳腺癌根治术后的患侧肢体不能置入 PICC。

(4)上腔静脉压迫综合征。

【操作方法】

1. 物品准备 治疗车、肝素盐水、利多卡因、深静脉穿刺包或 PICC 穿刺包、静脉导管套件(内含穿刺套管针、扩张管、导丝、静脉导管)、10 mL 注射器、5 mL 或 1 mL 注射器、肝素帽 1~2 个、其他与操作目的相关的用物。

2. 患者准备 ①清洁皮肤,更换清洁衣裤。②完成排尿、排便。

3. 操作步骤

(1)操作前检查与准备：核对医嘱及患者身份，查看相关化验报告，确认已签署置管知情同意书。备齐用物，携至患者床旁，解释操作目的、方法和注意事项，洗手。

(2)协助患者体位：锁骨下静脉穿刺尽量取头低 15°的仰卧位，头转向穿刺对侧；颈内静脉穿刺取头低 15°～30°的仰卧位，头转向穿刺对侧；股静脉穿刺取仰卧位，穿刺侧大腿放平，稍外旋外展；PICC 置管取仰卧位，测量置管侧肘窝上 10 cm 的上臂围直径和预置管长度(从肘关节预穿刺点沿血管走行至右胸锁关节再延长 4～5 cm)。

(3)穿刺部位准备：选择穿刺静脉，定位穿刺点。

①锁骨下静脉：首选右锁骨下静脉，分锁骨下和锁骨上两种进路穿刺。a.锁骨下进路：取锁骨中内 1/3 交界处、锁骨下方 1 cm 处穿刺。b.锁骨上进路：取胸锁乳突肌锁骨头外侧缘、锁骨上方 1 cm 穿刺。

②颈内静脉：首选右颈内静脉，分为经胸锁乳突肌三角的顶端(距锁骨上缘 2～3 横指)处穿刺的中路进路，经胸锁乳突肌前缘中点(距中线约 3 cm)穿刺的前路进路，经胸锁乳突肌外缘中、下 1/3 交界处穿刺的后路进路。

③股静脉：先摸及腹股沟韧带和股动脉搏动处，在腹股沟韧带中、内 1/3 交界的外下方二横指(约 3 cm)处，股动脉搏动点内侧 1 cm 处。

(4)皮肤准备：以穿刺点为中心消毒皮肤，直径≥20 cm。执行静脉穿刺置管的任务清单，采用最大无菌屏障原则。

(5)检查导管：用肝素盐水冲洗导管，检查导管完整性。

(6)置管。

①CVC 置管：先予 1 mL 注射器抽吸利多卡因行穿刺局部浸润麻醉；再取抽吸有生理盐水的 10 mL 注射器，连接穿刺针，穿刺进针，入皮下后推注少量的生理盐水，边缓慢进针边抽吸，至有落空感并吸出暗红色血液，提示已进入静脉；然后置入导管：a.置入导丝：从穿刺针尾端置入导丝，用力得当，无阻力。b.拔出穿刺针，沿导丝进扩皮器。c.置导管：沿导丝置入导管，一般置入深度不超过 15 cm。d.拔出导丝。

②PICC 置管：在穿刺点上方扎止血带，按需要行穿刺点局部麻醉，实施静脉穿刺，见回血后降低角度再进针少许，固定针芯，送入外导管，退出针芯，将导管匀速缓慢送入至预测长度。

(7)检查、固定：抽回血，确认导管位于静脉内，行脉冲式冲、封管后予无菌敷料固定；对 CVC 可行缝合固定并用无菌透明敷料固定或用其他装置无创固定。

(8)置管后处理：贴导管标签，整理用物，分类处理垃圾。PICC 置管者行 X 线摄片确定导管尖端位置。

【注意事项】

(1)严格无菌操作，避免同一部位反复穿刺，以免形成血肿或血栓，预防感染。

(2)治疗间歇期应进行导管维护，无菌透明敷料至少每 7 天更换一次，无菌纱布敷料至少每 2 天更换一次。敷料受潮湿或有污染时，应立即更换。

(3)观察有无并发症发生，如血肿、血栓与栓塞、感染、堵管、局部皮肤过敏、管道折断、血气胸等，一旦发现，及时处理。

(4)加强对患者的健康教育，告知患者勿擅自撕下贴膜，洗澡时避免浸湿敷料，避免高强度的手臂活动,防止管道滑出。

(5)每天评估留置导管。患者有发热时,应评估是否有导管相关性感染,必要时行相关检查。

> **护考知识**
>
> 深静脉置管部位及护理。

任务评价

任务实施

熟悉动、静脉置管的穿刺部位及方法。

(田小丽)

任务七 体外膜肺氧合技术

> **案例导入**
>
> 患者,男,57岁,因"发热、疲乏1周,胸痛、心悸4 h"入院,患者入院时神志淡漠、嘴唇发绀,心尖部听诊心音极弱,予心电监护显示:心率62次/分(呈多形性多源性室性心律失常),血压80/36 mmHg,血氧饱和度86%,通过辅助检查,初步诊断为重症心肌炎。

工作任务

1. 针对该患者病情,能否使用ECMO治疗?
2. ECMO治疗的适应证及禁忌证有哪些?
3. ECMO未来应用领域有哪些?

任务目标

1. 熟悉ECMO原理及工作模式。
2. 熟悉ECMO监测与护理内容。

体外膜肺氧合(extracorporeal membrane oxygenation,ECMO)是一种对心脏功能或肺脏功能衰竭的患者,通过机械装置进行持续体外心肺功能支持的技术。ECMO的原理是将静脉血引出体外,通过氧合器(即膜肺)进行气体交换转换为动脉血,再通过驱动泵提供动力,将动脉血回输体内。对严重心肺功能衰竭及罹患危及心肺功能的创伤、中毒、感染等患者,ECMO能较长时间地全部或部分替代心肺功能,维持全身脏器的灌注,使心、肺得到休息,为心、肺功能恢复和病变的治愈争取时间。ECMO的基本结构包括血管内插管、连接管、动力泵、氧合器、供气系统和监测系统等。

ECMO时,在密闭系统内,管路内无相对静止的血液,借助管路内壁的肝素涂层技术,一般将激活全血凝固时间(activated clotting time,ACT)维持在120~200 s即可。ECMO通常经股部或颈部血管置管,无需开胸,操作相对简单。ECMO维持时间可达数周。

ECMO工作模式主要分为两种:静脉-静脉模式(VV-ECMO)和静脉-动脉模式(VA-ECMO)。将静脉血引出,经膜肺氧合并排出二氧化碳后,从静脉回到体内者为VV-ECMO,从动脉回到体内者为VA-ECMO。VV-ECMO为心脏功能良好的患者提供呼吸支持,并不提供心脏功能支持;置管方式包括股静脉-颈内静脉和颈内静脉双腔管置管。VA-ECMO能同时提供心脏功能支持和肺脏功能支持,置管方式包括股静脉-股动脉、右心房-主动脉和右颈内静脉-右颈内动脉。

【适应证】

1. 循环支持 ①各种原因引起的呼吸、心搏骤停。②急性心肌梗死、急性心肌炎等引起的急性严重心力衰竭。③心脏手术后暂时性心脏功能障碍。④安装人工心脏、心脏移植术前过渡。

2. 呼吸支持 ①急性呼吸窘迫综合征。②急性肺栓塞和气道梗阻。③感染、误吸、淹溺、外伤、吸入有毒气体等导致的急性严重呼吸功能衰竭。

3. 其他 器官移植前后心肺功能的替代支持、供体脏器支持等。

【禁忌证】

(1)心肺功能无恢复可能性。

(2)严重脓毒血症。

(3)恶性肿瘤。

(4)心肺复苏超过30 min存在神经系统功能障碍。

(5)长时间(新生儿10天,成人7天)机械通气。

(6)孕龄≤34周的新生儿。

【操作方法】

1. 环境准备 ECMO可在手术室或ICU进行。注意保持环境清洁。

2. 物品准备 静脉或动脉置管包、ECMO机及耗材(主要包括离心泵头、膜肺和管道等)、气源、ACT测定仪、血气监测仪、预充液、肝素等。

3. 患者准备 使患者处于麻醉状态以保证其安静接受治疗;使患者平卧,充分暴露穿刺部位,备皮;避开ECMO置管穿刺部位建立静脉通路,便于术中给药。

4. 操作步骤

(1)置管:选择ECMO支持模式、置管部位,行动静脉切开或穿刺置管术,经X线确定后,缝合固定。

(2)ECMO系统准备:①以无菌技术连接安装氧合器、回流室、动脉微栓滤过器及管道等。②配制预充液。首先予晶体液预充排气,再将均匀涂抹导电胶的离心泵头置入离心泵中,逐渐调高离心泵转速,再次排气,确认管道内无气体后,进行流量及各压力点校正,然后分别给予白蛋白及全血预充并闭环运转,最后理顺整个循环管路,将各个部分固定于适当位置,避免管道扭转打结。③连接空气及氧气管道,设定FiO_2和气体流量。④连接变温水箱,设置水温,开始水循环。

(3)ECMO运行:将ECMO系统和患者置管紧密连接,防止气泡进入。调节初始泵速、气体流量等,开放ECMO管道通路,开始运行ECMO。

(4)ECMO撤离:根据患者心肺功能恢复的情况,逐步减少ECMO对心肺的支持程度,直至 ECMO 撤离。ECMO 撤离后将体外管道内的血液经自体血回输装置回输。在动脉置管处行动脉缝合术;对于静脉置管可直接拔管或行血管修补术,拔管后按压至少半小时,再用沙袋压迫 4～6 h,注意观察穿刺点局部有无出血。可给予鱼精蛋白中和患者体内肝素,使 ACT 恢复正常水平。

【监测与护理】

1. 患者指标及并发症的监测

(1)重点指标监测。

①心电图:及时发现并处理心律失常。

②平均动脉压:反映机体主要脏器和组织血液供应的一个重要指标,应保持在 50～70 mmHg。

③中心静脉压:应维持在 5～12 cmH_2O。

④血氧饱和度。

⑤ACT:定时监测 ACT,通常维持在 120～200 s。

⑥液体出入量:其中尿量是反映心功能及肾功能的重要指标。

⑦体温:调节变温水箱温度,并配合变温毯等将患者体温控制在 35～37 ℃,避免温度过高引起机体耗氧量增加,或温度太低影响机体的凝血机制并造成血流动力学紊乱。

(2)并发症监测。

①出血:ECMO 最常见的并发症,如插管处出血、颅内出血、消化道出血等。ECMO 过程中 ACT 通常维持在 120～200 s,抗凝过度可引起出血。此外,ECMO 会消耗大量血小板,需密切观察手术创面、引流及各管道插管处的出血状况。尽可能在 ECMO 实施前完成好静脉穿刺、气管内吸痰、留置鼻胃管、留置导尿管等,减少在 ECMO 实施期间进行侵入性操作而造成的出血。

②血栓:ECMO 过程中抗凝不足将在系统内形成血栓,可造成包括脑组织在内的血管栓塞;肢体缺血可能引发截肢。

③肾功能不全:缺血再灌注损伤、灌注不足、毒性代谢产物堆积等因素,可导致肾功能不全。严密监测肾功能和尿量。

④溶血:ECMO 系统不可避免地使红细胞受到不同程度的机械性损害而引发溶血,需监测患者是否出现黄疸、高胆红素血症和血红蛋白尿等。

⑤感染:密切观察切口及敷料、体温变化等,严格无菌操作。

⑥动脉插管远端肢体缺血:密切观察插管侧肢体颜色、温度及足背动脉搏动情况,测量腿围,并与健侧对比;足背动脉未触及时可用多普勒超声探查血流;注意肢体保暖。若发现肢体发绀发凉,应及时通知医生处理。

2. ECMO 运行中仪器监测

(1)离心泵头转速及血流速度监测:离心泵头转速决定 ECMO 产生的血流速度,护士应严密监测离心泵头转速和血流速度。初始流量为全流量(成人 22～26 L/(m^2·min),儿童 70～100 mL/(kg·min),婴幼儿 100 mL/(kg·min),新生儿 150 mL/(kg·min))的 1/2～2/3,以尽快补充血氧,稳定以后,逐渐下调流量。

(2)压力监测:动力泵前压力反映引血状态,一般不应超过－30 mmHg,负压绝对值偏大时,表示 ECMO 机器吸不到血,如血容量不足、静脉插管阻塞时;负压绝对值过大容易造成溶血。氧合器血流入口及出口的压力,主要用于监测泵后至回输患者体内的管路及氧合器的工作状态。当两点压力均增高时,提示氧合器后患者动脉插管端可能阻塞;当两点压力差增大时提示氧合器内阻力增高,见于氧合器血栓形成。

(3)气体管理:根据进入膜肺的血流量,对进入膜肺的气流量和氧浓度进行设定,气流量过大容易产生气栓。开始运转后先将膜肺氧浓度调至 70%～80%,气血流量比调至(0.5～0.8):1。稳定期将膜肺氧浓度调至 40%～50%。取膜肺进、出端血液进行血气分析,依此判断膜肺的工作状况,并对气流量和氧浓度进行调整。

(4)保证可靠的氧源,及时添加变温水箱的水量。

3. 护理

(1)基础护理:患者在接受 ECMO 治疗前通常呈相对缺氧和低灌注状态,ECMO 开始后,由于缺血再灌注损伤等原因,血管通透性增加,引起水肿,以头面部多见,应加强基础护理,保护患者皮肤。长期肝素化可造成患者口腔、鼻腔等出血,应仔细清洁,保护黏膜。动静脉置管使患者的体位、活动等受到限制,应加强基础护理,提升其舒适度。

(2)感染控制:血管插管是局部感染并诱发全身感染的主要途径。ECMO 系统中大量微生物可通过补体激活、白细胞和炎症介质释放等因素,导致全身炎性反应和免疫功能紊乱。此外,肠源性感染、肺不张和肺炎也较为常见。应严格遵守各项无菌技术原则,定时更换插管部位敷料,尽量避免在所有接口处的操作。必要时取患者体液标本进行培养,配合抗生素等药物的使用并观察药物使用效果。

(3)镇静管理:运行 ECMO 初期,为减少疼痛不适、降低机体耗氧量和避免管道脱落,通常给予患者适度镇静。应对患者的镇静程度进行持续监测。尽量避免使用脂溶性镇静剂,如异丙酚,因其可能会造成膜肺的堵塞。脱离 ECMO 之前,遵医嘱逐渐减少镇静剂剂量。

(4)心理护理:严重的病情、频繁的医护活动可引发患者焦虑、恐惧、抑郁等症状。护士要营造平和的环境,加强心理护理,通过讲解疾病知识、延长家属陪伴时间等方法,维持患者稳定的精神状态。

(5)营养支持:ECMO 期间,患者处于高分解代谢状态,应进行积极营养支持。因 ECMO 患者早期心肺系统情况差,血管活性药物、镇静剂等多种药物的使用,可能影响肠道功能,因此可采取肠外营养方法。静脉营养应尽量避免输注脂肪乳,因脂肪乳会破坏膜肺中空纤维。随着患者循环呼吸功能的恢复,要尽早开始肠内营养。

(6)管道护理:应保证 ECMO 的密闭性,避免进气。妥善固定管道,避免发生牵拉、移位、打折、渗漏和脱落等情况。若发现有血栓形成、渗漏等情况,要通知医生及时处理。

(7)各种意外及仪器故障的紧急处理:引流出血液和泵入血液的管道之间的短路管称为管路桥,ECMO 期间出现特殊情况需紧急停止循环时,应先钳夹动静脉管道,开放管路桥。若管道中出现气栓,应立即钳夹近患者一侧管路,防止气栓进入患者体内。当离心泵转速不变但血液流速下降时,应首先排除是否存在管道扭转或受压,进一步检查是否存在静脉管道抖动,静脉管道抖动可能提示引流不畅等情况。氧合器出口发生渗漏提示氧合器可能出现故障,应报告医生准备立即更换氧合器。当驱动泵失灵时,应先通过紧急摇摆转动泵头维持循环,再查找原因。

> **护考知识**
> ECMO 工作模式。

任务评价

任务实施

熟悉 ECMO 监测和护理。

（田小丽）

自测题

项目八 常见各系统急症

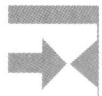

素质目标:1. 具有有效处置常见急症所需的应急应变职业素质。
2. 通过角色扮演、团队协作培养学生团队协作精神。
知识目标:1. 能识别呼吸困难、窒息、胸痛、急性冠脉综合征、心律失常、胸痛、腹痛、脑卒中的发病机制、症状、体征。
2. 能明确常见急症的病因。
3. 能分析呼吸困难、胸痛、心律失常和腹痛的评估方法和救护要点。
能力目标:1. 能根据常见急症的救治原则,对具体患者实施相应的紧急救治和护理措施。
2. 能比较有呼吸困难症状常见疾病的伴随症状,能比较脑梗死与脑出血的异同点。
3. 能根据不同的急症实施有效团队抢救。

任务一 呼吸系统急症患者救护

案例导入

患者,女,73岁,乏力1周,1周前有活禽接触史,5天前开始出现气急、胸闷,2天前症状加重,伴咳嗽、咳痰,痰中带血,有畏寒。查体:T 38.9 ℃,HR 140次/分,BP 140/80 mmHg,SPO_2 85%,RR 34次/分。烦躁,呼吸窘迫,口唇发绀,无颈静脉怒张,两肺可闻及干湿啰音,未闻及哮鸣音。既往史:糖尿病病史5年,高血压病史3年。否认药物过敏,入院检查。

血常规:WBC 8.64×10^9/L,CRP 150 mg/L。血生化:ALT 31 U/L,AST 114 U/L,ALB 23 g/L,Cr 88 μmol/L,K 4.0 mmol/L。甲流、乙流咽拭子检测阴性。胸部CT:两肺炎症,右侧少量胸腔积液。血气分析:pH 7.36,PaO_2 48 mmHg,$PaCO_2$ 27.7 mmHg,SaO_2 84%,BE−5 mmol/L;Lac 3.9 mmol/L。

工作任务

1. 该患者发生了什么情况?

2.如何对该患者进行病情评估？
3.如何根据临床表现及各项检查实施正确救护？

任务目标

1.能识别呼吸系统急症的病因、症状。
2.能根据临床表现及各项检查实施正确救护。

一、呼吸困难

呼吸困难是指患者主观上感觉"空气不足"或"呼吸费力"，客观上表现为呼吸运动费力，严重时可出现张口呼吸、鼻翼扇动、端坐呼吸甚至发绀、辅助呼吸肌参与呼吸运动，并且可伴有呼吸频率、深度、节律的改变。呼吸困难是急诊科的常见急症之一，常见于呼吸系统和循环系统疾病，如肺栓塞、哮喘、气胸、急性呼吸窘迫综合征、慢性阻塞性肺疾病（COPD）急性发作、心力衰竭等，其他系统疾病亦可累及呼吸功能而引起呼吸困难。

不同原因引起呼吸困难的发病机制各异，但均可导致肺的通气和（或）换气功能障碍，引起呼吸困难（表8-1-1）。

表8-1-1 各种疾病所致呼吸困难分类

疾病分类		症状描述	常见疾病
肺源性呼吸困难	吸气性呼吸困难	吸气费力，出现三凹征，伴有吸气性哮鸣音	喉部、气管、大支气管的狭窄与阻塞
	呼气性呼吸困难	呼气延长，伴有哮鸣音	慢性支气管炎（喘息性）、支气管哮喘、COPD、弥漫性细支气管炎
	混合性呼吸困难	吸气与呼气均费力，呼吸频率增快、深度变浅、呼吸音异常	重症肺炎、肺水肿、气胸、肺间质纤维化、胸腔积液、ARDS
心源性呼吸困难		劳动、平卧时加重，休息、坐位时减轻	急性左心衰竭、急性冠脉综合征、严重心律失常
中毒性呼吸困难		深而大或浅而慢的呼吸困难	CO中毒、有机磷杀虫剂中毒、药物中毒、毒蛇咬伤
血液及内分泌性呼吸困难		心率快，相关疾病史	重度贫血、甲亢危象、糖尿病酮症酸中毒、尿毒症
神经精神性与肌病性呼吸困难		呼吸节律改变，有时有手足抽搐	颅脑病变、重症肌无力危象、癔症

【病情评估与判断】

(一)健康史

1.询问健康史 询问既往咳、痰、喘等类似发作史与既往疾病，如咳、痰、喘症状与季节有关,可能为肺源性呼吸困难。既往有心脏病史,呼吸困难发作与活动有关,可能是心源性呼吸困难。

2. 起病缓急和时间

(1)突然发作的呼吸困难:多见于自发性气胸、肺水肿、支气管哮喘、急性心肌梗死和肺栓塞等。

(2)夜间阵发性呼吸困难:以急性左心衰竭所致心源性肺水肿为最常见,COPD患者夜间可因痰液聚积而引起咳喘,被迫端坐体位。

(3)ARDS:多数患者在原发病起病后7天内,约半数患者在24 h内出现呼吸加快,随后呼吸困难呈进行性加重或窘迫。

3. 诱发因素

(1)有过敏原(如鱼、虾、花粉、乳胶、霉菌、动物皮屑等)、运动、冷刺激(吸入冷空气和食用冰激凌)、吸烟、上气道感染等诱因而出现的呼吸困难常提示哮喘或COPD急性发作。

(2)有深静脉血栓的高危因素,如骨折、创伤、长期卧床、外科手术、恶性肿瘤等,排除其他原因的呼吸困难可考虑肺栓塞。

(3)在严重感染、创伤、休克和误吸等直接或间接肺损伤后12~48 h出现呼吸困难可考虑ARDS。

(4)有过度用力或屏气用力史而突然出现的呼吸困难可考虑自发性气胸。

(二)临床表现

1. 呼吸形态的改变

(1)呼吸频率:呼吸频率增快常见于呼吸系统疾病、心血管疾病、贫血、发热等;呼吸频率减慢多见于急性镇静催眠药中毒、CO中毒等。

(2)呼吸深度:呼吸加深见于糖尿病及尿毒症酸中毒,呼吸中枢受刺激,出现深而慢的呼吸,称为酸中毒深大呼吸或库斯莫尔呼吸。呼吸变浅见于肺气肿、呼吸肌麻痹及镇静剂过量等。呼吸浅快,常见于癔症发作。

(3)呼吸节律:常见的呼吸节律异常可表现为陈-施(Cheyne-Stokes)呼吸(潮式呼吸)或比奥呼吸(间停呼吸),是呼吸中枢兴奋性降低的表现,反映病情严重。Cheyne-Stokes呼吸见于中枢神经系统疾病和脑部血液循环障碍,如脑动脉硬化、心力衰竭、颅内压增高以及糖尿病昏迷和尿毒症等。比奥呼吸偶见于脑膜炎、中暑、颅脑外伤等。

2. 主要症状与伴随症状 引起呼吸困难的原发病不同,其主要症状与伴随症状也各异。当患者有不能解释的呼吸困难、胸痛、咳嗽,同时存在深静脉血栓的高危因素时,应高度怀疑急性肺栓塞的可能。既往曾诊断哮喘或有类似症状反复发作,突然出现喘息、胸闷、伴有哮鸣的呼气性呼吸困难可考虑支气管哮喘急性发作。急性起病,呼吸困难和(或)呼吸窘迫,顽固性低氧血症,常规给氧方法不能缓解,出现非心源性肺水肿时可考虑ARDS。呼吸困难伴有突发一侧胸痛(每次呼吸时都会伴随疼痛),呈针刺样或刀割样,有时向患侧肩部放射,常提示气胸。呼吸困难伴有其他症状的判断见表8-1-2。

表 8-1-2　呼吸困难伴有其他症状的判断

伴随症状	常见疾病
胸痛	大叶性肺炎、胸膜炎、自发性气胸、肺梗死、急性心肌梗死等
哮鸣音	支气管哮喘、急性左心衰竭、急性喉头水肿、气管异物等
发热	肺炎、胸膜炎、肺脓肿、肺结核等
咳嗽、咳痰	COPD继发肺部感染、支气管扩张、肺脓肿等
休克	急性心肌梗死、肺梗死、大叶性肺炎、羊水栓塞等
咯血	肺梗死、大叶性肺炎、二尖瓣狭窄、空洞性肺结核等
意识障碍	急性中毒、脑出血、中枢神经系统病变、代谢性酸中毒、肺性脑病等

3. 体征　可通过观察患者的胸廓外形及呼吸肌活动情况、有无三凹征和颈静脉充盈，叩诊胸廓和听诊呼吸音等评估呼吸困难患者的体征。肺栓塞患者可有颈静脉充盈，肺部可闻及局部湿啰音及哮鸣音，肺动脉瓣区第二心音亢进或分裂，严重时血压下降甚至休克。支气管哮喘急性发作时胸部呈过度充气状态，吸气性三凹征，双肺可闻及广泛的呼气相哮鸣音，但非常严重的哮喘发作可无哮鸣音（寂静胸）。呼吸浅快、桶状胸、叩诊呈过清音，辅助呼吸肌参与呼吸运动甚至出现胸腹矛盾运动常见于COPD。患侧胸廓饱满、叩诊呈鼓音、听诊呼吸音减弱或消失应考虑气胸。

（三）辅助检查

1. 血氧饱和度监测　了解患者缺氧情况。

2. 动脉血气分析　呼吸困难最常用的检查，了解氧分压、二氧化碳分压的高低以及pH值等，从而判断是否存在呼吸衰竭、呼吸衰竭的类型以及是否有酸中毒、酸中毒的类型等情况。

3. 胸部X线或CT检查　了解肺部病变程度和范围，明确是否存在感染、占位性病变、气胸等情况。

4. 心电图　初步了解心脏情况，除心肌梗死和心律失常外，对诊断肺栓塞有参考意义。

5. 血常规　了解是否存在感染、贫血以及严重程度。

6. 特殊检查　如病情允许，可做下列检查：①肺动脉造影：确诊或排除肺血栓栓塞症。②肺功能检查：可进一步明确呼吸困难类型。

（四）病情严重程度评估与判断

可以通过评估患者的心率、血压、血氧饱和度、意识以及患者的呼吸形态、异常呼吸音、体位、讲话方式、皮肤颜色等，初步判断患者呼吸困难的严重程度。

1. 讲话方式　患者一口气不间断地说出话语的长度是反映呼吸困难严重程度的一个指标。能说完整的语句表示轻度或无呼吸困难，仅能说短语为中度呼吸困难，仅能说单词常为重度呼吸困难。

2. 体位　体位也可以提示呼吸困难的程度。可平卧为没有或轻度呼吸困难，可平卧但愿取端坐位常为中度呼吸困难，无法平卧可能为严重呼吸困难。

3. 气胸威胁生命的征象 气胸的患者如出现下列中任何一项,即为威胁生命的征象:张力性气胸、急剧的呼吸困难、低血压、心动过速、气管移位。

4. 肺血栓栓塞症(PTE)病情危险程度

(1)低危 PTE(非大面积):血流动力学稳定,无右心室功能不全和心肌损伤,临床病死率<1%。

(2)中危 PTE(次大面积):血流动力学稳定,但出现右心室功能不全及(或)心肌损伤,临床病死率 3%～5%。

(3)高危 PTE(大面积):以休克和低血压为主要表现,即体循环动脉收缩压<90 mmHg 或较基础值下降幅度≥40 mmHg,持续 15 min 以上,临床病死率>15%。

5. 哮喘急性发作时病情严重程度的分级 见表 8-1-3。

表 8-1-3 哮喘急性发作时病情严重程度的分级

临床特点	轻度	中度	重度	危重
气短	步行、上楼时	稍事活动	休息时	—
体位	可平卧	喜坐位	端坐呼吸	—
讲话方式	连续成句	常有中断	单字	不能讲话
精神状态	可有焦虑或尚安静	时有焦虑或烦躁	常有焦虑、烦躁	嗜睡、意识模糊
出汗	无	有	大汗淋漓	
呼吸频率	轻度增高	增高	常大于 30 次/分	—
辅助呼吸肌活动及三凹征	常无	可有	常有	胸腹矛盾运动
哮鸣音	散在,呼吸末期	响亮、弥漫	响亮、弥漫	减低乃至无
脉率	<100 次/分	100～120 次/分	>120 次/分	脉率变慢或不规则
奇脉(深吸气时收缩压下降)	无,<10 mmHg	可有,10～25 mmHg	常有,>25 mmHg	无
使用激动剂后呼气流量峰值占预计值或个人最佳值	>80%	60%～80%	<60%或绝对值<100 L/min 或作用持续时间<2 h	
PaO_2(吸空气)	正常	≥60 mmHg	<60 mmHg	<60 mmHg
$PaCO_2$(吸空气)	<45 mmHg	≤45 mmHg	45 mmHg	>45 mmHg
SaO_2	>95%	91%～95%	≤90%	≤90%
pH 值	—	—	可降低	降低

6. ARDS 的诊断标准 根据 ARDS 柏林定义,满足以下 4 项条件方可诊断 ARDS。

(1)明确诱因下 1 周内出现急性或进展性呼吸困难。

(2)胸部 X 线/CT 显示双肺浸润影,不能完全用胸腔积液、肺叶不张和(或)肺不张/结节解释。

(3)呼吸衰竭不能完全用心力衰竭或液体超负荷来解释;如无危险因素,需用超声心动图等客观检查来评价心源性肺水肿。

(4)低氧血症:根据 PaO_2/FiO_2 确立 ARDS 诊断,并将其分为轻度、中度、重度。①轻度:$200 < PaO_2/FiO_2 \leq 300$,且呼气未正压(PEEP)或持续气道正压(CPAP)≥ 0.49 kPa。②中度:$100 < PaO_2/FiO_2 \leq 200$,且 PEEP 或 CPAP ≥ 0.49 kPa。③重度:$PaO_2/FiO_2 \leq 100$,且 PEEP ≥ 0.49 kPa。需要注意的是,如果所在地海拔 >1000 m,PaO_2/FiO_2 值需用公式校正,校正后 PaO_2/FiO_2 = 校正前 $PaO_2/FiO_2 \times$(当地大气压值/760)。

7. 急性心源性肺水肿与 ARDS 的鉴别要点 见表 8-1-4。

表 8-1-4 心源性肺水肿与 ARDS 的鉴别要点

项 目	急性心源性肺水肿	ARDS
年龄	年龄一般大于 60 岁	年龄一般小于 60 岁
病史	心血管疾病史	感染、创伤等病史
体征	颈静脉充盈、怒张	颈静脉塌陷
	左心增大,心尖抬举	脉搏洪大
	可闻及第三、四心音	心率增快
	下肢水肿	无水肿
	双下肺湿啰音多,实变体征不明显,不能平卧	湿啰音,不固定,后期实变体征较明显,能平卧
心电图	动态 ST-T 变化,心律失常,左心室肥厚	窦性心动过速,非特异性 ST-T 改变
胸部 X 线	心脏增大	心脏大小正常
	向心性分布阴影,肺门增大	外周分布浸润阴影
	支气管周围血管充血间隔线,胸腔积液	支气管充气征常见
治疗反应	对强心、利尿和扩血管等治疗反应明显	对强心、利尿和扩血管等治疗反应差
肺毛细血管楔压	>18 mmHg	<18 mmHg

【救治与护理】

(一)救治原则

呼吸困难的救治原则是保持气道通畅,纠正缺氧和(或)二氧化碳潴留,纠正酸碱平衡失调,为基础疾病及诱发因素的治疗争取时间。呼吸困难最终改善程度取决于病因治疗效果。

(二)护理措施

1. 即刻护理措施 对于任何原因引起的呼吸困难均应以抢救生命为首要原则。

(1)保持气道通畅。

(2)氧疗:鼻导管、面罩或鼻罩给氧。COPD伴有二氧化碳潴留和肺栓塞合并通气功能障碍时应先低流量给氧。哮喘急性发作时,可先经鼻导管给氧,如果缺氧严重,应经面罩或鼻罩给氧。对于ARDS患者一般高浓度给氧,尽快提高氧分压。

(3)建立静脉通路,保证及时给药。

(4)心电监护:监测心率、心律、血压、呼吸和血氧饱和度。

(5)准确留取血标本:采血查动脉血气、D-二聚体、血常规等。

(6)取舒适体位:患者安静,取半坐卧位或端坐卧位,昏迷或休克患者取平卧位,头偏向一侧。

(7)备好急救物品:如患者呼吸困难严重,随时做好气管插管或气管切开、机械通气的准备与配合工作,备好吸引器等抢救物品和抢救药品。

(8)做好隔离措施:对可疑气道传染性疾病,应注意做好隔离与防护,防止交叉感染。

2. 用药护理 遵医嘱及时准确给予各种药物。

(1)控制感染:呼吸困难伴有气道和肺部感染时,遵医嘱应用抗生素,注意观察有无药物过敏反应。

(2)解痉、平喘。

①受体激动药(如沙丁胺醇、特布他林和非诺特罗):β_2受体激动药可舒张支气管平滑肌,是控制哮喘急性发作的首选药物。哮喘急性发作时因气道阻塞影响口服吸入法治疗的效果,可经皮下或静脉途径紧急给药。应用时注意观察患者有无头痛、头晕、心悸、手指颤抖等不良反应。

②茶碱类:具有舒张支气管平滑肌作用及强心、利尿、扩张冠状动脉、兴奋呼吸中枢和呼吸肌作用。静脉滴注时浓度不宜过高,注射速度不宜超过 0.25 mg/(kg·min),以免引起心动过速、心律失常、血压下降,甚至突然死亡等中毒反应。

③糖皮质激素:控制哮喘发作最有效的药物,可分为吸入、口服和静脉用药。重度或严重哮喘发作时应及早遵医嘱应用激素。

④肾上腺素:支气管哮喘发作紧急状态下,可遵医嘱给予0.1%肾上腺素0.3～1.5 mL皮下注射,以迅速解除支气管痉挛。

(3)维持呼吸:呼吸兴奋剂可应用于二氧化碳潴留并有呼吸中枢抑制的患者,如不能改善缺氧状态,应做好人工机械通气的准备。应用呼吸兴奋剂时,应保持气道通畅,适当提高吸氧浓度;静脉滴注时速度不宜过快,注意观察呼吸频率、节律和神志变化。必要时监测动脉血气。

(4)维持血压:肺栓塞、气胸患者往往会有血流动力学的改变,出现心率加快、血压下降甚至休克,应遵医嘱及时给予多巴胺或多巴酚丁胺等血管活性药物治疗心力衰竭、休克,维持体循环和肺循环稳定。

(5)止痛:剧烈胸痛影响呼吸功能时,遵医嘱应用止痛药物。

(6)纠正酸中毒:严重缺氧可引起代谢性酸中毒,遵医嘱静脉滴注5%碳酸氢钠溶液。

3. 病情观察

(1)监测生命体征和呼吸功能:注意监测心率、心律、血压的变化及有无血流动力学障碍。观察呼吸频率、深度和节律改变,注意监测血氧饱和度和动脉血气情况。

(2)观察氧疗效果:氧疗过程中,应注意观察氧疗效果。如吸氧后呼吸困难缓解、发绀减轻、心率减慢,表示氧疗有效;如意识障碍加深或呼吸过度表浅、缓慢,可能为二氧化碳潴留加重。应定期遵医嘱复查动脉血气,根据动脉血气分析结果和患者的临床表现,及时遵医嘱调整氧流量或设置呼吸机参数,保证氧疗效果。

4. 肺栓塞的护理 如果呼吸困难由肺栓塞引起,除上述护理外,还应给予如下护理。

(1)镇静:绝对卧床休息,保持安静,防止活动致使其他静脉血栓脱落。

(2)胸痛护理:观察胸痛的部位,评估诱发因素、疼痛严重程度,必要时遵医嘱给予止痛药物。

(3)溶栓治疗的护理:①保证静脉通路畅通。②用药护理:溶栓和抗凝治疗的主要药物不良反应为出血。应密切观察患者有无出血倾向,如牙龈、皮肤黏膜、穿刺部位等。观察患者有无头痛、呕吐、意识改变等脑出血症状。动、静脉穿刺时,要尽量选用小号针头,穿刺后要充分压迫止血,放松压迫后要观察是否继续出现皮下渗血。③溶栓后护理:遵医嘱抽血查凝血时间、动脉血气、描记心电图,以判断溶栓效果及病情变化。

(4)其他处理:做好外科手术和介入治疗的准备。

5. 支气管哮喘急性发作的护理 如果呼吸困难是由于哮喘急性发作所引起,应尽快配合采取措施缓解气道阻塞,纠正低氧血症,恢复肺功能,预防哮喘进一步恶化或再次发作,防治并发症。遵医嘱给予 $β_2$ 受体激动药、氨茶碱、抗胆碱药、糖皮质激素等,解除支气管痉挛。维持水、电解质与酸碱平衡,注意补充液体,纠正因哮喘持续发作时张口呼吸、出汗、进食少等原因引起的脱水,避免痰液黏稠导致气道堵塞。部分患者可因反复应用 $β_2$ 受体激动药和大量出汗而出现低钾、低钠等电解质紊乱,应及时按医嘱予以纠正。并发呼吸衰竭者,遵医嘱给予鼻(面)罩给氧等无创伤性辅助通气。若无效,做好有创机械通气治疗的准备与配合,对黏液痰栓阻塞气道的患者,必要时可行支气管肺泡灌洗术。

6. ARDS 的护理

(1)氧疗护理:确定给氧浓度的原则是在保证 PaO_2 迅速提高到 60 mmHg 或 SpO_2 达 90% 以上的前提下,尽量降低给氧浓度。ARDS 患者轻者可用面罩给氧,多数患者需使用机械通气。

保护性机械通气是治疗 ARDS 的主要方法,其中最重要的是应用 PEEP 和小潮气量治疗。采用小潮气量,旨在控制吸气平台压,防止肺泡过度扩张。应用 PEEP 时应注意:①对血容量不足的患者,应补充足够的血容量以代偿回心血量的不足,但又不能过量,以免加重肺水肿。②PEEP 一般从低水平开始应用,逐渐增加至合适水平,使 $PaO_2>60$ mmHg 而 $FiO_2<0.6$。③使用 PEEP 时,应注意观察以避免气压伤的发生。④有条件者采用密闭式吸痰方法,尽量避免中断 PEEP。

(2)控制液体摄入量:注意控制 ARDS 患者液体摄入量,液体出入量宜维持负平衡(−500 mL 左右)。

(3)积极配合治疗原发病:如遵医嘱控制感染、固定骨折、纠正休克等。

(4)营养支持:由于 ARDS 时机体常处于高代谢状态,应遵医嘱补充足够的营养,提倡全胃肠营养。

(5)防治并发症:注意观察感染等并发症,如发热、咳嗽、咯黄绿色痰液等,应根据医嘱留取各种痰液标本。

7. COPD 急性发作的护理 在控制性氧疗、抗感染、祛痰、止咳、松弛支气管平滑肌等治疗措施的基础之上,协助患者咳嗽、咳痰,必要时给予吸痰,保持气道通畅。

8. 气胸的护理 积极排除胸腔气体,闭合漏口,促进患肺复张,减轻呼吸困难,改善缺氧症状等。

(1)胸腔穿刺抽气:张力性气胸患者如病情危重,应做好配合紧急穿刺排气的准备。在患侧锁骨中线第 2 或第 3 肋间用 16~18 号粗针头刺入排气,每次抽气不宜超过 1000 mL。

(2)胸腔闭式引流:目的是排出气体,促使肺膨胀。患者在胸腔闭式引流时,护理方面应注意:①连接好胸腔闭式引流装置。②搬动患者时,应夹闭引流管,并妥善固定。③更换引流装置时需夹闭引流管,注意无菌操作。④引流过程中注意观察引流是否通畅,穿刺口有无渗血。渗血多时,及时报告医生,随时给予更换敷料等处理。⑤鼓励患者咳嗽、深呼吸,促进胸腔内气体的排出。

(3)手术准备:若胸腔引流管内持续不断逸出大量气体,呼吸困难未改善,提示可能有肺和支气管的严重损伤,应做好手术探查修补裂口的准备。

(4)并发症的护理:①复张后肺水肿处理:复张后肺水肿多发生于抽气过多或过快时,表现为胸闷、咳嗽、呼吸困难无缓解,严重者可有大量白色泡沫样痰或泡沫样血痰。处理包括停止抽气,患者取半坐卧位,给予氧气吸入,应用利尿药等。②皮下气肿和纵隔气肿;皮下气肿一般不需要特殊处理,往往能自行吸收,但需注意预防感染。吸入高浓度氧可促进皮下气肿的吸收消散。若纵隔气肿张力过高,必要时,需左锁骨上窝切开或穿刺排气。

9. 心理护理 呼吸困难患者因为突然发病,几乎都存在恐惧心理,应关注患者的神情变化,给予恰当的病情告知、安慰与心理支持,使其尽可能消除恐惧,保持情绪平稳,有良好的遵医行为。

10. 转运护理 急诊处理后需手术或住院的患者,应做好转运的准备工作。根据病情,准备氧气瓶、监护仪、简易呼吸器、除颤仪等必要的转运抢救设施,安排相应的工作人员护送至手术室或病房,保证转运途中安全。

二、窒息

窒息是指气流进入肺脏受阻或吸入气体缺氧导致的衰竭或呼吸停止状态。一旦发生窒息,可迅速危及生命,应立即采取相应措施,查明原因,积极进行抢救。这部分主要讨论气道阻塞引起的窒息。

【病因与发病机制】

引起窒息的原因各异,但其发病机制都是由于机体的通气受限或吸入气体缺氧导致肺的通气与换气功能障碍,引起全身组织与器官缺氧、二氧化碳潴留,进而导致组织细胞代谢障碍、酸碱失衡、功能紊乱甚至衰竭而死亡。根据病因可分为:①气道阻塞性窒息:分泌物或异物部分或完全堵塞气道致通气障碍所引起的窒息。②中毒性窒息:如CO中毒,大量的CO经气道进入血液,与血红蛋白结合形成碳氧血红蛋白,阻碍氧与血红蛋白的结合及解离,引起组织缺氧造成窒息。③病理性窒息:包括肺炎与淹溺等所致的呼吸面积的丧失,以及脑循环障碍引起的中枢性呼吸停止,主要表现为二氧化碳和其他酸性代谢产物累积引起的刺激症状与缺氧导致的中枢神经麻痹症状交织在一起。

【病情评估与判断】

1. 气道阻塞的原因判断 通过健康史、血气分析、胸部平片、纤维支气管镜检查,可分别判断不同原因引起的窒息。

2. 临床表现 气道阻塞的患者常呈吸气性呼吸困难,出现"四凹征"(胸骨上窝、锁骨上窝、肋间隙及剑突下软组织)。根据气道是否被完全阻塞可分为以下两类。

(1)气道不完全阻塞:患者张口瞠目,咳嗽或微弱无力,呼吸困难,烦躁不安、皮肤、甲床、口腔黏膜和面色青紫。

(2)气道完全阻塞:患者面色晦暗青紫,不能说话及呼吸,很快意识丧失,呼吸停止。如不紧急解除窒息,将迅速导致死亡。

3. 气道阻塞引起窒息的严重程度分级

Ⅰ度:安静时无呼吸困难,当活动时出现轻度的呼吸困难,可有轻度的吸气性喉喘及胸廓周围软组织凹陷。

Ⅱ度:安静时有轻度呼吸困难,吸气性哮鸣音及胸廓周围软组织凹陷,活动时加重,但不影响睡眠和进食,无烦躁不安等缺氧症状,脉搏尚正常。

Ⅲ度:呼吸困难明显,喉喘鸣声较响亮,吸气性胸廓周围软组织凹陷显著,并出现缺氧症状,如烦躁不安、不易入睡、不愿进食脉搏加快等。

Ⅳ度:呼吸极度困难。患者坐立不安、手足乱动、出冷汗、面色苍白或发绀、心律不齐、脉搏细速、昏迷、大小便失禁等。若不及时抢救,可因窒息导致呼吸、心搏停止而死亡。

【救治与护理】

(一)救治原则

当窒息发生时,保持气道通畅是关键,其次是采取病因治疗。对于气道不完全阻塞的患者,应查明原因,采取病因治疗和对症治疗,尽早解除气道阻塞。对于气道完全阻塞的患者,应立即解除窒息,或做好气管插管、气管切开或紧急情况下环甲膜穿刺的准备。

(二)护理措施

(1)即刻护理措施:①迅速解除窒息因素,保持气道通畅。②给予高流量吸氧,使血氧饱和度恢复至94%以上,必要时建立或重新建立人工气道,给予人工呼吸支持或机械通气。③建立静脉通路,遵医嘱给予药物治疗。④监测生命体征:给予心电图、血压、呼吸、血氧饱和度监护,遵医嘱采动脉血做血气分析。⑤备好急救物品:如吸引器、呼吸机、气管插管、喉镜等开放气道用物。

(2)根据窒息的严重程度,配合给予相应的救治与护理。

①Ⅰ度:查明病因并进行针对性治疗,如由炎症引起,遵医嘱应用抗生素及糖皮质激素控制炎症。若由分泌物或异物所致,尽快清除分泌物或取出异物。

②Ⅱ度:针对病因治疗,多可解除喉阻塞。

③Ⅲ度:严密观察呼吸变化,遵医嘱同时进行对症治疗及病因治疗。经保守治疗未见好转、窒息时间较长、全身情况较差者,应尽早做好配合气管插管或气管切开的准备。

④Ⅳ度:需立即进行气管插管、气管切开或环甲膜穿刺术,应及时做好吸痰、吸氧及其相关准备与配合工作。

应注意:气管阻塞或气道异物引起的窒息,如条件允许,即使Ⅲ度、Ⅳ度呼吸困难,也可把握好时机,有效清理气道或将异物取出后即可缓解呼吸困难,而不必首先行气管插管或气管切开术。

(3)气道异物的护理:气道异物有危及生命的可能,应尽早配合取出异物,以保持气道通畅,防止窒息及其他并发症的发生。可使用海姆立克急救法排除异物,或经内镜(直接喉镜、支气管镜、纤维支气管镜)取出异物。如确实难以取出异物,应做好开胸手术、气管切开的准备。对有明显气道阻塞,紧急情况下可用粗针或剪刀行环甲膜穿刺或切开术,以开放气道。

(4)喉阻塞的护理:喉阻塞患者的护理重点是保持气道通畅。对舌后坠及喉阻塞者,可使用口咽通气管开放气道。如为气管狭窄、下气道梗阻所致窒息,应立即做好施行气管插管或气管切开术的准备,必要时准备配合给予机械辅助通气。

(5)淹溺的护理参阅本书项目五环境及理化因素损伤任务二淹溺。

(6)大咯血窒息时的紧急处理:如为肺部疾病所致大咯血,有窒息前兆症状时,应立即将患者取头低足高45°的俯卧位,头偏向一侧,轻拍背部以利引流;及时吸出口腔内的血块,畅通气道;在解除气道阻塞后按医嘱给予吸氧等措施,改善缺氧。

(7)严密观察病情变化:随时注意患者呼吸、咳嗽及全身情况,如患者窒息后呼吸急促、口唇发绀、烦躁不安等症状仍不能改善或逐渐加重,应准备继续进行抢救。

(8)必要时,做好经纤维支气管镜或喉镜取异物的术前准备工作。

(9)心理护理:嘱患者安静休息,避免剧烈活动,对精神紧张的患者,做好患者的解释和安慰工作。

(李 茜)

任务二 循环系统急症患者救护

> **案例导入**
>
> 患者，男，45岁。突发胸痛、大汗、晕厥，家属呼叫"120"出诊，急救人员10 min到达现场，查体：意识不清，血压测不到，未触及大动脉搏动，无自主呼吸。心电图检查提示室颤。
>
> 入院后：意识不清，烦躁不安，自主呼吸微弱，给予呼吸机辅助呼吸（SIMV模式），血压140/120 mmHg，双侧瞳孔不等大，皮肤湿冷，双肺呼吸音粗，未闻及干湿啰音。HR 110次/分，心律齐。追问家属患者病史：高血压10余年，未治疗。酗酒、吸烟史20余年，每日20支。
>
> 辅助检查：血常规、电解质、血糖、肾功能无异常，指端血氧饱和度92%。心电图：aVR导联ST段抬高0.2 mV，Ⅱ、Ⅲ、aVF、V导联ST段压低0.2~0.3 mV。颅脑CT排除脑出血、脑血栓。

工作任务

1. 该患者发生了什么情况？
2. 对该患者如何评估病情？
3. 如何根据临床表现及各项检查实施正确救护？

任务目标

1. 能识别循环系统急症的原因、症状。
2. 能根据临床表现及各项检查实施正确救护。

一、心律失常

心律失常是指心脏冲动的频率、节律、起源部位、传导速度或激动次序的异常。心律失常按其发生原理，可分为冲动形成异常心律失常和冲动传导异常心律失常，按照心律失常发生时心率的快慢，可将其分为快速性心律失常与缓慢性心律失常两大类。快速性心律失常是指心率＞100次/分，缓慢性心律失常是指心率＜60次/分；可导致临床症状的快速性心律失常通常心率≥150次/分，缓慢性心律失常通常心率≤50次/分。心率过快或过慢，均可使心脏有效射血功能不全，血流动力学不稳定而导致生命危险。可以迅速导致晕厥、心绞痛、心力衰竭、休克甚至心搏骤停的心律失常称为严重心律失常或危险性心律失常。严重心律失常是临床常遇到的一种急危重症，如果不能及时识别和处理，患者可在短期内死亡。如快速性心律失常中的心室颤动、室性心动过速、尖端扭转型室性心动过速、心房颤动、室上性心动过速等；还有缓慢性心律失常中的二度Ⅱ型房室传导阻滞和三度房室传导阻滞。

【病因与发病机制】

心律失常有许多潜在的病因，可由下列病理状况引起：①器质性心脏病变：急性冠脉综合征、心肌病、先天性心脏病、病态窦房结综合征等。②药物中毒：洋地黄、奎尼丁、胺碘酮等所致中毒。③电解质紊乱：低血钾、高血钾、低血镁等。④长QT综合征等。

心律失常的发生机制包括冲动形成的异常和(或)冲动传导的异常。窦房结、结间束、冠状窦口附近、房室结的远端和希氏-浦肯野系统等处的心肌细胞均具有自律性，自主神经系统兴奋性改变或内在的病变，均可导致不适当的冲动发放。此外，原来无自律性的心肌细胞，如心房、心室肌细胞，亦可在病理状态下出现异常自律性。冲动传导异常可以产生折返，折返是快速性心律失常的最常见发病机制。

【病情评估与判断】

(一)评估程序

1. 初步评估 评估任何严重心律失常患者的第一步是确定是否存在脉搏。如果没有脉搏，立即进行心肺复苏。如果存在脉搏，判断患者血流动力学状态是稳定还是不稳定，血流动力学不稳定的心律失常往往需要立即处理。

2. 进一步评估 快速性心律失常者血流动力学稳定时，评估心电图，确定QRS波是宽还是窄，是规则还是不规则。规则的窄QRS波(<0.12 s)心动过速常为室上性心动过速。规则的宽QRS波(>0.12 s)心动过速可能为室性心动过速。快速心房颤动可表现为不规则的窄QRS心动过速。伴随差异性传导的心房颤动、预激综合征伴心房颤动、尖端扭转型室速等亦可表现为不规则的宽QRS心动过速。

(二)健康史评估

询问患者是否曾经患有心律失常、器质性心脏、心悸、电解质紊乱等病史。病史采集通常能帮助判断：①心律失常的存在及其类型；②心律失常的诱发因素，如烟、酒、咖啡、运动及精神刺激等；③心律失常发作的频繁程度、起止方式；④心律失常对药物和非药物方法的反应。

(三)临床表现评估

评估患者有无心悸、头晕、乏力、胸闷等症状。如果患者出现晕厥、持续胸痛、低血压(90 mmHg以下)或其他休克征象，则为血流动力学不稳定状态，这种状态是指可能有重要器官受损或有发生心搏骤停的危险。

(四)辅助检查

1. 心电图检查

(1)室上性心动过速：①频率大多在160～250次/分，节律规则。②P波形态异常，P-R间期>0.12 s者为房性，P波呈逆行性(Ⅱ、Ⅲ、aVF导联倒置，aVR导联直立)或P-R间期<0.12 s者为房室交界性，多数情况下P波与T波融合，无法辨认。③QRS波群形态和时限正常，若伴有预激综合征、室内差异性传导或束支传导阻滞，QRS波群可宽大畸形(图8-2-1)。

(2)心房颤动：P波消失，代之以形态、间隔及振幅均绝对不规则的f波，频率为350～600次/分；R-R间期绝对不等，心室率通常在100～160次/分；QRS波群形态一般正常，当心室率过快，发生室内差异性传导时，QRS波群可增宽变形(图8-2-2)。

(3)室性心动过速:心电图表现为3个或3个以上的室性期前收缩连续出现;宽大畸形QRS波群,时限超过0.12 s;ST-T波方向与QRS波主波方向相反;心室率通常为100~250次/分;心律规则,亦可略不规则,常呈现房室分离。根据发作时QRS波群形态,又可分为单形性室速和多形性室速(图8-2-3)。

(4)尖端扭转型室性心动过速:心电图表现为QRS波群的振幅与波峰围绕等电位线上下扭转,呈周期性改变,频率为200~250次/分,QT间期通常超过0.5 s,U波显著(图8-2-4)。

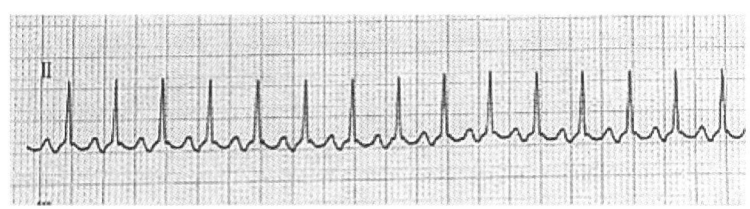

图8-2-1　室上性心动过速

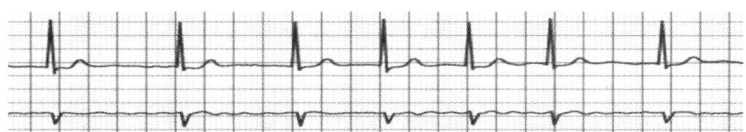

图8-2-2　心房颤动

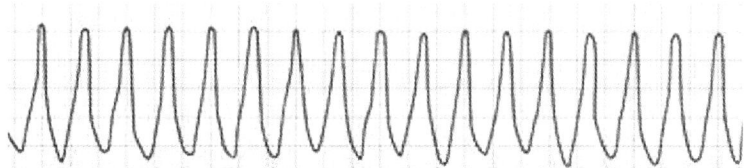

图8-2-3　室性心动过速

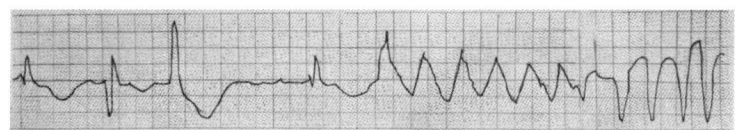

图8-2-4　尖端扭转型室性心动过速

(5)心室颤动:心电图表现为P波、QRS波、T波均消失,呈形态、振幅各异的不规则心电波形,频率为250~500次/分(图8-2-5)。

(6)二度Ⅱ型房室传导阻滞:心电图表现为P-R间期恒定,间断或周期性出现P波后QRS波脱落,下传搏动的PR间期大多正常;阻滞位于希氏-浦肯野系统,QRS波群增宽,形态异常(图8-2-6)。

(7)三度房室传导阻滞:心电图特征为:①P-P间期和R-R间期有各自的规律性,P波与QRS波群无传导关系。②P波频率较QRS波群频率快。③心室起搏点位于希氏束及其近邻,QRS波群正常,为交界性逸搏心律,心室率为40~60次/分;若位于

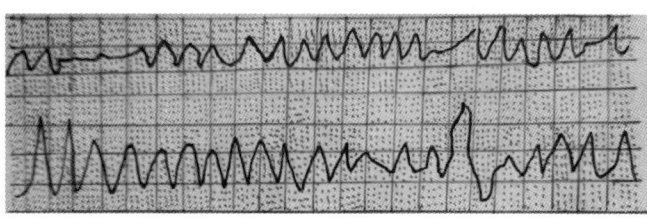

图 8-2-5　心室颤动

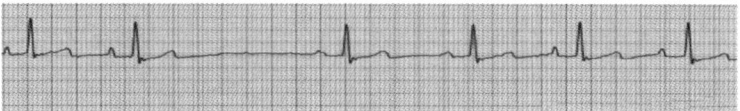

图 8-2-6　二度Ⅱ型房室传导阻滞

室内传导系统的远端,则 QRS 波群增宽,为室性逸搏心律,心室率可低至 40 次/分以下,常不稳定(图 8-2-7)。

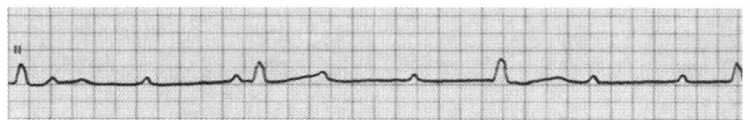

图 8-2-7　三度房室传导阻滞

2. 动态心电图检查　连续记录患者 24 h 的心电图,目的:①了解心悸与晕厥等症状的发生是否与心律失常有关;②明确心律失常发作与日常活动的关系及昼夜分布特征;③协助评价抗心律失常药物的疗效等。

3. 心脏超声检查　可以协助诊断有无器质性心脏病,如心肌病、先天性心脏病、急性心肌梗死等。

4. 实验室检查　有助于明确心律失常的病因,判断是否有低血钾、高血钾、低血镁等离子紊乱,检查心肌生化标志物,协助急性心肌梗死的诊断。

(五)病情严重程度评估与判断

心律失常的严重程度主要取决于心律失常类型、心率快慢、持续时间、有无血流动力学变化及潜在心脏疾病。如阵发性室上性心动过速严重程度取决于心率快速程度与持续时间。心房颤动(简称房颤)病情的轻重取决于心率的快慢,如快速房颤(心率>120 次/分),患者出现心悸、胸闷等现象,则需要处理。心率>150 次/分,患者可发生心绞痛与充血性心力衰竭。心率>180 次/分,可能引起心室颤动。室性心动过速病情严重程度因发作时心率、持续时间、有无血流动力学变化而不同。非持续性室性心动过速(发作时间小于 30 s,可自行终止)的症状和病情较轻微。持续性室性心动过速(发作时间超过 30 s,需药物或电复律终止)常伴有明显血流动力学障碍与心肌缺血的症状。尖端扭转型室性心动过速是多形性室性心动过速的一个特殊类型,可进展为心室颤动和猝死。心室颤动是心室静止前的心电图征象,临床表现为意识丧失、抽搐、呼吸停止甚至死亡。三度房室传导阻滞的症状取决于心率的快慢与伴随的基础病变,心室率过低(<40次/分)时,患者将有发生晕厥的危险。

【救治与护理】

(一)救治原则

尽快终止心律失常,改善血流动力学状态,积极治疗原发病。根据心律失常的种类以及血流动力学状态可给予呼吸和循环支持,必要时进行药物治疗、起搏、电复律等处理。具体救治流程可参考《2020年美国心脏协会心肺复苏及心血管急救指南》中的快速性心律失常救治流程图和缓慢性心律失常救治流程图(图8-2-8和图8-2-9)。

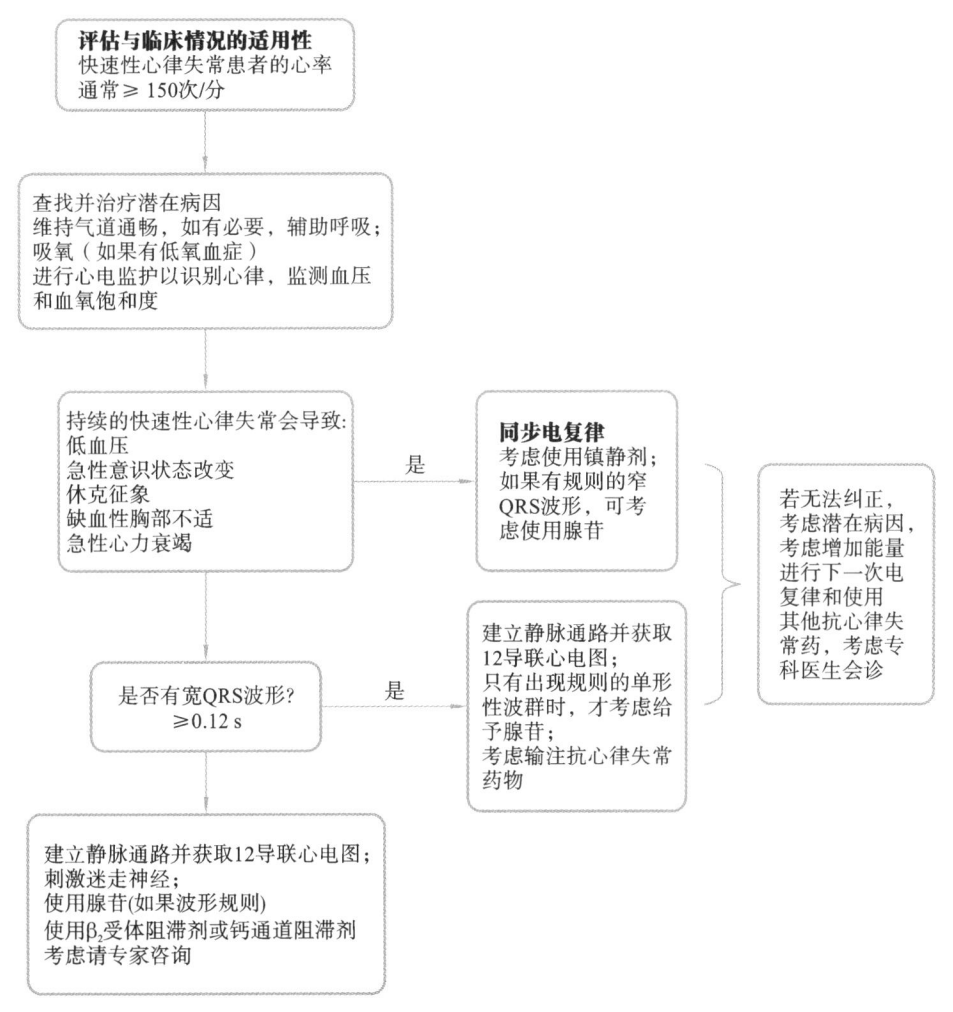

图8-2-8 快速性心律失常救治流程

(二)护理措施

1.即刻护理措施 ①立即协助患者采取舒适、安静卧位休息。②保持气道通畅,存在低氧血症时,给予氧气吸入,保证血氧饱和度>94%。③立即描记12导联心电图,协助心律失常的诊断。④对严重心律失常患者,遵医嘱给予心电监护,注意电极位置应避开电复律的电极板放置区域和心电图胸导联位置。⑤除颤仪置于患者床旁,呈

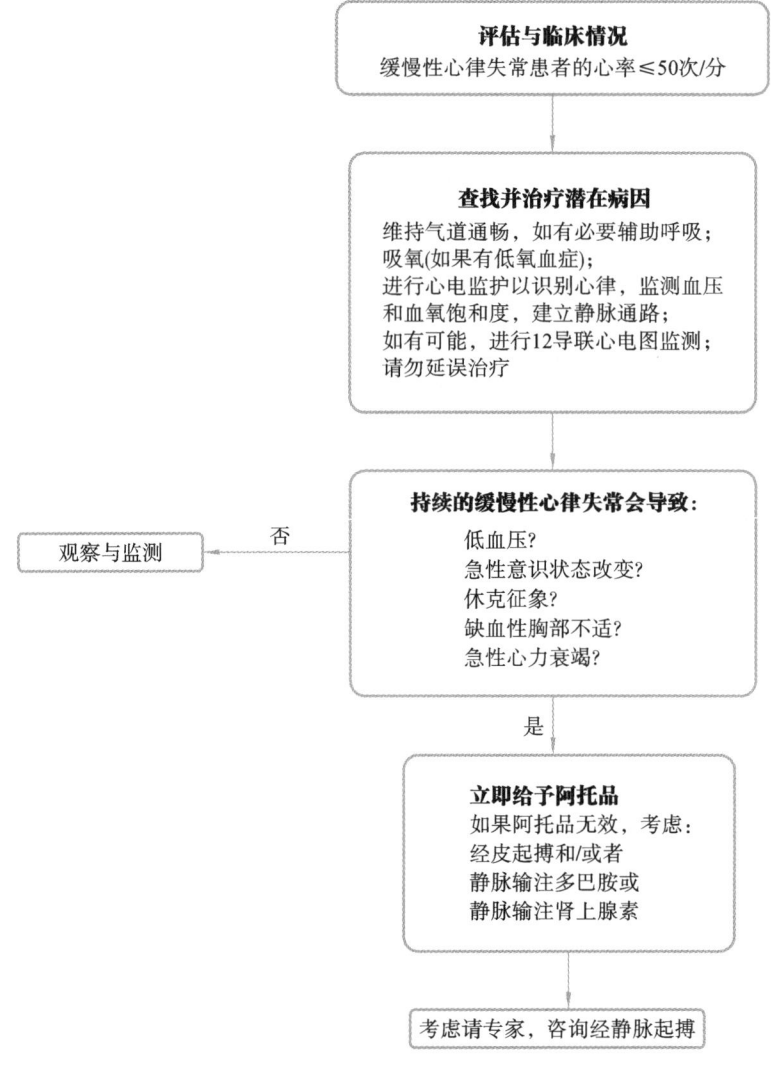

图 8-2-9 缓慢性心律失常救治流程

完好备用状态。

2. 快速性心律失常的处理

(1)血流动力学稳定的快速性心律失常：立即描记与评估12导联心电图,确定QRS波群时限,判断QRS波是窄还是宽。

①规则的窄QRS波心动过速：多为室上性心动过速,如血流动力学稳定,可先尝试刺激患者迷走神经。如按摩颈动脉窦(患者取仰卧位,先行右侧按摩,每次5~10 s,注意不要双侧同时按摩),采取 Valsalva 动作(即深吸气后屏气再用力做呼气动作),刺激恶心反射或咽反射,压迫眼球,给予冷水面部浸浴等方法。如无效,遵医嘱给予药物治疗。腺苷可终止约90%的折返性心律失常,但对于合并心绞痛、支气管哮喘、室性心律失常、年龄大于60岁者应该慎用或禁用。亦可遵医嘱给予普罗帕酮、维拉帕米、胺碘酮等药物治疗,或遵医嘱协助患者办理住院手续,准备接受经食管心房调搏复

律和导管射频消融术等其他治疗。

②不规则的窄 QRS 波心动过速：很可能为房颤。主要是处理心律失常及预防发生血栓栓塞。对于阵发性心房颤动伴快速心室率，最初的治疗目标是减慢心室率，可遵医嘱经静脉注射受体阻滞药、钙通道阻滞药或地高辛。将房颤转复为窦性心律的方法包括药物转复、电复律及导管消融治疗。ⅠA（奎尼丁、普鲁卡因胺）、ⅠC（普罗帕酮）或Ⅲ类（胺碘酮）抗心律失常药物均可能转复房颤。目前常用胺碘酮，因其致心律失常发生率最低。奎尼丁可诱发致命性室性心律失常，目前已很少使用；ⅠC 类药亦可致窒息性心律失常，严重器质性心脏病患者不宜使用。药物复律无效时，可改用电复律。导管消融被列为房颤的二线治疗，不推荐作为首选治疗方法。遵医嘱给予肝素或华法林进行抗凝治疗，预防血栓栓塞。

③规则的宽 QRS 心动过速：多为室性心动过速，在做好专科医生会诊准备的同时，可遵医嘱经静脉注射抗心律失常药物或给予同步电复律，首选药物为胺碘酮，也可以使用普鲁卡因胺、利多卡因等。对于血流动力学尚稳定但持续时间超过 24 h 或药物治疗无效的室性心动过速也可选择电复律。

④不规则的宽 QRS 心动过速：做好专科医生会诊的准备。如出现尖端扭转型室性心动过速，应立即遵医嘱给予硫酸镁，并做好随时进行心肺复苏的准备。

（2）血流动力学不稳定的快速性心律失常：如患者伴有晕厥、持续的胸部不适或疼痛、低血压或其他休克征象，应立即准备进行同步电复律。对于规则的窄波，通常给予初始能量为 50~100 J 的双相波同步电复律；对于不规则的窄波，通常给予初始能量为 120~200 J 的双相波同步电复律；对于规则的宽波，通常给予初始能量为 100 J 的双相波同步电复律，如果首次电击无效，可采用逐级提高模式增加电击能量。如果可能，对清醒的患者，遵医嘱给予镇静剂，但不要延误对血流动力学不稳定患者进行电复律。房颤患者的紧急复律治疗可选用经静脉注射肝素或皮下注射低分子肝素抗凝。

（3）心室颤动：立即进行心肺复苏，尽早实施非同步直流电除颤，首次单相波除颤能量为 360 J，双相波选择 120~200 J 除颤之后立即继续 5 个周期（约 2 min）的心肺复苏。心肺复苏后再次分析心律，必要时再次除颤。遵医嘱给予肾上腺素和抗心律失常药。

3. 缓慢性心律失常的处理 对于心动过缓患者，在气道开放良好和呼吸顺畅的前提下，如果出现血流动力学不稳定的表现，应遵医嘱经静脉注射阿托品 0.5 mg，必要时重复使用，最大剂量不超过 3 mg。如果患者对阿托品没有反应，应做好专科会诊和起搏治疗的准备，等待起搏治疗期间，如果患者出现低血压，可遵医嘱经静脉输注肾上腺素、多巴胺或异丙肾上腺素等药物。

4. 病情观察 注意了解引发心律失常的原因、发作时的症状、持续的时间及患者发作时的心理状态。当患者主诉头晕、乏力时，应注意观察患者是否伴有血流动力学不稳定。当患者出现胸痛、胸闷甚至心绞痛发作时，说明冠状动脉灌注减少。如果出现了呼吸困难，说明患者可能出现了心力衰竭。如果患者出现头痛、恶心、肢体活动及语言障碍、下肢疼痛，应高度警惕患者发生了血栓栓塞事件。应对患者的主诉给予高度的重视，为尽快救治患者提供最佳的时机。

5. 用药护理 遵医嘱及时、正确使用抗心律失常药物。应用抗心律失常药物时，应注意获取基线生命体征数据，观察药物的疗效和不良反应。

6. 持续心电、血压监护 给予心电、血压监护,严密监测心率、心律和血压的变化。如出现以下变化,应及时与医生联系,随时做好急救的准备。

(1)心率:低于50次/分或大于150次/分。

(2)心律:①频发室性期前收缩(每分钟5次以上),或室性期前收缩呈二联律;②连续出现2个以上多源性室性期前收缩,或反复发作的短阵室速;③室性期前收缩落在前一个搏动的T波之上(RonT现象);④室颤;⑤不同程度的房室传导阻滞。

(3)低血压:收缩压低于90 mmHg,脉压小于20 mmHg。

(4)阿-斯综合征:患者突然意识丧失、昏迷或抽搐、心音消失、血压测不到、呼吸停止或发绀、瞳孔散大。

7. 电复律治疗与护理 对血流动力学不稳定的异位性快速心律失常或心室颤动,应配合医生紧急进行直流电复律或除颤。电复律后应严密监测心率、心律的变化,如有异常,及时配合医生处理。

8. 介入治疗准备 及时遵医嘱做好心脏起搏、导管射频消融治疗的准备工作。

9. 健康宣教 ①病因预防:注意劳逸结合、生活规律,保证充足的休息和睡眠,避免过多摄入浓咖啡、浓茶等。②用药:遵医嘱服用抗心律失常药物,不能擅自增减药物,如有异常,及时就诊。③自我监测病情:学会测量脉搏的方法,了解心律失常相关症状,进行自我监测。④定期复查心电图,及早发现病情变化并及时就诊。

二、急性胸痛

胸痛是指胸前区的不适感,包括胸部闷痛、刺痛、烧灼、紧缩或压榨感等,有时可放射至面颊、下颌部、咽颈部、肩部、后背部、上肢或上腹部,表现为酸胀、麻木或沉重感等,常伴有精神紧张、焦虑、恐惧感,是急诊科常见的症状之一。胸痛的病因复杂各异,且危险性存在较大的差别。急性胸痛是一些致命性疾病的主要临床表现,如急性冠状动脉综合征、主动脉夹层、急性肺栓塞等。目前,"胸痛中心"是一种新型的医疗模式,通过院内多学科及院内外急救医疗服务体系信息共享和流程优化,使急性胸痛患者得到快速诊断和及时治疗,病死率降低,临床预后得到改善。

知识拓展

"胸痛中心"起源与发展

全球第一家"胸痛中心"于1981年在美国巴尔的摩St. ANGLE医院建立,至今全球多个国家的医院都设立了"胸痛中心"。"胸痛中心"可显著减少胸痛确诊时间,降低ST段抬高型心肌梗死再灌注治疗时间,缩短住院时间,降低再就诊和再住院次数,减少不必要检查费用,提高生活质量。

2011年,在著名心脏病学专家胡大一教授推动下,《"胸痛中心"建设中国专家共识》正式发表,标志着我国"胸痛中心"建设正式起步。2011年3月,广州军区广州总医院宣布中国首个军民区域协同胸痛急救网正式投入运营。2012年8月,上海胸科医院和广州军区广州总医院的"胸痛中心"通过美国胸痛中心的国际认证。2013年9月,《中国胸痛中心认证标准》发布,成为继美国、德国之后第三个有"胸痛中心"建设标准的国家。截至2015年12月,我国已有180家"胸痛中心",其中50家通过认证。

【病因与发病机制】

胸痛的病因涵盖各个系统,有多种分类方法,其中,从急诊处理和临床实用角度,可将胸痛分为致命性胸痛和非致命性胸痛两大类。致命性胸痛又可分为心源性胸痛和非心源性胸痛,其中急性冠脉综合征、主动脉夹层和急性肺栓塞属于致命性胸痛,其他病因详见表8-2-1。

急性冠脉综合征(acute coronary syndromes,ACS)是以冠状动脉粥样硬化斑块破溃,继发完全或不完全闭塞性血栓形成为病理基础的一组临床综合征,包括不稳定型心绞痛(unstable angina,UA)、非ST段抬高型心肌梗死(non-ST segment elevation myocardial infarction,NSTEMI)和ST段抬高型心肌梗死(ST segment elevation myocardial infarction,STEMI);前两者又称非ST段抬高型急性冠脉综合征(non-ST segment elevation acute coronary syndrome,NSTE-ACS)。斑块破溃若形成微栓子或不完全血栓,可诱发UA或NSTEMI;若形成完全性血栓,可诱发STEMI。这些综合征均可导致心搏骤停和死亡,因此早期识别和快速反应至关重要。

主动脉夹层是指主动脉内的血液经内膜撕裂口流入囊样变性的主动脉中层,形成夹层血肿,并随血流压力的驱动,沿主动脉壁纵轴延伸剥离导致的严重心血管急症。

表8-2-1 胸痛的分类与常见病因

分　　类			常　见　病　因
致命性胸痛	心源性胸痛		急性冠脉综合征、主动脉夹层、心脏压塞、心脏按压伤(冲击伤)
	非心源性胸痛		急性肺栓塞、张力性气胸、食管破裂
非致命性胸痛	心源性胸痛		稳定型心绞痛、急性心包炎、心肌炎、肥厚型梗阻性心肌病、应激性心肌病、主动脉瓣疾病、二尖瓣脱垂等
	非心源性胸痛	胸壁疾病	肋软骨炎、肋间神经炎、带状疱疹、急性皮炎、皮下蜂窝织炎、肋骨骨折、血液系统疾病所致骨痛(急性白血病、多发性骨髓瘤)等
		呼吸系统疾病	肺动脉高压、胸膜炎、自发性气胸、肺炎、急性气管-支气管炎、胸膜肿瘤、肺癌等
		纵隔疾病	纵隔脓肿、纵隔肿瘤、纵隔气肿等
		心理精神疾病	抑郁症、焦虑症、惊恐等
		其他因素所致疾病	过度通气综合征、痛风、颈椎病等

由于机械压迫、刺激和损伤导致突发撕裂样的胸部疼痛。约有半数主动脉夹层由高血压引起。其他病因包括遗传性血管病变(如马方综合征)、血管炎性疾病(如Takayasu动脉炎)、医源性因素(如导管介入诊疗术)、主动脉粥样硬化斑块内膜破溃以及健康女性妊娠晚期等。

急性肺栓塞引起的胸痛与低氧血症、冠状动脉灌注减少、肺动脉高压时的机械扩张和波及壁胸膜有关。

由于心、肺、大血管以及食管的传入神经进入同一个胸背神经节,通过这些内脏神经纤维,不同脏器疼痛会产生类似的胸痛表现。此外,内脏病变除产生局部疼痛外,尚可产生牵涉痛,其发生机制是由于内脏器官的痛觉纤维与来自皮肤的感觉纤维在脊髓后角终止于同一神经元上,通过脊髓丘脑束传入大脑,大脑皮质把来自内脏的痛觉误感觉为相应体表的痛觉。

【病情评估与判断】

1. 评估与判断流程　急诊接诊急性胸痛患者时,首要任务是迅速评估患者生命体征,简要收集临床病史,判断是否有危及生命的表现,如生命体征异常、面色苍白、出汗、发绀、呼吸困难等,以决定是否需要立即对患者实施抢救;然后详细询问病史中疼痛及放射的部位、性质、持续时间、影响因素、伴发症状等,配合体格检查和辅助检查,进行综合分析与判断。需要强调的是,急诊护士面对每例胸痛患者,均需优先排查致命性胸痛(图8-2-10)。

2. 临床表现

(1)起病:ACS患者胸痛多在10 min内发展到高峰,而主动脉夹层是突然起病,发病时疼痛最严重。

(2)部位及放射:心绞痛或心肌梗死的疼痛常位于胸骨后或心前区,向左肩和左臂内侧放射,也可向左颈或面颊部放射而被误诊为牙痛。主动脉夹层随夹层血肿的扩展,疼痛可随近心端向远心端蔓延,升主动脉夹层疼痛可向前胸、颈、喉放射,降主动脉夹层疼痛可向肩胛、背、腹、腰或下肢放射。急性肺栓塞、气胸患者常出现剧烈的患侧胸痛。

(3)性质:疼痛的性质多种多样,剧烈痛或隐痛。典型的心绞痛和心肌梗死是压榨样痛并伴有压迫窒息感,而非典型疼痛表现为"胀痛"或"消化不良"等非特异性不适。主动脉夹层为骤然发生的前后移行性撕裂样剧痛。急性肺栓塞患者有胸膜炎性胸痛或心绞痛样疼痛。

(4)持续时间及影响因素:心绞痛一般持续2～10 min,休息或含服硝酸甘油后3～5 min缓解,诱因包括劳累、运动、饱餐、寒冷、情绪激动等。不稳定型心绞痛还可在患者活动耐量下降或静息状态下发作,胸痛持续时间延长,程度加重,发作频率增加。心肌梗死患者的胸痛持续时间常大于30 min,硝酸甘油无法有效缓解。呼吸时加重的胸痛多见于肺、心包或肌肉骨骼疾病。与进食关系密切的胸痛多见于食管疾病。

(5)伴发症状:胸痛伴有血流动力学异常,如大汗、颈静脉怒张、血压下降或休克时,多见于致命性胸痛。胸痛伴有严重呼吸困难、发绀、烦躁不安提示呼吸系统疾病的可能性较大。恶心、呕吐可为心源性疾病或消化系统疾病所致胸痛患者的伴发症状。

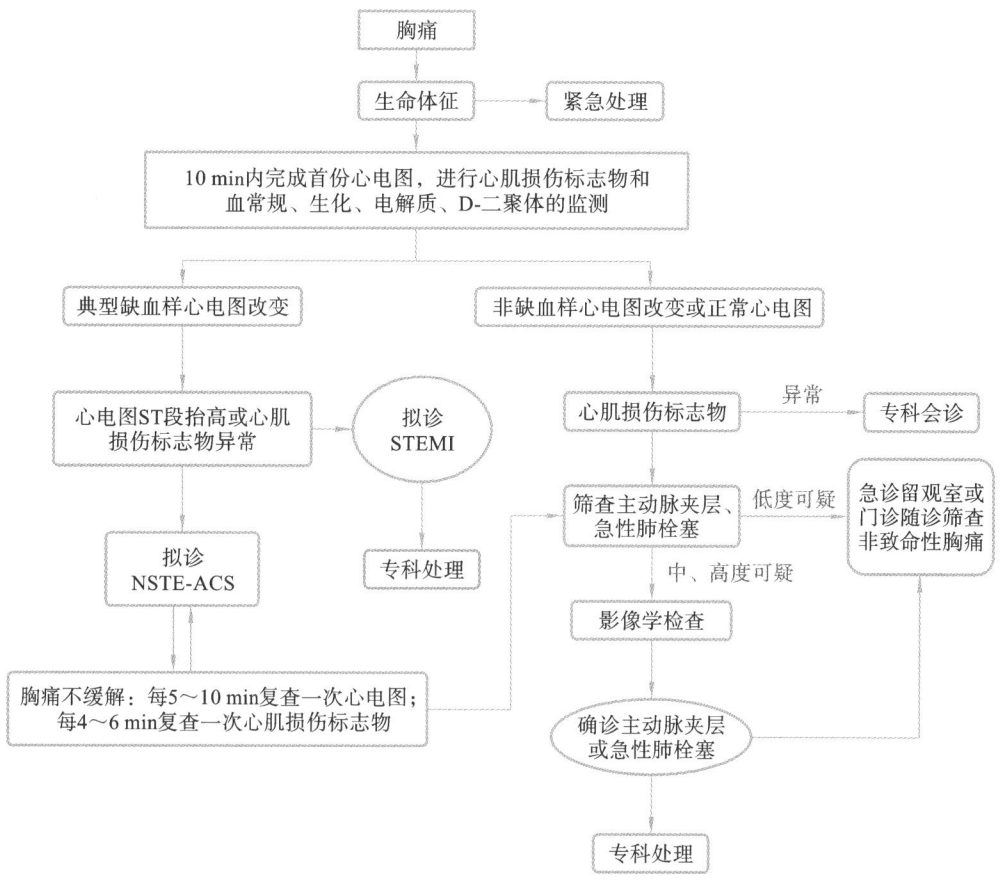

图 8-2-10 胸痛评估与判断流程

3. 体格检查 ACS 患者可无特异性临床体征,部分表现为面色苍白、皮肤湿冷、发绀、颈静脉怒张、低血压、心脏杂音、肺部啰音等。主动脉夹层累及主动脉根部,可闻及主动脉瓣杂音;夹层破入心包引起心脏压塞可出现贝克三联征,即颈静脉怒张、脉压减小、心音低钝遥远;夹层压迫锁骨下动脉可造成脉搏短绌、双侧收缩压和(或)脉搏不对称。急性肺栓塞患者最常见体征是呼吸频率增快,可伴有口唇发绀;血压下降、休克提示大面积肺栓塞;单侧或双侧不对称性下肢肿胀、腓肠肌压痛提示患者合并深静脉血栓形成。

4. 辅助检查

(1)心电图:早期快速识别 ACS 的重要工具,标准 12 或 18 导联心电图有助于识别心肌缺血部位、范围和程度。

①STEMI 患者典型心电图:至少两个相邻导联 J 点后新出现 ST 段弓背向上抬高,伴或不伴病理性 Q 波、R 波减低;新发的完全左束支传导阻滞;超急性期 T 波改变。

②NSTE-ACS 患者典型心电图:同基线心电图比较,至少 2 个相邻导联 ST 段压低≥0.1 mV 或者 T 波改变,并呈动态变化。少数 UA 患者可无心电图异常表现。上述心电图变化可随心绞痛缓解而完全或部分消失,如果其变化持续 12 h 以上,提示

NSTEMI。

③急性肺栓塞患者典型心电图：SⅠQⅢTⅢ征，即Ⅰ导联S波加深，导联出现Q波及T波倒置。

(2)实验室检查：心肌肌钙蛋白Ⅰ/T(CThI/T)是诊断心肌梗死的特异性高、敏感性好的生物性标志物，高敏肌钙蛋白(hs-cTm)是检测CTnI/T的高敏感方法。如不能检测CTn，肌酸激酶同工酶(CK-MB)检测可作为替代。

多数急性肺栓塞患者血气分析$PaO_2 < 80$ mmHg伴$PaCO_2$下降。血浆D-二聚体水平升高，因其敏感性高而特异性差，若其含量低于500 μg/L，有重要的排除价值。

(3)超声心动图：可定位主动脉夹层内膜裂口，显示真、假腔的状态及并发心包积液和主动脉瓣关闭不全的改变等。

(4)CT血管成像：主动脉夹层和急性肺栓塞的临床首选影像学检查。

(5)肺动脉造影术：在CT检查难以确诊或排除急性肺栓塞诊断时，或者患者需要血流动力学监测时应用。

5. ACS的危险分层　对ACS患者的预后判断和治疗策略选择具有重要价值。

(1)STEMI高危特征：广泛ST段抬高、新发左束支传导阻滞、既往心肌梗死病史、Killip分级≥Ⅱ级、下壁心肌梗死伴左心室射血分数≤35%或收缩压<100 mmHg或心率>100次/分或前壁导联ST段下移≥0.2 mV或右心室导联V4R ST段抬高≥1 mV、前壁心肌梗死且至少2个导联ST段抬高≥0.2 mV。

(2)NSTE-ACS的危险分层：涉及较多因素，详见表8-2-2。

表8-2-2　UA及NSTEMI的危险分层

项目	高危(至少符合以下1项)	中危(无高危特征，但至少符合以下1项)	低危(无中、高危特征，但至少符合以下1项)
健康史	缺血症状在48 h内恶化	既往心肌梗死、脑血管疾病、冠状动脉旁路移植术或使用阿司匹林	无
胸痛表现	长时间静息时胸痛(>20 min)	曾有长时间静息时胸痛(>20 min)或可通过休息及舌下含服硝酸甘油缓解	过去2周至2个月内新发的心绞痛
		中度或高度可疑ACS所致夜间心绞痛	心绞痛可由较低的符合条件诱发
		过去2周内新发或恶化的ACS Ⅲ~Ⅳ级心绞痛，但无长时间静息时胸痛(>20 min)	心绞痛频率、程度或时间延长

续表

项目	高危(至少符合以下1项)	中危(无高危特征,但至少符合以下1项)	低危(无中、高危特征,但至少符合以下1项)
临床征象	缺血引起的肺水肿	年龄>70岁	无
	新发二尖瓣反流杂音加重		
	第三心音、新发肺部啰音或原有啰音加重		
	低血压、心动过缓、心动过速	年龄>75岁	
心电图	静息心绞痛伴一过性ST段改变>0.05 mV,aVR导联ST段抬高>0.1 mV	T波改变	
	新出现的束支传导阻滞	病理性Q波	
	持续性室性心动过速	多个导联(下壁、前壁或侧壁)静息时ST段下降<0.1 mV	
心肌损伤标志物	显著升高	轻度增高	正常

【救治与护理】

(一)救治原则

急性胸痛的处理原则是首先迅速识别致命性胸痛,给予积极救治,然后针对病因进行治疗。

1. ACS的救治原则

(1)院前急救:①首先识别并确认缺血性胸痛,获取12导联心电图,如果ST段抬高,将患者送往能进行心血管再灌注治疗的医院,有条件时应提前与医院沟通。②监测生命体征和血氧饱和度,如果血氧饱和度<94%,给予吸氧。③如果发生心搏骤停,立即进行心肺复苏和除颤。④对症治疗,如舌下含服或喷硝酸甘油,必要时给予吗啡止痛。⑤建立静脉通路。⑥如果考虑给予院前溶栓治疗,应排除禁忌证。

(2)急诊科救治:①救治目标:识别并分诊患者,缓解缺血性胸部不适;预防和治疗ACS的急性致命并发症(如室颤、无脉性室速、心源性休克、急性心力衰竭等)。②危险分层:根据评估结果,可将患者划分为STEMI、高危NSTE-ACS以及中低危NSTE-ACS,分别采取不同的救治措施(图8-2-11)。③早期再灌注治疗:如果STEMI患者症状出现时间<12 h,应直接行经皮冠状动脉介入治疗(percutaneous coronary intervention,PCI),目标时间是从接诊到球囊扩张少于 90 min。如果采用静脉溶栓治疗,目标时间是从接诊到进针少于 30 min。

2. 急性主动脉夹层的救治原则 积极给予镇静与镇痛治疗,给予控制血压、负性心率与负性心肌收缩力的药物,必要时给予介入或外科手术治疗。

3. 急性肺栓塞的救治原则 在呼吸循环支持治疗的基础上,以抗凝治疗为主;对于伴有明显呼吸困难、胸痛、低氧血症的大面积肺栓塞病例,采取溶栓、外科手术取栓或介入导管碎栓治疗。

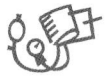

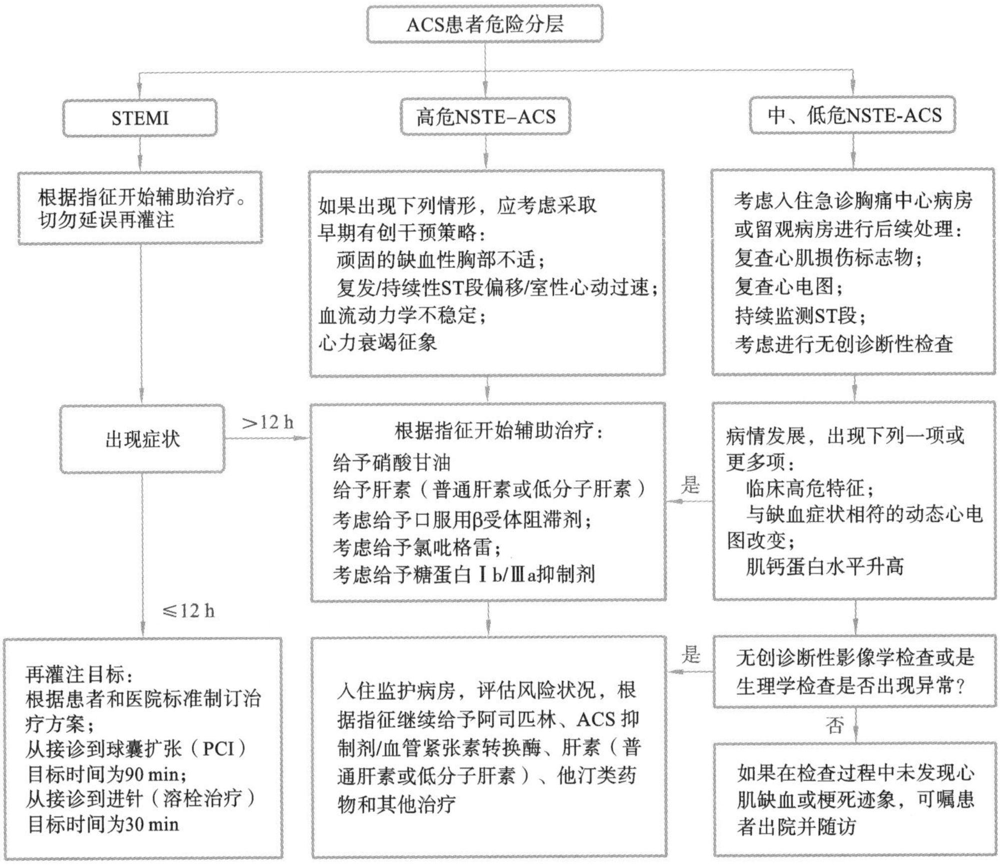

图 8-2-11 ACS 患者危险分层救治

（二）护理措施

1. 即刻护理措施 对于急性胸痛,在没有明确病因前,应给予:①安静卧床休息。②连接心电、血压、呼吸和血氧饱和度监测仪,注意电极位置应避开除颤区域和心电图胸导联位置。③当有低氧血症时,给予鼻导管或面罩吸氧,使血氧饱和度≥94%。④描记 12 或 18 导联心电图,动态关注 ST 段变化。⑤建立静脉通路,保持给药途径畅通。⑥按所在部门救治流程采取动脉、静脉血标本,监测血常规、血气、心肌损伤标志物、电解质、凝血功能、肝肾功能、D-二聚体等。⑦对 ACS 的急性致命并发症,如室颤、无脉性室速等,准备好急救药物和抢救设备。⑧对于 NSTE-ACS 及高危缺血者,做好紧急(<2 h)行冠状动脉造影的准备。⑨如果病情允许,协助患者遵医嘱接受胸

部 X 线、CT、磁共振成像(MRI)等影像学检查。

2. 胸痛护理 观察胸痛的部位、性质、严重程度、有无放射、持续时间、伴随症状、缓解和加重因素。注意疼痛程度的变化、胸痛时有无面色苍白、大汗和血流动力学障碍。及时向医生报告患者疼痛变化。遵医嘱使用镇痛药,及时评估止痛的效果。

3. ACS 的护理 如胸痛的病因为 ACS,护理如下。

1)遵医嘱用药 明确用药剂量、途径、适应证、禁忌证以及简单药物原理。

(1)阿司匹林:对于疑似 STEMI 患者,若无阿司匹林过敏史和近期胃肠道出血,应遵医嘱立即让患者嚼服阿司匹林 150～300 mg,保证药物吸收效果。

(2)硝酸酯类药物:包括硝酸甘油和硝酸异山梨酯。对于阿司匹林无法缓解的胸痛,若患者血流动力学稳定(收缩压高于 90 mmHg 或低于基线值 30 mmHg 以内且心率为 50～100 次/分),每 3～5 min 让其舌下含服 1 片硝酸甘油,含服时确保舌下黏膜湿润,尽可能取坐位,以免加重低血压反应。若胸痛仍未缓解,及时报告医生,准备经静脉滴注硝酸甘油,注意定期调整滴注速度,监测血流动力学和临床反应,使血压正常患者平均动脉血压下降 10%,高血压患者平均动脉血压下降 20%～30%。部分患者用药后可能出现面色潮红、头部胀痛、头晕、心动过速、心悸等不适,应告知患者是由药物所产生的血管扩张作用所致,并注意密切观察。特别需要注意的是,对于心室前负荷不足的患者应慎用或不用硝酸甘油,这类情况包括下壁心肌梗死和右心室心肌梗死、低血压、心动过缓、心动过速、过去 24～48 h 服用过磷酸二酯酶抑制剂。

(3)吗啡:对于经硝酸类药物治疗胸痛未缓解的患者,应及时报告医生,准备给予吗啡治疗。吗啡有扩张血管作用,可能有前负荷依赖或 UA/NSTEMI 患者应慎用吗啡,因吗啡可能与其死亡率增高有关。

(4)β受体阻滞药:排除低血压、心动过缓、心力衰竭的 ACS 患者按医嘱给予 β 受体阻滞药,降低过快的心率和高血压,减轻心肌耗氧。

(5)氯吡格雷:具有血小板抑制剂作用,起效快,使用安全。对于高危 ACS 保守治疗患者或延迟性 PCI 患者,在早期辅助治疗中按医嘱给予氯吡格雷可改善预后,尤其适合对阿司匹林过敏的 ACS 高危人群。

2)再灌注心肌的治疗与护理 起病 3～6 h,最多在 12 h 内,做好使闭塞的冠状动脉再通的准备,使心肌得到再灌注,减少心肌坏死的范围。

(1)直接 PCI 治疗的适应证:STEMI 患者,包括:①发病 12 h 内或伴有新出现左束支传导阻滞,或伴严重急性心力衰竭或心源性休克(不受发病时间限制);②发病 12～24 h,具有临床和(或)心电图进行性缺血证据。

(2)溶栓后 PCI 治疗的适应证:所有在院前溶栓的患者应及时转运到能进行 PCI 治疗的医院。

①溶栓成功后 3～24 h,或溶栓后出现心源性休克或急性严重心力衰竭时,应行冠状动脉造影并对梗死相关血管行血运重建。

②溶栓治疗失败患者。

③溶栓成功后若出现再发缺血、血流动力学不稳定以及危及生命的室性心律失常或有再次闭塞证据的患者。

(3)PCI 术前护理:协助医生向患者及其家属介绍 PCI 目的、方法。遵医嘱检查血常规、凝血功能、心肌损伤标志物、肝肾功能等,做好手术区域的备皮,备好便携式给氧设施及必要的抢救药品与物品,尽快护送患者到介入导管室。

(4)溶栓治疗的护理:如果因各种原因不能进行 PCI 而采用溶栓治疗,应做如下工作。

①评估溶栓治疗的适应证和禁忌证。

②遵医嘱准确给药,如尿激酶(UK)、链激酶(SK)和重组组织型纤维蛋白溶酶原激活剂。

③监测血压的改变。

④遵医嘱随时做心电图,及时了解再灌注心律失常和 ST 段的改变。

⑤溶栓治疗最严重的并发症是颅内出血,应密切观察患者是否发生严重头痛、视觉障碍、意识障碍等。动、静脉穿刺后要注意延长按压局部时间至不出血为止。

⑥遵医嘱及时抽取和送检血标本,及时了解化验和特殊检查结果。

⑦注意观察有无药物不良反应,如寒战、发热等过敏反应。

3)并发症的监测与处理

(1)心律失常的监测与处理:注意观察监护仪及心电图的心率(律),及时识别各种心律失常,并迅速配合医生给予及时处理。

(2)心源性休克的监测与处理:密切观察患者的呼吸、血压、心率及皮肤颜色、温度及湿度等表现。如果患者出现心率持续增快、血压有下降趋势(<90 mmHg)、血氧饱和度低于94%、皮肤颜色苍白或发绀、四肢湿冷、表情淡漠等症状,应高度警惕发生心源性休克的可能,及时通知医生,配合给予必要的处理。

心源性休克的处理:①补充血容量:估计有血容量不足时,遵医嘱补充液体,注意按输液计划调节滴速,观察有无呼吸困难、颈静脉充盈、恶心、呕吐、心前区疼痛加重等表现。②及时遵医嘱给予药物:如血压低于 90 mmHg,及时给予血管活性药物(如多巴胺)等药物静脉滴注。用药时注意观察血压和输液部位的皮肤,根据医嘱和血压具体情况调节输液速度。需要时,遵医嘱采取措施纠正酸中毒及电解质紊乱,保护肾功能。③密切观察病情变化:注意观察药物作用与副作用,密切观察心率(律)、血压、血氧饱和度、尿量和患者状况,准确记录液体出入量,及时向医生报告病情变化情况。

(3)急性左心衰竭的监测与处理:如患者出现不能平卧、呼吸困难、咳嗽、发绀、烦躁等心力衰竭症状,立即准备遵医嘱采取紧急措施:①体位:将患者置于坐位或半坐卧位。②保持呼吸道通畅,给予高流量面罩吸氧。③遵医嘱给予各种抢救药物:如静脉注射吗啡,镇静,减轻恐惧感,同时亦可降低心率,减轻心脏负荷;应用氨茶碱,解除支气管痉挛,缓解呼吸困难;给予洋地黄制剂,增加心肌收缩力和心排血量;静脉滴注硝酸甘油、硝普钠等血管扩张剂,扩张周围血管,减少静脉回心血量;给予呋塞米静脉注射,利尿,减少循环血量。在给药过程中,注意按药物用法给药,血管活性药物一般应用微量泵注入,控制输液速度,防止低血压。但对于肺和(或)体循环淤血者,注意严格控制静脉输液速度,监测液体出入量。④密切观察病情变化,协助完善相关检查,如监测心电、血压、血氧饱和度,密切观察药物作用及其病情变化。描记 12 导联心电图,留取检查动脉血气、脑钠肽、血常规、血糖、电解质和心肌损伤标志物等检查;协助患者接受胸部 X 线、超声检查。

4)心理护理　ACS患者突然发病、症状重,加之处于医院,手术风险及医疗费用等因素均会引起紧张、恐惧、焦虑、烦躁,甚至绝望等负性情绪。因此,应重视对患者的心理护理,注意关心体贴患者。抢救过程中适时安慰和鼓励患者,有针对性地告知相关抢救措施,减轻患者的恐惧感,取得患者及其家属的配合,积极配合治疗,增强对治疗的信心。

5)健康指导　在救治ACS患者的同时,结合患者病情和不同特点对患者及其家属实施健康教育和康复指导,强化预防意识,已有ACS病史时应预防再次梗死和其他心血管不良事件(称为二级预防)。

(1)改变生活方式:①合理膳食:宜摄入低热量、低脂肪、低胆固醇、低盐饮食,多食蔬菜、水果和粗纤维食物如芹菜等,避免暴饮暴食。②适当运动:保持适当的运动,以有氧运动为主,注意运动的强度和时间,以不致发生疼痛症状为度。③控制体重:在饮食治疗的基础上,结合运动和行为治疗等控制体重。④戒烟戒酒。

(2)避免诱发因素:调整日常生活与工作量,不可过于劳累,避免情绪激动,减轻精神压力,保证充足睡眠。

(3)正确应用药物:告知患者用药目的、作用及注意事项,指导患者正确应用抗血小板聚集、抗缺血、抗心律失常、降压降脂降糖等药物,积极治疗冠心病、高血压、高血脂、糖尿病等基础慢性疾病。

(4)自我监测病情:向患者讲解疾病的知识,包括ACS发生的简单过程、诱因、监护意义。教会患者自测脉率,以及早发现心律失常。告知患者及其家属心绞痛发作时缓解的方法。如心绞痛发作比以往频繁、程度加重,疼痛时间延长,应警惕心肌梗死,及时就医。

4. 主动脉夹层的护理　如胸痛的病因是主动脉夹层,护理如下。

(1)遵医嘱给予药物治疗。

①降压治疗:降压可以减轻或缓解患者胸痛,防止主动脉破裂,争取手术机会。一般经静脉持续应用微量泵输入扩血管药物,如硝普钠,同时配合应用β受体阻滞药或钙离子拮抗剂,将收缩压控制在相应安全水平。用药过程中要密切监测血压变化,避免血压出现骤降或骤升,根据血压变化调节药物剂量,使血压维持在相对稳定和安全的水平。

②镇痛治疗:如果患者胸痛剧烈,应及时报告医生,遵医嘱给予吗啡等治疗,观察并记录胸痛缓解情况,密切监测有无心动过缓、低血压和呼吸抑制等不良反应。

(2)密切观察病情变化:严密监测四肢血压和心率(律)的变化,观察胸痛缓解或加重情况;关注辅助检查结果,了解疾病严重程度与发展趋势;出现任何异常情况,及时报告医生。主动脉夹层极易发生夹层破裂而危及生命,应随时做好抢救的准备。

(3)做好介入治疗、手术或转运的准备:遵医嘱为患者做好接受介入治疗或住院接受外科手术治疗的准备,按部门要求为转运过程中可能发生的病情变化做好充分的准备。

5. 急性肺栓塞的护理　如胸痛病因是急性肺栓塞,其护理参见本项目任务一中"一、呼吸困难"部分内容。

(李　茜)

任务评价

任务三 消化系统急症患者救护

案例导入

患者,男,36岁,上腹节律性疼痛反复发作6年,每日空腹时腹痛,进食后缓解,有夜间痛。今晨食山芋后连续呕血3次,总量约1200 mL,呕吐物初为咖啡色,后为鲜红色,有稀黑便、头晕、心慌。查体:T 36 ℃,P 110次/分,R 22次/分,BP 80/50 mmHg。

工作任务

1.该患者发生了什么情况?
2.对该患者如何评估病情?
3.如何根据临床表现及各项检查实施正确救护?

任务目标

1.能识别急性腹痛的病因、症状。
2.能根据临床表现及各项检查实施正确救护。

腹痛是指发生在1周之内,由各种原因引起的腹腔内外脏器急性病变而表现在腹部的疼痛,是临床上常见的急症之一,具有发病急、变化多、进展快的特点,若处理不及时,极易发生严重后果,甚至危及患者生命。护士细致地评估、严密地观察和及时地护理,对把握患者抢救时机和疾病的疗效与预后起到重要的作用。

【病因与发病机制】

(一)病因

可引起腹痛的病因很多,可分为器质性和功能失调性两类。器质性病变包括急性炎症、梗阻、扩张、扭转、破裂、损伤、出血、坏死等;功能失调性病因有麻痹、痉挛、神经功能紊乱、功能暂时性失调等。

1.腹腔脏器病变引起的腹痛

(1)急性炎症:如急性胃炎、急性胃肠炎、急性肠系膜淋巴结炎、急性肾盂肾炎、急性回肠或结肠憩室炎、自发性腹膜炎、急性胰腺炎、阑尾炎、胆囊炎、急性化脓性胆管炎、腹腔内各种脓肿、急性盆腔炎、急性附件炎、急性泌尿系感染以及急性细菌性或阿米巴性痢疾等。

(2)急性梗阻或扭转:常见的有急性肠梗阻(包括肠套叠、肠扭转),腹内/外疝,胆道、肾、尿路结石嵌顿性绞痛,胆道蛔虫症,肠系膜或大网膜扭转,急性胃或脾扭转,胃黏膜脱垂症,卵巢囊肿蒂扭转等。

(3)急性穿孔:消化性溃疡急性穿孔、胃肠道癌或肠炎症性疾病急性穿孔、胆囊穿孔、子宫穿孔、外伤性胃肠穿孔等。

(4)急性内出血:如腹部外伤所致肝、脾、肾等实质脏器破裂,异位妊娠致卵巢或黄体破裂等。

(5)血管病变:见于腹主动脉瘤、肾梗死、肠系膜动脉急性栓塞或血栓形成、肠系膜静脉血栓形成、急性肝静脉血栓形成、夹层动脉瘤等。

(6)其他:如急性胃扩张、痛经、肠易激综合征、腹壁皮肤带状疱疹等。

2. 腹腔外脏器造成全身性疾病引起的腹痛 以胸部疾病所致的放射性腹痛和中毒、代谢疾病所致的痉挛性腹痛为多,常伴有腹外其他脏器病症,而无急性腹膜炎征象。

(1)胸部疾病:如不典型心绞痛、急性心肌梗死、急性心包炎、主动脉夹层、肋间神经痛、肺脓肿、胸膜炎、气胸等。

(2)代谢及中毒疾病:如铅、砷、汞、乙醇中毒,尿毒症,糖尿病酮症酸中毒,低钙血症等。

(3)变态反应性疾病:如腹型过敏性紫癜、腹型风湿热。

(4)神经源性疾病:如脊柱结核、带状疱疹、末梢神经炎、腹型癫痫、胃肠功能紊乱、神经功能性腹痛等。

(二)发病机制

1. 躯体痛 脏腹膜上虽然没有感觉受体,但近脏器的肠系膜、系膜根部、小网膜及膈肌等均有脊髓性感觉神经,当病变累及其感觉神经时产生冲动,并上传至丘脑,被大脑感知。躯体痛较剧烈,定位较准确,与体位有关,变换体位常可使疼痛加重。

2. 内脏痛 多由消化道管壁平滑肌突然痉挛或强力收缩,管壁或脏器突然扩张,急性梗阻、缺血等刺激自主神经的痛觉传导纤维所致,常为脏器本身的疼痛。

3. 牵涉痛 也称放射痛或感应性痛,由某种病理情况导致身体某一局部疼痛,疼痛部位非病变所在部位,但与病变脏器的感觉常来自同一节段的神经纤维。

【病情评估与判断】

(一)病情评估

1. 快速评估全身情况 急诊护士接诊后应首先评估患者的总体情况,初步判断病情的轻、重、缓、急,应重点评估意识、回答的问题能力、表情、血压、脉搏、体位、疼痛程度等,之后迅速分诊送入治疗区进行急救处理,待情况允许再做详细检查。表情痛苦、面色苍白、脉搏细速、呼吸急促、大汗淋漓、仰卧不动或卷曲侧卧、明显脱水等提示病情较重。如脉搏细速伴低血压,提示低血容量。

2. 评估一般情况

(1)年龄:青壮年以急性胃穿孔、阑尾炎、肠梗阻所致脏器破裂出血等多见。中老年以胃肠道癌肿及并发症、胆囊炎、胆石症及血管疾病等发病率高。

(2)性别:如溃疡病穿孔、急性阑尾炎、肠梗阻、尿路结石多见于男性,而胆囊炎、胰腺炎则多见于女性。

(3)既往史:了解既往有无引起急性腹痛的病史如溃疡病、阑尾炎等及有无类似发作史,有无腹部外伤史、手术史,有无心肺疾病和糖尿病、高血压史等。对于女性,应了解月经、生产史,闭经且发生急性腹痛并伴休克者,应高度警惕异位妊娠破裂内出血。

3. 重点详细询问腹痛相关信息

1)诱发因素 胆囊炎或胆石症常于进食油腻食物后发作;急性胰腺炎发作前常有

酗酒、高脂饮食、暴饮暴食史；部分机械性肠梗阻与腹部手术有关；溃疡病穿孔在饱餐后多见；剧烈活动或突然改变体位后突发腹痛可能为肠扭转；腹部受暴力作用引起剧痛伴休克者，可能是肝、脾破裂所致。

2）疼痛部位　最早发生腹痛及压痛最明显的部位常是发生病变的部位，可帮助推断可能的病因（表8-3-1）。

表8-3-1　疼痛部位与病变脏器

疼痛部位	病变脏器
右上腹	肝、胆、胃、十二指肠、结肠肝曲、右肾、右膈下、右肺、胸膜
左上腹	胃、胰、脾、结肠脾曲、左膈下、左下肺、左肾、胸膜
脐部或脐周	小肠、网膜、肠系膜、淋巴结
脐下	膀胱、子宫、盆腔
右下腹	阑尾、回肠、回盲部、右输尿管、右卵巢
左下腹	乙状结肠、降结肠、左输尿管、左卵巢
弥漫性或部位不定	急性弥漫性腹膜炎（原发性或继发性）、机械性肠梗阻、急性出血性坏死性肠炎、血卟啉病、铅中毒、腹型过敏性紫癜等

3）疼痛的起病方式、性质和程度

（1）疼痛的起病方式、性质。

①炎症性急性腹痛：以腹痛、发热、压痛或腹肌紧张为主要特点。一般起病较缓慢，多由轻渐重，剧痛呈持续性并进行性加重，炎症波及脏器浆膜和壁腹膜时，呈典型局限性或弥漫性腹膜刺激征。常见于急性阑尾炎、胆囊炎、腹膜炎、胰腺炎、盆腔炎等。

②穿孔性急性腹痛：以突发持续腹痛、腹膜刺激征，可伴有肠鸣音消失或气腹为主要特点。突然起病，呈剧烈的刀割样痛、烧灼样痛，后呈持续性，范围迅速扩大。常见于外伤、炎症或癌肿侵蚀导致的空腔脏器破裂，如溃疡穿孔、胃癌穿孔、胆囊穿孔、外伤性肠穿孔等。

③梗阻性急性腹痛：以阵发性腹痛、呕吐、腹胀、排泄功能障碍为主要特点。多突然发生，呈阵发性剧烈绞痛，当梗阻器官合并炎症或血运障碍时，常呈持续性腹痛，阵发性加重。常见于肾结石、输尿管结石、胆绞痛、胆道蛔虫症、肠梗阻、肠套叠、嵌顿性疝、卵巢囊肿蒂扭转等。

④出血性急性腹痛：以腹痛、失血性休克与急性贫血、隐性（内）出血或显性（外）出血（呕血、便血、尿血）为主要特点。起病较急骤，呈持续性，但不及炎症性或穿孔性腹痛剧烈。大量积血刺激导致急性腹膜炎，但腹膜刺激症状较轻，有急性失血症状。常见于消化性溃疡出血、肝脾破裂出血、胆道出血、肝癌破裂出血、腹主动脉瘤破裂出血、异位妊娠破裂出血等。

⑤损伤性急性腹痛：以外伤、腹痛、腹膜炎或内出血综合征为主要特点。因暴力着力点不同，可有腹壁伤、空腔脏器伤及实质脏器损伤造成的腹痛，原发性休克恢复后，常呈急性持续性剧烈腹痛，伴恶心、呕吐。

⑥绞窄与扭转性急性腹痛：又称缺血性急性腹痛。疼痛呈持续性，因受阵发牵拉，

可有阵发性类似绞痛加剧,常可触及压痛性包块,可有频繁干呕、消化道排空症状,早期无腹膜刺激征,随着坏死的发生而出现。

⑦功能性紊乱及全身性疾病所致急性腹痛:疼痛常无明显定位,呈间歇性、一过性或不规律性,腹痛虽然严重,但体征轻,腹软,无固定压痛和反跳痛,常有精神因素或全身性疾病史。如肠易激综合征、胃肠神经症、肠系膜动脉硬化或缺血性肠病、腹型癫痫、过敏性紫癜等。

腹部绞痛多发病急,患者痛苦,应注意鉴别,尽早明确病因(表 8-3-2)。

表 8-3-2　几种绞痛的鉴别

绞痛类别	绞痛的部位及放射痛	伴随症状
肠绞痛	多位于脐周、下腹部	恶心、呕吐、腹泻或便秘、肠鸣音亢进等
胆绞痛	位于右上腹,放射至右背与右肩胛区	黄疸、发热、肝可触及或墨菲征阳性
肾绞痛	肾区痛,沿腹直肌外缘向下放射,达于腹股沟、外生殖器及大腿内侧	尿频、尿急、蛋白尿、血尿等
子宫病变绞痛	腰骶部或下腹部剧痛、坠痛	阴道流血、阴道排液等
胰腺绞痛	上腹或中上腹部,向左侧腰背部放射	黄疸、消化道症状、消瘦和乏力等

(2)疼痛程度:腹痛程度可反映腹内病变的轻重,但疼痛的个体敏感性和耐受程度差异较大,影响其评价。刀割样剧痛可能为化学刺激引起,如空腔脏器急性穿孔;梗阻性疾病为剧烈疼痛,如肠扭转、卵巢囊肿蒂扭转、肾绞痛等;脏器破裂出血性疾病引起的腹痛略次之,如宫外孕、脾破裂、肝破裂等;炎症性疾病引起的腹痛较轻,如阑尾炎、肠系膜淋巴结炎等。

4)与发作时间、体位的关系　餐后痛可能由于胆、胰疾病,胃部肿瘤或消化不良所致;饥饿痛发作呈周期性、节律性者见于胃窦、十二指肠溃疡;子宫内膜异位者腹痛与月经周期有关;卵泡破裂者腹痛发作在月经间期。如果某些体位使腹痛加剧或减轻,有可能成为诊断的线索,如胃黏膜脱垂患者左侧卧位可使疼痛减轻;胰腺疾病患者前倾坐位或膝胸位时疼痛减轻;腹膜炎患者活动时疼痛加剧,蜷缩侧卧时疼痛减轻;反流性食管炎患者烧灼痛在躯体前屈时明显,而直立位时减轻。

5)伴随症状

(1)消化道症状。

①恶心、呕吐:常发生于腹痛后,可由严重腹痛引起。急性胆囊炎、溃疡病穿孔均可伴有恶心、呕吐。急性胃肠炎、胰腺炎发病早期呕吐频繁,高位肠梗阻呕吐出现早而频繁,低位肠梗阻或结肠梗阻呕吐出现晚或不出现;呕吐物的性质及量与梗阻部位有关,如呕吐宿食不含胆汁则为幽门梗阻,呕吐粪水样物常为低位肠梗阻。

②排便情况:腹痛伴有呕吐,肛门停止排气、排便,多见于肠梗阻;腹痛伴有腹泻,

多见于急性肠炎、痢疾、炎症性肠病、肠结核等,伴有果酱样便是肠套叠的特征;伴有血便,多见于绞窄性肠梗阻、肠套叠、溃疡性结肠炎、坏死性肠炎、缺血性疾病等。

(2)其他伴随症状。

①休克:腹痛同时伴有贫血者可能有腹腔脏器破裂(如肝、脾或异位妊娠破裂);不伴贫血者见于急性胆管炎、胃肠穿孔、绞窄性肠梗阻、肠扭转、急性胰腺炎等。

②黄疸:多见于急性胆管炎、胆总管结石、壶腹部癌或胰头癌。

③发热:外科疾病一般是先有腹痛后发热;而内科疾病多先有发热后有腹痛。如伴发热、寒战,多见于胆道感染、腹腔或腹内脏器化脓性病变、下肺炎症或脓肿等。

④血尿、排尿困难:多见于泌尿系统感染、结石等。

⑤盆腔炎症或积液、积血时可有排便次数增多、里急后重感。

4. 体格检查 重点在评估腹部情况。腹部体检时应嘱患者取仰卧位,双腿屈曲,充分暴露腹部,然后对腹部进行视、触、叩、听四个方面的检查。

(1)视诊:全腹膨胀是肠梗阻、腹膜炎晚期表现。不对称性腹胀可见于肠扭转、闭袢性肠梗阻。急性腹膜炎时腹式呼吸运动减弱或消失。注意有无胃肠蠕动波及胃肠型,腹股沟区有无肿块等。

(2)触诊:着重检查腹膜刺激征患者腹部肌紧张、压痛与反跳痛的部位、范围和程度。压痛最明显之处往往就是病变所在,是腹膜炎的客观体征。炎症早期或腹腔内出血表现为轻度腹肌紧张,较重的感染性病变如化脓性阑尾炎、肠穿孔表现为明显肌紧张。胃十二指肠、胆道穿孔时,腹壁可呈"板状腰",但随着时间延长,腹腔内渗液增加而使腹膜刺激征反而减轻。注意年老、体弱、肥胖、小儿或休克患者,腹膜刺激征常较实际为轻。

(3)叩诊:先从无痛区开始,叩痛最明显处常是病变部位。肝浊音界消失提示胃肠道穿孔致膈下有游离气体。移动性浊音表示腹腔积液或积血。

(4)听诊:判断胃肠蠕动功能,一般选择脐周听诊。肠鸣音活跃、音调高、有气过水音提示机械性肠梗阻。肠鸣音消失或减弱多见于急性腹膜炎、血运性肠梗阻和肠麻痹。上腹部振水音可能提示幽门梗阻或胃扩张。

5. 辅助检查

(1)实验室检查:①血常规:白细胞总数和中性粒细胞计数增多提示感染性疾病;血红蛋白及红细胞进行性减少提示有活动性出血可能。②尿常规:尿中大量红细胞提示肾绞痛、泌尿系统肿瘤和损伤,白细胞增多提示感染。糖尿病酮症酸中毒患者可见尿糖、尿酮体阳性。③大便常规:糊状或水样便,含少量红、白细胞,可能为细菌性食物中毒引起的急性肠炎;黏液脓血提示痢疾可能;血便提示有消化道出血;大便隐血阳性提示消化道肿瘤。④血生化:血、尿或腹水淀粉酶水平增高常提示急性胰腺炎;血肌酐尿素氮水平升高提示肾功能不全;人绒毛膜促性腺激素有助于异位妊娠诊断。

(2)X线检查:胸部X线检查可显示肺、胸膜及心脏病变;腹部透视和摄片检查如发现膈下游离气体,提示胃肠穿孔;肠内有气液平面,肠腔内充气较多,提示肠梗阻;怀疑有尿路病变可摄腹部平片或做静脉肾盂造影。

(3)超声检查:对肝、胆、胰、脾、肾、输尿管、阑尾、子宫及附件、膀胱等形态、大小、占位病变、结石、异位妊娠、腹腔积液、腹腔内淋巴结及血管等病变等均有较高的诊断价值,是首选检查方法。在超声指引下进行脓肿、腹腔积液及积血等穿刺抽液。

(4)内镜检查:包括胃镜、十二指肠镜、胆道、小肠镜和结肠镜等检查,对急性腹痛的诊断具有极其重要的意义。在明确消化道出血的病因同时可行内镜下止血或病灶切除。

(5)CT检查:对病变定位定性有很大价值。其优点是不受肠管内气体的干扰。CT是评估急腹症的又一个安全、无创而快速有效的方法,特别是在判断肝胆胰等实质性脏器病变、十二指肠和主动脉病变方面较超声检查更具优势。PET-CT检查对肿瘤的诊断更加敏感。

(6)直肠指检:盆位阑尾炎患者可有右侧直肠壁触痛,盆腔脓肿或积血可使直肠膀胱陷凹呈饱满感、触痛。

(7)其他检查:疑腹腔有积液或出血,可进行腹腔诊断性穿刺,吸取液体进行常规检查和细胞学检查,可以确定病变性质;阴道后穹隆穿刺主要用于判断异位妊娠破裂出血、盆腔脓肿或盆腔积液;40岁以上患者,既往无慢性胃病史,突发上腹痛时应常规做心电图,以识别有无心脏及心包病变。

(二)病情判断

急性腹痛的病情严重程度可分为三类:①危重:先救命后治病。患者出现呼吸困难、脉搏细弱、严重贫血貌,如腹主动脉瘤破裂、异位妊娠破裂合并重症休克,应立即实施抢救。②重:配合医生诊断与治疗。患者持续腹痛伴器官功能障碍,如消化道穿孔、绞窄性肠梗阻、卵巢囊肿蒂扭转等,应配合医生尽快完成各项相关检查,纠正患者一般情况,准备急诊手术和相关治疗。③普通,但可能存在潜在危险性:通常患者体征平稳,可按常规程序接诊,细致观察,及时发现危及生命的潜在病因。如消化道溃疡、胃肠炎等,也可能有结石、恶性肿瘤的可能性。需要强调的是,面对每一例腹痛患者,均需重视并优先排查。

【救治与护理】

(一)救治原则

急性腹痛的病因虽然不同,但救治原则基本相似,即挽救生命、减轻痛苦、积极地对因治疗和预防并发症。

1. 手术治疗 手术是急腹症的重要治疗手段。如肠梗阻、内脏穿孔或出血、急性阑尾炎等病因明确,有手术指征者,应及时手术治疗。

2. 非手术治疗 主要适用于病因未明而腹膜炎症状不严重的患者,给予纠正水、电解质紊乱,抗感染,防治腹胀,防止休克等对症支持措施。对病因已明确而不需手术治疗、疼痛较剧烈的患者,应适当使用镇痛剂。

3. 不能确诊的急腹症患者 要遵循"四禁"原则,即禁食、禁灌肠、禁止痛、禁用泻药。经密切观察和积极治疗后,腹痛不缓解,腹部体征不减轻,全身状况无好转反而加重的患者可行剖腹探查,明确病因。

(二)护理措施

1. 即刻护理措施 应首先处理能威胁生命的情况,如腹痛伴有休克,应及时配合抢救,迅速建立静脉通路,及时补液纠正休克。如有呕吐,头应偏向一侧,以防误吸。对于病因明确者,遵医嘱积极做好术前准备。对于病因未明者,遵医嘱暂时实施非手术治疗措施。

2. 控制饮食及胃肠减压 对于病情较轻且无禁忌证者,可给予少量流质或半流质饮食。病因未明或病情严重者,必须禁食。疑有空腔脏器穿孔、破裂,腹胀明显或肠梗阻患者须行胃肠减压,应注意保持引流通畅,观察与记录引流液的量、色和性状,及时更换减压器。对于病情严重,预计较长时间不能进食者,遵医嘱尽早给予肠外营养。

3. 维持体液平衡 遵医嘱给予输液,补充电解质和能量合剂,纠正体液失衡,并根据病情变化随时调整补液方案和速度。

4. 遵医嘱给予抗生素控制感染 急腹症多为腹腔内炎症和脏器穿孔引起,多有感染,是抗生素治疗的确定指征。一般首先予经验性用药,宜采用广谱抗生素,且主张联合用药。待细菌培养明确病原菌及药敏试验后,尽早采用针对性用药。

5. 严密观察病情变化 观察期间要注意病情演变,综合分析,特别是对病因未明的急性腹痛患者,严密观察是极为重要的护理措施。观察内容:①意识状态及生命体征;②腹痛部位、性质、程度、范围以及腹膜刺激征的变化和胃肠功能状态(如呕吐、腹胀、排便、肠蠕动、肠鸣音等);③全身情况及重要脏器功能变化;④腹腔异常,如腹腔积气、积液、肝浊音界变化和移动性浊音;⑤新的症状与体征出现等。

6. 对症处理 对诊断不明或治疗方案未确定的急性腹痛患者,慎用吗啡、哌替啶类镇痛药,以免掩盖病情,可通过分散患者的注意力、改变体位等来缓解疼痛;空腔脏器损伤者行胃肠减压缓解疼痛。对诊断明确者,可根据病情遵医嘱给予镇静解痉药或镇痛药,同时注意评估镇痛效果和观察不良反应。对高热者可给予物理降温或药物降温。

7. 卧床休息 尽可能为患者提供舒适体位。一般状况良好或病情允许时宜取半坐卧位或斜坡卧位。注意经常更换体位,防止压力性损伤等并发症。对生活自理能力下降或缺失者加强生活护理;对意识障碍或躁动者,做好保护性约束;对长期卧床者,做好皮肤的护理。

8. 稳定患者情绪,做好心理护理 急性腹痛往往给患者造成较大的恐惧,应注意对患者及其家属做好解释安慰工作,对患者的主诉采取同情性倾听,主动关心患者,加强交流,向其解释引起腹痛的可能原因,在各项检查和治疗前耐心解释,使其能正确认识疾病的发展过程,并创造良好氛围,减少环境改变所致恐惧感。

9. 术前准备 对危重症患者应在不影响诊疗的前提下尽早做好必要的术前准备,一旦治疗过程中出现手术指征,立刻完善术前准备,送入手术室。

(李 茜)

任务四 神经系统急症患者救护

案例导入

患者,男,56岁。工作中突然头痛、呕吐、左侧肢体不能活动。10 min 后患者意识不清,立即由120急救车送至急诊。检查:意识不清,血压200/120 mmHg,心率60次/分,呼吸15次/分,瞳孔对光反应正常,左侧肢体肌力Ⅰ级。

工作任务

1. 为明确诊断应尽快协助该患者该做哪项检查?
2. 可优先采取的治疗和护理措施是什么?

任务目标

1. 能识别脑卒中的分类、症状。
2. 能根据临床表现及各项检查实施正确救护。

脑卒中,或称急性脑血管事件是指急性脑循环障碍所致的局限或全面脑功能损伤综合征,即缺血性脑卒中和出血性脑卒中。

缺血性脑卒中又称脑梗死,是指各种原因所致脑部血液循环障碍,导致脑组织缺血、缺氧性坏死,出现相应神经功能缺损,占全部脑卒中的70%。依据发病机制可将脑梗死分为脑血栓形成、脑栓塞和腔隙性脑梗死。

出血性脑卒中根据出血部位又分为脑出血和蛛网膜下腔出血。脑出血是指原发性非外伤性脑实质内出血,在我国占全部脑卒中的20%~30%。蛛网膜下腔出血是多种原因导致脑底部或脑表面的病变血管破裂,血液流入蛛网膜下腔引起的一种临床综合征,约占急性脑卒中的10%。

【病因与危险因素】

1. 最常见的病因 ①脑血栓形成:脑动脉粥样硬化和动脉炎。②脑栓塞:按栓子来源可分为心源性栓子和非心源性栓子。③腔隙性脑梗死:高血压、动脉粥样硬化和微栓子等。④脑出血:高血压合并细、小动脉硬化。⑤蛛网膜下腔出血:颅内动脉瘤等。

2. 脑卒中的危险因素 ①不可干预因素:如年龄、性别、性格、种族、遗传等。②可干预因素:如高血压、高血脂、细菌性心内膜炎、糖尿病、吸烟、酗酒、体力活动少、感染等,其中高血压是各类型脑卒中最重要的独立的危险因素。

【病情评估】

1. 初步评估 分诊护士对于疑似脑卒中的患者应立即迅速评估和分诊,评估时可以使用美国辛辛那提院前卒中量表(CPSS)(表8-4-1),如果出现CPSS中的1个异常结果,表示卒中的概率为72%。如果出现所有3个异常结果,则表示卒中的概率大于85%(图8-4-1、图8-4-2)。

表 8-4-1　美国辛辛那提院前卒中量表（CPSS）

测　　试	结　　果
微笑测试：让患者露出牙齿或微笑	正常——脸部两侧移动相同 异常——脸部一侧的移动不如另一侧
举手测试：患者双眼闭合，伸出双臂，手掌向上平举 10 s	正常——双臂移动相同或根本没移动 异常——一只手臂没有移动，或与另一只手臂相比，一只手臂逐渐下垂
言语异常：让患者学说话	正常——措辞正确，发音不含混 异常——说话含混，用词错误或不能说话

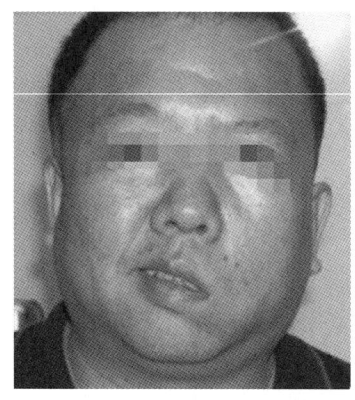

图 8-4-1　面部下垂

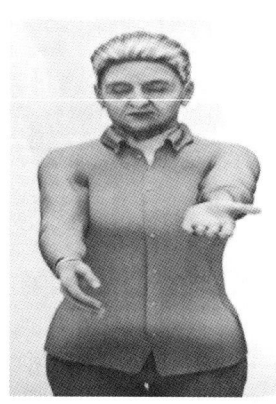

图 8-4-2　单侧运动乏力

2. 脑卒中严重程度评估　　可以使用目前世界上较为通用、简明易行的脑卒中评价量表，即美国国立卫生研究院卒中量表（National Institutes of Health Stroke Scale，NIHSS）（表 8-4-2）。

表 8-4-2　美国国立卫生研究院卒中量表（NIHSS）

项　　目	评　估　点
意识水平 a. 意识水平提问 b. 意识水平指令	现在是几月份？你叫什么名字？ 睁开眼睛、闭上眼睛， 用非瘫痪侧肢体握拳、伸开手掌
最佳凝视	只测试眼球水平运动
视野	检查上下限视野
面瘫	让患者龇牙、扬眉、紧闭双眼
上肢运动	测试肢体落下
下肢运动	测试肢体落下
肢体共济失调	双侧指鼻试验、跟膝胫试验
感觉	检查对针刺的感觉和表情

续表

项　目	评　估　点
语言	命名、阅读测试
构音障碍	读或重复表上的单词
忽视	通过检验患者对左右侧同时发生的皮肤感觉或视觉刺激的识别能力判断患者是否有忽视

【临床表现】

脑卒中患者有如下症状和体征：①原因不明的突发剧烈头痛；②眩晕、失去平衡或协调性；③恶心、呕吐；④一侧面部、手臂或腿突然乏力或麻木；⑤不同程度的意识障碍，如嗜睡、昏睡、浅昏迷、深昏迷；⑥双侧瞳孔不等大；⑦说话或理解有困难；⑧偏瘫；⑨吞咽困难或流涎。动脉瘤性蛛网膜下腔出血的典型表现是突发异常剧烈全头痛。

【病情判断】

应注意早期识别脑卒中，并对出血性脑卒中和缺血性脑卒中进行鉴别。因为出血性脑卒中和缺血性脑卒中在治疗上有显著的不同，对出血性脑卒中的患者禁忌给予抗凝和纤溶治疗，而对缺血性脑卒中患者在症状出现后 3 h 内可以提供静脉溶栓疗法（图 8-4-3）。

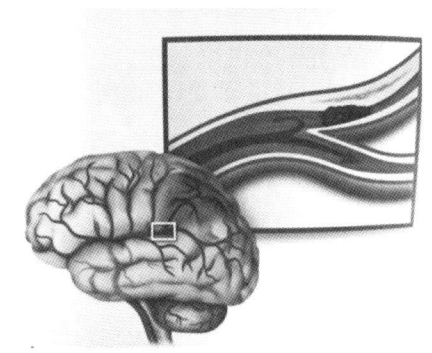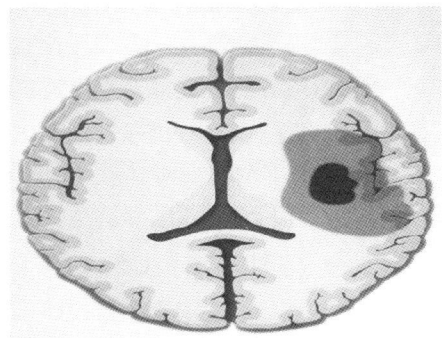

图 8-4-3　脑动脉血栓阻塞

【救治与护理】

1. 救治原则

1）出血性脑卒中救治要点　安静卧床，保持呼吸道通畅，脱水降颅内压，调整血压，防止继续出血，加强护理，防治并发症。当病情严重导致颅内压过高，内科保守治疗效果不佳时，应及时进行外科手术治疗。

2）缺血性脑卒中救治要点　脑血栓形成的急诊处理包括维持生命体征、溶栓、抗凝治疗和防治并发症等。《中国急性缺血性脑卒中诊治指南 2018》提出，对疑似脑卒中患者应进行快速诊断，尽可能在患者到达急诊科后 60 min 内完成脑 CT 等基本检查与评估并开始治疗，有条件者应尽量缩短溶栓治疗时间。

(1) 溶栓治疗：超早期溶栓治疗可以降低死亡率、致残率，保护神经功能。

①静脉溶栓：明确静脉溶栓的适应证、禁忌证与并发症。溶栓后患者可能发生梗

死灶继发性出血或身体其他部位出血等并发症,应密切注意。

②动脉溶栓:对大脑中动脉等大动脉闭塞引起的严重脑卒中患者,可在数字减影血管造影直视下进行动脉溶栓治疗。动脉溶栓的适应证、禁忌证和并发症与静脉溶栓基本相同。

(2)抗血小板治疗:未行溶栓的急性脑梗死患者可在48 h内应用抗血小板聚集剂,如阿司匹林和氯吡格雷,降低死亡率与复发率。但在溶栓后24 h内的不应使用。

(3)抗凝治疗:主要包括肝素、低分子肝素和华法林治疗。一般不推荐急性缺血性脑卒中后应用。

(4)神经保护治疗:脑保护剂包括自由基清除剂、阿片受体阻断剂、钙通道阻滞剂等,可降低脑代谢水平,减轻缺血性脑损伤。此外,早期应用头部或全身亚低温治疗也可降低脑代谢水平和脑耗氧量,减轻神经元损伤。

(5)对症治疗:维持生命体征和处理高血压、高血糖、脑水肿等并发症。

2. 护理措施

(1)即刻护理:①立即给予半坐卧位,减轻脑水肿。②给氧,及时清除口腔内分泌物和呕吐物,保持呼吸道通畅;舌后坠者给予口咽通气管协助通气,必要时做好气管插管或行气管切开术的准备。③建立静脉通路,遵医嘱采集血标本。④连接心电监护仪,密切观察患者的生命体征、意识、瞳孔及肢体的变化,评估是否并发心肌梗死或心律失常。⑤对于烦躁不安的患者,安置床档或给予适当的肢体约束。

(2)迅速协助患者进行头部CT检查:在规定时间内协助患者行头部检查,鉴别缺血性脑卒中或出血性脑卒中,排除其他颅内原因所致疾病。

(3)降低颅内压护理:遵医嘱给予脱水药,通常使用20%甘露醇、呋塞米等药物。观察并记录尿量和尿液的性状。

(4)溶栓护理:根据CT检查结果、溶栓疗法的适应证和禁忌证对患者进行评估,如果符合溶栓治疗指征,应注意严格按医嘱剂量给予药物,注意密切观察患者意识和血压变化,监测有无活动性出血,特别是颅内出血的表现,定期监测血小板、凝血时间等,以便及早发现溶栓并发症并治疗。

(5)加强基础护理:患者体温过高时,可用头枕冰袋、冰帽行物理降温,最好使体温下降至35 ℃。加强口腔护理和皮肤护理,预防发生口腔感染和压疮等。做好留置导尿管和会阴部的护理,防止发生尿路感染。协助患者做好康复锻炼。

(6)做好手术准备工作:内科保守治疗效果不佳时,应及时做好外科手术治疗的准备。

知识拓展

卒中生存链

卒中生存链是由美国心脏协会(AHA)和美国卒中协会共同制定,包括:
①对卒中警示体征的快速识别和反应;②快速启动急救医疗服务

(emergency medical services,EMS)系统;③EMS系统向接诊医疗机构快速运送患者并进行院前通知;④院内快速诊断和救治。卒中生存链把各个操作环节紧密衔接,以便患者、家庭成员及医务人员实施,从而尽可能提高患者康复率和生存质量。

AHA把卒中救治总结为8个"D":Detection(发现):迅速识别卒中症状。Dispatch(派遣):拨打"120",及早启动和派遣EMS。Delivery(运送):EMS系统快速识别、治疗和运送患者。Door(入院):将患者转送至卒中医疗中心。Data(资料):在急诊科对患者进行快速预检分诊、评估与治疗。Decision(决定):治疗选择。Drug(药物):溶栓治疗、动脉内治疗方案。Disposition(安排):迅速将患者收治于卒中病房或ICU。

任务评价

(李 茜)

任务五 内分泌系统急症患者救护

> **案例导入**
>
> 患者,男,75岁,因"口干多饮10余年,胰岛素注射处皮肤结节2个月"入院。
> 既往病史:患者10年前无明显口干、多饮症状,无易饥、消瘦。在当地医院检查空腹血糖10.0 mmol/L左右,餐后波动在15.0~17.0 mmol/L。

工作任务
1.该患者发生了什么情况?
2.对该患者如何评估病情?

任务目标
1.能根据高血糖的病情评估快速判断并实施救护。
2.能根据低血糖的病情评估快速判断并实施救护。

糖尿病是一组由多病因引起的以慢性高血糖为特征的代谢性疾病,是由于胰岛素分泌或作用缺陷所引起。典型的症状为"三多一少",即多尿、多饮、多食及体重减轻。长期代谢紊乱可引起多系统及器官的功能减退及衰竭,成为致死或致残的主要原因;病情严重或应激时可发生急性严重代谢紊乱,如糖尿病酮症酸中毒、高血糖高渗状态、低血糖症等。

一、糖尿病酮症酸中毒

糖尿病酮症酸中毒(diabetic ketoacidosis,DKA)是由于体内胰岛素活性重度缺乏及升糖激素水平不适当增高,引起糖、脂肪和蛋白质代谢紊乱,以致水、电解质和酸碱平衡失调,出现高血糖、酮症、代谢性酸中毒和脱水为主要表现的临床综合征。DKA是糖尿病的急性并发症,也是内科常见的危象之一。

【病情评估与判断】

1. 病情评估

(1)病史及诱发因素:评估患者有无糖尿病病史或家族史,有时患者可能不清楚是否患有糖尿病。1型糖尿病患者有自发DKA倾向,2型糖尿病患者在某些诱因作用下也可发生DKA,如感染、降糖药物应用不规范、胰岛素抗药性、拮抗激素分泌过多、应激状态、饮食失调或胃肠疾病、妊娠和分娩、糖尿病未控制或病情加重等,但亦可无明显诱因。

(2)临床表现:早期糖尿病原有"三多一少"症状加重,酸中毒失代偿后,患者出现四肢乏力、口干、食欲不佳、恶心、呕吐,伴头痛、烦躁、嗜睡等症状,呼吸深快,呼气中有烂苹果味。随着病情的迅速发展,出现严重失水、皮肤干燥且弹性差、眼眶下陷、尿量减少、心率加快、脉搏细速、四肢发冷、血压下降。晚期各种反应迟钝,甚至消失,患者出现不同程度的意识障碍,最终导致昏迷。少数患者临床表现为腹痛。

(3)辅助检查:①尿糖、尿酮体均呈阳性或强阳性,可有蛋白尿及管型尿。②血糖明显升高,多数为16.7~33 mmol/L,超过33 mmoL时常伴有高渗状态或肾功能障碍;血酮体定量检查结果多在4.8 mmol/L以上;二氧化碳结合力降低;酸中毒失代偿后动脉血pH值下降。

2. 病情判断 当尿酮体阳性,血糖水平增高,血pH值降低时,无论有无糖尿病史,均高度怀疑DKA。根据酸中毒的程度,DKA分为轻、中、重度。轻度是指仅有酮症而无酸中毒,即糖尿病酮症;中度指除酮症外,伴有轻度至中度的酸中毒,即DKA;重度是指酸中毒伴随意识障碍,即DKA昏迷,或无意识障碍,但二氧化碳结合力低于10 mmol/L。

【救治与护理】

1. 救治原则 对于DKA患者,一旦明确诊断,应及时给予相应急救处理。①尽快补液以恢复血容量、正常失水状态,是抢救DKA的首要措施。②给予胰岛素,降低血糖。③纠正电解质及酸碱平衡失调。④积极寻找和消除诱因,防治并发症(括防治感染、脑水肿、心力衰竭、急性肾衰竭等)降低病死亡率。

2. 护理措施

(1)即刻护理措施:保持气道通畅,防止误吸,必要时建立人工气道。如有低氧血症伴呼吸困难,给予吸氧(3~4 L/min)。立即查验血糖,留尿标本,建立静脉通路,立即开放2条以上静脉通路补液。采集动脉血标本行血气分析,及时送检血、尿等相关检查标本。

(2)补液:对抢救DKA患者十分关键,补液治疗不仅能纠正失水,快速恢复肾灌注,还利于降低血糖、排出酮体。通常先补充生理盐水,对于补液量和速度的管理非常重要。DKA患者失水量可超过体重的10%,可根据患者体重和失水程度来估算。如患者无心力衰竭,开始时补液速度可较快,在2 h内输入0.9%氧化钠溶液1000~2000 mL以尽快补充血容量,改善周围循环和肾功能。以后根据血压、心率、每小时尿量、周围循环情况及有无发热、呕吐、腹泻等决定补液量和速度。对于老年患者及有心身疾病患者,必要时监测中心静脉压,以便调节输液速度和量。第2~6 h输液1000~

2000 mL。第一个 24 h 输液量总量一般为 4000～6000 mL，严重失水者可达 6000～8000 mL。如治疗前已有低血压或休克，快速输液不能有效升高血压，应按医嘱输入胶体溶液并采取其他抗休克措施。补液途径以静脉为主，胃肠道补液为辅，鼓励清醒患者多饮水，昏迷患者可通过胃管补液，但不宜用于有呕吐、胃肠胀气或上消化道出血者。

(3) 胰岛素治疗：目前均采用小剂量（短效）胰岛素治疗方案，即每千克体重每小时给予 0.1 U 胰岛素，以便血糖快速平稳下降而又不发生低血糖，同时抑制脂肪分解和酮体生成，通常将短效胰岛素加入生理盐水中持续静脉滴注。血糖下降速度一般以每小时下降 3.9～6.1 mmol/L（70～110 mg/dL）为宜。每 1～2 h 复查血糖，若 2 h 后血糖下降不理想或反而升高，且脱水已基本纠正，提示患者对胰岛素敏感性较低，胰岛素剂量可加倍。当血糖降至 139 mol/L 时，可按医嘱开始输入 5% 葡萄糖溶液，按比例加入短效胰岛素，此时仍需每 4～6 h 复查血糖，调节输液中胰岛素比例。患者尿酮体消失后，可根据其血糖、进食情况等调节胰岛素剂量或改为每 4～6 h 皮下注射一次胰岛素，使血糖水平稳定在较安全的范围内。病情稳定后过渡到胰岛素常规皮下注射。

(4) 纠正电解质及酸碱平衡失调：轻中毒 DKA 经输液和胰岛素治疗后，酮体水平下降，酸中毒随代谢紊乱的纠正而恢复，一般不必补液。血 pH≤7.1 的严重酸中毒影响心血管、呼吸和神经系统功能，应给予相应治疗，但补液不宜过多、过快，以防诱发或加重脑水肿、血钾水平下降和反跳性碱中毒等。应采用小剂量等渗碳酸氢钠溶液静脉输入，补碱的同时应测动脉血气情况。

DKA 患者有不同程度失钾，治疗前的血钾水平不能真实反映体内缺钾程度，补钾的时间、速度和量应根据血钾水平和尿量来定。①血钾低于正常，立即开始补钾；②血钾正常、尿量＞40 mL/h，也立即开始补钾；③血钾高于正常或无尿时，暂缓补钾。在治疗过程中需定时监测心电、血钾和尿量，调整补钾的量及速度，病情恢复后仍需继续口服钾盐数天。对于治疗前血钾水平偏低或因少尿升高的患者，警惕治疗后出现低血钾，严重者可发生心律失常（血钠、血氧水平可降低，血尿素氮和肌酐水平增高）。

(5) 严密观察病情：在抢救患者的过程中需注意治疗措施之间的协调，重视病情观察，防治并发症，尤其是脑水肿和肾衰竭等，以维持重要脏器功能。

①生命体征的观察：严重酸中毒可使外周血管扩张，导致低体温和低血压，并降低机体对胰岛素的敏感性，故应严密监测患者体温、血压的变化，及时采取措施。

②心律失常、心力衰竭的观察：血钾水平过低、过高均可引起严重心律失常，应密切观察患者心电监护情况，尽早发现，及时治疗。年老或合并冠状动脉病（尤其是心肌梗死）、补液过多可导致心力衰竭和肺水肿，应注意预防，一旦出现咳嗽、呼吸困难、烦躁不安、脉搏加快，特别是在昏迷好转时出现上述表现，提示输液过量的可能，应立即减慢输液速度，并立即报告医生，遵医嘱给予及时处理。

③脑水肿的观察：脑水肿是 DKA 最严重的并发症，病死率高，可能与补碱不当、长期脑缺氧和血糖水平下降过快、补液过多等因素有关，需密切观察患者意识状态、瞳孔大小以及对光反射。如 DKA 患者经治疗后血糖水平下降、酸中毒改善，但昏迷反而加重，或患者虽然一度清醒，但出现烦躁、心率加快等，要警惕脑水肿的可能。

④尿量的观察:密切观察患者尿量的变化,准确记录24 h液体出入量。DKA时失水、休克,或原来已有肾脏病变等,均可引起急性肾衰竭。肾衰竭是本病主要死亡原因之一,要注意预防。尿量是衡量患者失水状态和肾功能的简明指标,如尿量<30 mL/h,应及时通知医生,给予积极处理。

(6)积极处理诱因,预防感染,遵医嘱应用抗生素。

(7)其他:及时采血、留取尿标本,监测尿糖、尿酮、电解质及血气分析等结果。加强基础护理,对于昏迷患者,应勤翻身,做好口腔和会阴护理,防止压疮和继发性感染的发生。

二、高血糖高渗状态

高血糖高渗状态,也被称为糖尿病高渗性非酮症昏迷,是糖尿病急性代谢紊乱的另一类型,临床以严重高血糖、无明显酮症中毒、血浆渗透压明显升高、不同程度的意识障碍和脱水为特点。多见于老年2型糖尿病患者,约2/3患者发病前无糖尿病病史或糖尿病症状较轻。

【病情评估】

1.临床表现 起病隐匿、缓慢,最初表现为多饮多尿,渐出现反应迟钝、烦躁或淡漠、嗜睡甚至昏迷等严重脱水和神经精神症状,晚期出现少尿甚至尿闭。

2.实验室检查 血糖多在33.3 mmol/L以上(一般为33.3~66.8 mmol/L),血浆渗透压显著增高,血钠正常或升高。尿糖强阳性,尿酮体阴性或弱阳性。

【病情判断】

对于昏迷的老年人,脱水伴有尿糖或高血糖,特别是有糖尿病病史并使用过利尿药或糖皮质激素者,应高度警惕发生高血糖高渗状态的可能。

【救治与护理】

1.救治原则 及时补充血容量以纠正休克和高渗状态;给予小剂量胰岛素治疗纠正高血糖及代谢紊乱;去除诱发因素,积极防治并发症。

2.护理措施

(1)即刻护理:立即吸氧,保持气道通畅;建立静脉通路;抽血,及时送检血、尿标本。

(2)补液护理:积极补液以恢复血容量,纠正高渗和脱水状态。目前多主张开始先静脉输入等渗盐水,休克患者应另给予血浆或全血;若血容量恢复,血压上升而渗透压和血钠水平仍不下降,可改用低渗氯化钠溶液。注意补液量和速度,预防发生肺水肿等并发症。补液以静脉输液为主,视病情可考虑同时给予胃肠道内补液。

(3)胰岛素治疗护理:宜用小剂量短效胰岛素。监测血糖,当血糖降至16.7 mmol/L时,按医嘱将合适浓度的胰岛素加入5%葡萄糖溶液中静脉滴注。当血糖降至13.9 mmol/L时,报告医生,按医嘱停用胰岛素。

(4)严密观察病情:严密观察患者生命体征、意识状态、瞳孔大小及对光反射的动态变化,预防脑水肿;准确记录24 h出入水量,密切观察尿量变化。

(5)加强基础护理:做好口腔和皮肤的护理,预防口腔感染和压疮。

三、低血糖症

低血糖症是一组多种病因引起的以血葡萄糖(简称血糖)浓度过低、交感神经兴奋和脑细胞缺糖为主要特点的综合征。一般以血糖浓度低于 2.8 mmol/L 作为低血糖症的诊断标准。当血糖降低时,首先出现交感神经兴奋的症状,持续严重的低血糖将导致昏迷,称为低血糖昏迷,可造成永久性脑损伤,甚至死亡。

【病情评估】

1. 临床表现 低血糖症常呈发作性,发作时间及其程度随病因而不同,具体可分为两类。

(1)自主(交感)神经过度兴奋症状:表现为饥饿、出汗、心悸、紧张、软弱无力、面色苍白、流涎、肢凉震颤、血压轻度升高等。

(2)中枢神经系统症状:脑功能障碍表现。随着低血糖时间的延长和加重,逐渐出现大汗、头晕、头痛、视物模糊、瞳孔散大、精细动作障碍、行为异常和嗜睡,严重者可出现癫痫发作、意识障碍甚至昏迷等中枢神经功能障碍表现。当血糖快速下降时,则以自主神经过度兴奋症状为主。长期慢性低血糖者多有一定的适应能力,临床表现不太显著,以中枢神经功能障碍表现为主。

2. 实验室检查 行常规血糖测定,其他检查则根据鉴别诊断的需要进行。血浆胰岛素、胰岛素释放指数、血浆胰岛素原和 C 肽测定等可帮助评价低血糖症。

【病情判断】

可根据 Whipple 三联征确定低血糖症:①低血糖症状;②发作时血糖低于 2.8 mmol/L;③供糖后低血糖症状迅速缓解。

当低血糖症的表现并非特异,以自主(交感)神经兴奋症状为主要表现时,易于识别。当以中枢神经症状为主要表现时易误诊为精神病、神经疾病、脑血管意外等。低血糖昏迷者应注意与糖尿病酮症酸中毒、高血糖高渗状态鉴别。可通过病史、体格检查、血糖测定等全面分析。

【救治与护理】

1. 救治原则 迅速升高血糖、去除病因和预防再发生低血糖。

2. 护理措施

(1)即刻护理:对昏迷患者立即开放气道,给予吸氧,保持气道通畅。立即采血送检,检测血糖和血胰岛素水平。

(2)低血糖发作的护理:给予轻度低血糖症患者糖水、含糖饮料或食物即可缓解。对昏迷患者按医嘱经静脉注射50%葡萄糖溶液 60~100 mL,然后继续用 5%~10%葡萄糖溶液静脉滴注,直至患者清醒,血糖恢复正常水平。若患者血糖不能恢复或意识仍不清楚,必要时可用升糖激素肌内或静脉注射。

(3)严密观察病情:定时监测血糖;严密观察生命体征、意识状态变化;记录液体出入量,观察尿量等;观察治疗效果,防止再度出现低血糖状态。

(4)加强护理:对昏迷患者按昏迷常规护理。抽搐者除补糖外,遵医嘱可酌情使用镇静剂;注意保护患者,防止外伤。

任务评价

(5)健康教育:对糖尿病患者加强预防低血糖的教育,告知患者在皮下注射胰岛素和口服降糖药治疗过程中可能会发生低血糖,教会患者及其家属识别低血糖早期表现和自救方法。指导糖尿病患者合理饮食和自我检测血糖方法。

(李 茜)

项目八任务工单

项目八评价体系表

自测题

项目九 急性中毒

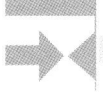

 学习目标

素质目标:1.培养敬佑生命、救死扶伤、生死时速、团队协作的职业素养。
2.培养学生临危不乱、处事不惊、从容应对的心理素质。
知识目标:1.能正确复述毒物的常见中毒机制、急性中毒的一般救治原则及护理措施。
2.能准确复述"阿托品化"的表现,并与阿托品中毒进行鉴别。
3.能鉴别常见毒物急性中毒的典型临床表现。
4.能说出急性中毒病情危重的信号。
能力目标:能根据急性中毒的一般救治及护理原则对已知或未知毒物中毒的患者采取紧急救治及护理措施。

某些物质接触或进入人体后,在一定的条件下,与体液相互作用,损害组织、破坏神经和体液的调节功能,使其正常的生理功能发生障碍,引起一系列症状和体征,称为中毒。引起中毒的外来物质称为毒物。根据来源和用途,毒物分为:①化学性毒物:如铅、苯、一氧化碳、有机磷、有机氯等。②植物性毒物:如曼陀罗类、毒蕈、含亚硝酸盐的植物、苦杏仁、白果等。③动物性毒物:如毒蛇咬伤、蜂、蝎蜇伤、误食河豚、生鱼胆等。④某些药物:如安定类、乙醇、吗啡等。

毒物的毒性较剧烈或短时间内大量、突然地进入人体内,迅速导致机体受损并发生功能障碍,甚至危及生命者称为急性中毒。急性中毒发病急骤、症状凶险、变化迅速,如不及时救治,可危及生命。

任务一 有机磷杀虫药中毒

 案例导入

患者,女,55岁,因意识不清1h入院。之前患者曾与其家属吵架。呕吐物有大蒜味,出汗多。既往体健。查体:T 36.5 ℃,P 60次/分,R 30次/分,BP 95/55 mmHg,神志不清,皮肤湿冷,肌肉颤动,巩膜不黄,瞳孔针尖样、对光反射弱,口腔流涎,双肺散在湿啰音,心率60次/分,律齐,无杂音,腹软,肝脾未触及,下肢不肿。脑膜刺激征(一),病理征(一)。

工作任务

1. 该患者可能的诊断是什么?
2. 急诊科护士接诊该患者后,应配合医生尽快采取哪些护理措施?

任务目标

1. 学会快速判断患者状态。
2. 学会为患者采取正确有效的抢救措施。
3. 能对"阿托品化"和阿托品中毒进行辨别。

有机磷杀虫药是当今生产和使用最多的农药,大多属于剧毒或高毒类。其性状多呈油状或结晶状,色泽呈淡黄色至棕色,稍有挥发性,且有蒜味。一般难溶于水,不易溶于多种有机溶剂,在酸性环境中稳定,在碱性条件下易分解失效。但甲拌磷和三硫磷耐碱,敌百虫遇碱则变成毒性更强的敌敌畏。

【毒物分类】

根据大鼠急性经口进入体内的半数致死量(LD_{50}),将我国生产的有机磷杀虫药分为四类。

1. 剧毒类 LD_{50}<10 mg/kg,如甲拌磷(3911)、内吸磷(1059)、对硫磷(1605)、丙氟磷(DFP)、速灭磷等。

2. 高毒类 LD_{50}为10~100 mg/kg,如甲基对硫磷、甲胺磷、氧化乐果、敌敌畏、久效磷、亚砜磷等。

3. 中度毒类 LD_{50}为100~1000 mg/kg,如乐果、乙硫磷、敌百虫、倍硫磷等。

4. 低毒类 LD_{50}为1000~5000 mg/kg,如马拉硫磷、辛硫磷、碘硫磷等。

【病因及中毒机制】

(一)病因

1. 生产或使用不当 在农药生产、包装、保管、运输、销售、配制、喷洒过程中,由于防护不当、生产设备密闭不严、泄漏、使用不慎、进入刚喷药的农田作业或用手直接接触杀虫药原液等,可造成农药由皮肤或呼吸道吸收而中毒。毒物与眼的接触量虽不大,但饮酒、发热、出汗等可以促进毒物吸收而致中毒。

2. 生活性中毒 主要由于误服或自服杀虫药、饮用被杀虫药污染的水或食用被污染的食物所致。此种中毒途径一般要比由呼吸道吸入或从皮肤吸收中毒发病急、症状重。滥用有机磷杀虫药治疗皮肤病或驱虫也可发生中毒。

(二)毒物的吸收、代谢及排出

有机磷杀虫药主要经胃肠道、呼吸道、皮肤和黏膜吸收。吸收后迅速分布于全身各器官,其中以肝脏浓度最高,其次为肾、肺、脾等,肌肉和脑内最少。主要在肝脏代谢,进行多种形式的生物转化。经氧化后一般毒性增强,而后经水解,毒性降低。如对硫磷、内吸磷经氧化后分别生成对氧磷、亚砜磷,使其毒性分别增加300倍和5倍,然后通过水解反应毒性降低。敌百虫代谢时,先转化为敌敌畏,使毒性成倍增加,然后经降解反应失去毒性。有机磷杀虫药代谢产物主要通过肾脏排泄,少量经肺排出。

(三)中毒机制

有机磷杀虫药的中毒机制主要是抑制体内胆碱酯酶的活性。正常情况下,胆碱能神经兴奋所释放的递质乙酰胆碱不断被胆碱酯酶水解为乙酸及胆碱而失去活性。有机磷杀虫药能与体内胆碱酯酶迅速结合形成磷酰化胆碱酯酶,后者化学性质比较稳定,且无分解乙酰胆碱的能力,从而使体内乙酰胆碱大量蓄积,引起胆碱能神经先兴奋后抑制的一系列毒蕈碱样、烟碱样和中枢神经系统症状,严重者可昏迷甚至因呼吸衰竭而死亡。长期接触有机磷杀虫药的人群,可耐受体内逐渐增高的乙酰胆碱浓度,虽然胆碱酯酶活力显著降低,但临床症状却可能较轻。

【病情评估】

(一)中毒史

有口服、喷洒或经其他方式接触有机磷杀虫药的经历时,应了解毒物的种类、剂量、中毒途径、中毒时间和中毒经过。患者污染部位或呼出气、呕吐物中闻及有机磷杀虫药所特有的大蒜臭味更有利于诊断。

(二)临床表现

急性中毒发病时间与毒物种类、剂量和侵入途径密切相关。一般吸入中毒者可在 30 min 内发病;口服中毒后 10 min 至 2 h 出现症状;经皮肤吸收中毒者在接触后 2~6 h 发病。一旦中毒症状出现,病情发展迅速。

1. 急性胆碱能危象

(1)毒蕈碱样症状:又称 M 样症状,最早出现,主要是副交感神经末梢兴奋所致,表现为平滑肌痉挛和腺体分泌增加。临床表现为恶心、呕吐、腹痛、多汗、流泪、流涕、流涎、腹泻、尿频、大小便失禁、心跳减慢和瞳孔缩小,可有支气管痉挛和分泌物增加、咳嗽、气促,严重患者出现肺水肿。可用阿托品对抗。

(2)烟碱样症状:又称 N 样症状,乙酰胆碱在横纹肌神经肌肉接头处过度蓄积和刺激,使面、眼睑、舌、四肢和全身横纹肌发生肌纤维颤动,甚至强直性痉挛。患者常有肌束颤动、牙关紧闭、抽搐、全身紧束压迫感,而后可发生肌力减退和瘫痪,呼吸肌麻痹,引起周围性呼吸衰竭。这类症状不能用阿托品对抗。

(3)中枢神经系统症状:中枢神经系统受乙酰胆碱刺激后有头晕、头痛、疲乏、共济失调、烦躁不安、谵妄、抽搐和昏迷等表现,部分发生呼吸、循环衰竭而死亡。

2. 中毒后"反跳" 某些有机磷农药如乐果和马拉硫磷口服中毒,经急救后临床症状好转,可在数日至 1 周突然急剧恶化,重新出现有机磷急性中毒的症状,甚至发生肺水肿或突然死亡,此为中毒后"反跳"现象。这与残留在皮肤、毛发和胃肠道的有机磷农药重新吸收或解毒药停用过早所致。

3. 迟发性多发性神经病 个别急性中毒患者在中毒症状消失后 2~3 周可发生肢体末端的感觉、运动型多发性神经病变表现,可发生下肢瘫痪、四肢肌肉萎缩等,称为迟发性多发性神经病。其可能由有机磷农药抑制神经靶酯酶并使其老化所致。

4. 中间型综合征 少数病例在急性症状缓解后和迟发性多发性神经病变发生前,在急性中毒后 1~4 天突然发生死亡。其发病机制与胆碱酯酶长期受到抑制,影响神经肌肉接头处突触后功能有关。死亡前可先有颈、上肢和呼吸肌麻痹,累及脑神经者,出现眼睑下垂、眼外展障碍和面瘫。

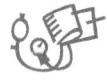

(三)辅助检查

1. 全血胆碱酯酶测定 诊断有机磷中毒的特异性试验指标,对中毒程度轻重、疗效判断和预后估计均极为重要。以正常人血胆碱酯酶活力值作为100%,急性有机磷农药中毒时,胆碱酯酶降至正常人均值70%以下即有意义。

2. 尿中有机磷农药分解产物测定 如对硫磷和甲基对硫磷在体内氧化分解生成对硝基酚,由尿排出,敌百虫中毒时尿中出现三氯乙醇,此类分解产物的测定有助于中毒的诊断。

(四)病情判断

1. 轻度中毒 以毒蕈碱样症状为主,血胆碱酯酶活力为50%~70%。

2. 中度中毒 出现典型毒蕈碱样症状和烟碱样症状,血胆碱酯酶活力为30%~50%。

3. 重度中毒 除毒蕈碱样症状和烟碱样症状外,出现中枢神经系统受累和呼吸衰竭表现,少数患者有脑水肿,血胆碱酯酶活力<30%。

【救治与护理】

(一)救治原则

1. 迅速清除毒物

(1)清洗:立即使患者脱离中毒现场,将其运送到空气新鲜处。彻底清除未被机体吸收的毒物,如迅速脱去被污染衣服,用肥皂水彻底清洗被污染的皮肤、毛发、外耳道、手部,然后用微温水冲洗干净。眼部被污染时,除对敌百虫污染必须用清水冲洗外,其他均可先用2%碳酸氢钠液冲洗,再用生理盐水彻底冲洗,至少持续10 min,洗后滴入1%阿托品1~2滴。

(2)洗胃:要及早、彻底和反复进行,直至洗出液清亮为止。

(3)导泻:可从胃管注入硫酸钠20~40 g(溶于20 mL水中)或注入20%甘露醇250 mL进行导泻治疗,以抑制毒物吸收,促进毒物排出。

2. 紧急复苏 急性有机磷杀虫药中毒常因肺水肿、呼吸肌麻痹、呼吸衰竭而死亡。一旦发生以上情况,应紧急采取复苏措施:及时有效地清除呼吸道分泌物、行气管插管和气管切开以保持呼吸道通畅,对心搏骤停者立即行心肺复苏。

3. 解毒剂的应用 原则是早期、足量、联合、重复用药。

(1)阿托品:抗胆碱药,能与乙酰胆碱争夺受体,起到阻断乙酰胆碱作用,清除或减轻毒蕈碱样和中枢神经系统症状,改善呼吸中枢抑制。其对烟碱样症状和恢复胆碱酯酶活力无作用。抢救中阿托品应早期、足量、反复给药,用量可根据病情轻重或用药后的效果而定,一般每10~30 min或1~2 h给药一次,直到毒蕈碱样症状明显好转或患者出现"阿托品化"表现,再逐渐减量或延长给药间隔时间,甚至停止使用阿托品。"阿托品化"表现具体为:①瞳孔由小扩大后不再缩小。②颜面潮红。③皮肤干燥,无汗,口干,腺体分泌减少。④心率增快但小于120次/分。

(2)胆碱酯酶复能剂:使磷酰化胆碱酯酶在"老化"之前重新恢复活性。常用药物为碘解磷定、氯解磷定、双复磷和双解磷等。胆碱酯酶复能剂对解除烟碱样症状作用明显,但对毒蕈碱样症状作用差,也不能对抗呼吸中枢的抑制,所以胆碱酯酶复能剂与阿托品合用,可取得协同效果。中毒后如果不能及时应用胆碱酯酶复能剂治疗,被抑制的胆碱酯酶将在数小时内至2~3天"老化"为不可逆性,最后被破坏。胆碱酯酶复能剂对"已经老化的胆碱酯酶"无效,故需要早期、足量使用。

(3)复方解毒剂:解磷定是一种含有抗胆碱剂和复能剂的复合剂。它用药方便、起效快、作用时间长。肌内和静脉注射均可。

(4)盐酸戊乙奎醚:新型抗胆碱药,选择性作用于 M_1、M_3 型受体,而对心肌的 M_2 受体无作用,因此对心率影响很小。一般可肌内注射。

4. 对症治疗 有机磷中毒主要的致死原因是肺水肿、休克、心脏损害,特别是中枢性呼吸衰竭和急性肺水肿,因此要加强对重要脏器的保护,保持呼吸道通畅,给予氧气吸入、使用机械辅助呼吸,发现病情变化时及时处理。

(二)护理措施

1. 即刻护理 维持有效的通气功能,如及时清除呼吸道分泌物、给予氧气吸入、使用机械辅助呼吸。

2. 洗胃护理

(1)洗胃要及早、彻底、反复进行,直到洗出的胃液无农药味并澄清为止。

(2)对于不能确定杀虫药种类的则用清水或生理盐水洗胃。

(3)敌百虫中毒时用清水洗胃,忌用碳酸氢钠溶液和肥皂水洗胃。

(4)洗胃过程中密切观察生命体征的变化,发现呼吸、心搏骤停时立即停止洗胃并进行急救。

3. 用药护理

(1)应用阿托品的观察与护理:①阿托品不能作为预防用药。②阿托品兴奋心肌作用很强,中毒时可导致心室颤动,故应充分吸氧,使血氧饱和度保持在正常水平。③及时纠正酸中毒,因胆碱酯酶在酸性环境中作用减弱。④大量使用低浓度阿托品输液时,可发生血液低渗,致红细胞破坏,发生溶血性黄疸。"阿托品化"和阿托品中毒的剂量接近,后者可引起抽搐、昏迷等,因此用药过程中应严密观察病情变化,注意区别"阿托品化"与阿托品中毒(表9-1-1)。

表9-1-1 阿托品化与阿托品中毒的主要区别

项 目	阿 托 品 化	阿 托 品 中 毒
神经系统	意识清楚或模糊	谵妄、躁动、幻觉、双手抓空、抽搐、昏迷
皮肤	颜面潮红、干燥	紫红、干燥
瞳孔	由小扩大后不再缩小	极度散大
体温	正常或轻度升高	高热,>40 ℃
心率	≤120次/分,脉搏快而有力	心动过速,甚至有室颤发生

(2)应用胆碱酯酶复能剂的观察和护理:①早期用药,边洗胃边应用特殊解毒剂,首次应足量给药。②轻度中毒可用胆碱酯酶复能剂;中度以上中毒必须合用胆碱酯酶复能剂和阿托品,此时,应减少阿托品用量,以免发生阿托品中毒。③胆碱酯酶复能剂如应用过量、注射太快或未经稀释,均可产生中毒,抑制胆碱酯酶,发生呼吸抑制,用药

时应稀释后缓慢静脉推注或静脉滴注为宜。④胆碱酯酶复能剂在碱性溶液中不稳定，易水解成有剧毒的氰化物，所以禁与碱性药物配伍使用。⑤碘解磷定药液刺激性强，漏于皮肤下可引起剧痛及麻木感,确定针头在血管内方可注射给药,不宜肌内注射用药。

4. 病情观察

(1)观察生命体征：有机磷中毒所致呼吸困难较常见,在抢救过程中应严密观察患者的呼吸、血压、脉搏、体温,即使在"阿托品化"后亦不应忽视。

(2)严密观察意识、瞳孔的变化,有助于准确判断病情：多数患者中毒后即出现意识障碍,有些患者入院时意识清楚,但随着毒物的吸收很快陷入昏迷。瞳孔缩小为有机磷中毒患者的特点之一。

(3)密切观察以防止"反跳"与"猝死"的发生："反跳"与"猝死"一般多发生在中毒后2～7天,其死亡率占急性有机磷中毒者的7%～8%。因此,应严密观察反跳的先兆症状,如胸闷、流涎、出汗、言语不清、吞咽困难等,若出现上述症状,应迅速通知医生进行处理,立即静脉注射阿托品,再次迅速达"阿托品化"。

5. 心理护理 护士应了解患者服毒或染毒的原因,根据不同的心理特点予以心理疏导,以诚恳的态度为患者提供情感上的支持,并认真做好患者家属的思想工作。

6. 健康教育

(1)普及预防有机磷农药中毒的相关知识,如喷洒时戴好帽子、口罩和手套,加强个人防护；农药器具要专用,严禁装食品、牲畜饲料；对于低毒农药如乐果喷洒后的瓜果蔬菜,至少相隔一周后才可食用。

(2)患者出院后在家休息2～3周,需要按时服药。

(3)对服毒自杀者,教给患者应对压力的方法,并获得其家庭和社会的支持。

任务评价

> **护考知识**
> 急性胆碱能危象、阿托品用药护理、有机磷杀虫剂中毒洗胃溶液选择。

任务实施

掌握有机磷杀虫药中毒的救护措施。

（田小丽）

任务二　百草枯中毒

案例导入

患者,女,25岁,1 h前,因与男朋友分手,口服百草枯（约30 mL）后出现恶心、呕吐,口腔及食管有烧灼感。由家人陪同来急诊科就诊,既往身体健康。查体：T 36.4 ℃,P 98次/分,R 21次/分,BP 118/78 mmHg,SpO_2 98%,患者意识清楚,双肺听诊呼吸音清,未闻及干湿啰音,心律齐,腹软,无压痛、反跳痛,肝脾未触及。

工作任务

1. 如果你在中毒发生现场,应该如何处理?
2. 急诊科应给予的治疗措施有哪些?

任务目标

1. 能说出百草枯中毒的临床表现。
2. 学会为患者采取正确有效的抢救措施。
3. 能对百草枯患者采取正确的护理措施。

百草枯又名克芜踪、对草快,是目前应用的除草剂之一,对人、牲畜有很强的毒性作用,在酸性或中性溶液中稳定,接触土壤后迅速失活。百草枯可经胃肠道、皮肤和气道吸收,我国报道中以口服中毒多见。

【病因与中毒机制】

常为口服自杀或误服中毒,成人口服致死量为 2～6 g。百草枯进入人体后,迅速分布到全身各器官组织,以肺和骨骼中浓度最高。其中毒机制尚未完全明确。目前一般认为,百草枯作为一种电子受体,作用于细胞内的氧化-还原过程,导致细胞膜脂质过氧化,引起以肺部病变为主、类似于氧中毒损害的多脏器损害。病理改变:早期肺泡充血、水肿,炎症细胞浸润,晚期为肺间质纤维化。百草枯对皮肤、黏膜亦有刺激性和腐蚀性。

【病情评估与判断】

(一)健康史

重点询问患者中毒的时间和经过,现场的急救措施,毒物侵入途径,服毒剂量及患者既往健康状况等。

(二)临床表现

患者的中毒表现与毒物摄入途径、速度、量及其基础健康状态有关,也有个体差异。百草枯中毒绝大多数系口服所致,且常表现为多脏器功能损伤或衰竭,其中肺的损害常见而突出。

1. 局部刺激反应 ①皮肤接触部位发生接触性皮炎、皮肤灼伤,表现为暗红斑、水疱、溃疡等。②高浓度药物污染指甲时,指甲可出现脱色、断裂甚至脱落。③眼睛接触药物则引起结膜、角膜灼伤,并可形成溃疡。④经气道吸入后,产生鼻、喉刺激症状和鼻出血等。

2. 呼吸系统 肺损伤是最严重和最突出的病变。小剂量中毒者早期可无呼吸系统症状,少数患者表现为咳嗽、咳痰、胸闷、胸痛、呼吸困难、发绀及肺水肿。大剂量服毒者可在 24～48 h 出现呼吸困难、发绀、肺水肿、肺出血,常在 1～3 天因急性呼吸窘迫综合征(ARDS)死亡。肺损伤者多于 2～3 周死于弥漫性肺纤维化所致呼吸衰竭。

3. 消化系统 口服中毒者有口腔、咽喉部烧灼感,舌、咽、食管及胃黏膜糜烂、溃疡,吞咽困难,恶心,呕吐,腹痛,腹泻,甚至出现呕血、便血、胃肠穿孔等。部分患者于中毒后 2～3 天出现中毒性肝病,表现为肝大、肝区疼痛、黄疸、肝功能异常等。

4. 泌尿系统 中毒后 2～3 天可出现尿频、尿急、尿痛等膀胱刺激症状,尿常规、血肌酐和尿素氮异常,严重者发生急性肾衰竭。

5. 中枢神经系统 表现为头痛、头晕、幻觉、抽搐、昏迷等。

6. 其他 可有发热、心肌损害、纵隔及皮下气肿、贫血等。

（三）严重程度分型

1. 轻型 摄入量＜20 mg/kg，无临床症状或仅有口腔黏膜糜烂、溃疡，可出现呕吐、腹泻。

2. 中-重型 摄入量20～40 mg/kg，部分患者可存活，但多数患者2～3周死于呼吸衰竭。服后立即呕吐者，数小时内出现口腔和喉部溃疡、腹痛、腹泻，1～4天出现心动过速、低血压、肝损害、肾衰竭，1～2周出现咳嗽、咯血、胸腔积液，随着肺纤维化出现，肺功能进行性恶化。

3. 暴发型 摄入量＞40 mg/kg，多数于中毒1～4天死于多器官功能衰竭。口服后立即呕吐者，数小时到数天出现口腔咽喉部溃疡、腹痛、腹泻、胰腺炎、中毒性心肌炎、肝肾衰竭、抽搐、昏迷甚至死亡。

（四）辅助检查

取患者尿液或血标本检测百草枯。血清百草枯检测有助于判断病情的严重程度和预后，血清百草枯浓度＞30 mg/L时，预后不良。服毒6 h后尿液可测出百草枯。

【救治与护理】

（一）救治原则

对于百草枯中毒目前尚无特效解毒剂，尽量在中毒早期控制病情发展，阻止肺纤维化的发生。

1. 现场急救 一经发现，即给予催吐并口服白陶土悬液，或者就地取材，取泥浆水100～200 mL口服。

2. 减少毒物吸收 尽快脱去污染的衣物，清洗被污染的皮肤、毛发、眼部。给予洗胃、口服吸附剂、导泻等措施减少毒物的继续吸收。

3. 促进毒物排泄 除常规输液、应用利尿药外，应尽早在患者服毒后6～12 h进行血液灌流或血液透析，首选血液灌流（其对毒物的清除率是血液透析的5～7倍）。

4. 防治肺损伤和肺纤维化 及早遵医嘱给予自由基清除剂，如维生素C、维生素E、还原型谷胱甘肽、茶多酚等。早期大剂量应用肾上腺糖皮质激素，可延缓肺纤维化的发生，降低百草枯中毒的死亡率。中到重度中毒患者可使用环磷酰胺。

5. 对症与支持疗法 保护胃黏膜，保护肝、肾、心脏功能，防治肺水肿，积极控制感染。出现中毒性肝病、肾衰竭时提示预后差，应积极给予相应的治疗措施。

（二）护理措施

1. 即刻护理措施 ①尽快脱去污染的衣物，用肥皂水彻底清洗被污染的皮肤、毛发；眼部受污染时立即用流动清水冲洗，时间＞15 min。②用碱性液体（如肥皂水）充分洗胃后，口服吸附剂（活性炭或白陶土）以减少毒物的吸收，继之用20%甘露醇（250 mL加等量水稀释）或33%硫酸镁溶液100 mL口服导泻。由于百草枯具有腐蚀性，洗胃时应避免动作过大导致食管或胃穿孔。③开放气道，保持气道通畅。④遵医嘱给予心电监护,密切监测患者的生命体征。

2. 血液灌流的护理 ①血液灌流中可能会出现血小板减少,应密切注意患者有无出血倾向,如牙龈出血、便血、血尿、意识改变等,谨防颅内出血。②严格无菌操作,监测体温,预防感染。③妥善固定血管通路,防止脱管,观察敷料情况,定期给予换药。

3. 肺损伤的护理 监测血气分析指标,观察患者是否有呼吸困难、发绀等表现。一般不主张吸氧,以免加重肺损伤,故仅在 $PaO_2<40\ mmHg$ 或出现 ARDS 时给予浓度＞21%的氧气吸入或呼气末正压通气(PEEP)给氧。肺损伤早期给予正压机械通气联合使用激素对百草枯中毒引起的难治性低氧血症具有重要意义。

4. 消化道的护理 除早期有消化道穿孔的患者外,均应给予流质饮食,保护消化道黏膜,防止食管粘连、缩窄。应用质子泵抑制剂保护消化道黏膜。

5. 口腔溃疡的护理 加强对口腔溃疡、炎症的护理,可应用冰硼散、珍珠粉等喷洒于口腔创面,促进愈合,减少感染机会。

> **护考知识**
> 肺损伤是百草枯中毒导致的最严重和最突出的病变。

任务评价

任务实施
熟悉百草枯中毒的救护原则。

（田小丽）

任务三　一氧化碳中毒

> **案例导入**
> 患者,男,25岁,早晨被其家属发现卧床不起。追问家属,患者房间内使用煤炉,能闻到煤烟味。入院时查体:T 38 ℃,P 96 次/分,R 24 次/分,BP 105/60 mmHg,神志不清,口唇黏膜呈樱桃红色,骶尾部压疮,皮肤破溃,双肺呼吸音粗,可闻及痰鸣音及湿啰音,心率 96 次/分,律齐,腹软,查体欠合作,脑膜刺激征(一)。

工作任务
1. 该患者可能的诊断是什么?
2. 若护士到该患者家中现场急救,应采取哪些救护措施?

任务目标
1. 能说出一氧化碳中毒的机制。
2. 学会根据患者临床表现进行病情严重程度的判断。
3. 能对一氧化碳中毒患者实施救护。

一氧化碳(CO)为无色、无臭、无味、无刺激性的气体。当人体吸入高浓度 CO 且达到一定时间时,即可发生急性缺氧,严重者可因心、肺、脑缺氧衰竭而死亡,临床上称

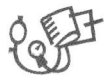

为急性CO中毒,俗称煤气中毒。

【病因与中毒机制】

(一)病因

1. 生活中毒 正常空气中CO含量仅为0.04 mg/L,当通风不良时,家庭用煤炉、燃气热水器所产生的CO以及煤气泄漏或在密闭空调车内滞留时间过长等均可引起CO中毒。火灾现场空气中CO浓度可高达10%,也可引起CO中毒。

2. 工业中毒 炼钢、炼焦、烧窑、矿井放炮等过程中均可产生大量CO,如果炉门关闭不严、管道泄漏或通风不良,便可发生CO中毒。煤矿瓦斯爆炸时亦有大量CO产生,容易发生CO中毒。

(二)中毒机制

CO经呼吸道吸入进入血液系统后,立即与血红蛋白(Hb)结合形成稳定的碳氧血红蛋白(COHb)。CO与Hb的亲和力比O_2与Hb的亲和力大240倍,而COHb的解离速度仅为氧合血红蛋白的1/3600。COHb不仅不能携带氧,而且还影响氧合血红蛋白的解离,阻碍氧的释放和传递,导致低氧血症,引起组织缺氧。CO还可影响细胞内氧的弥散,抑制细胞呼吸。急性CO中毒导致脑缺氧后,脑血管迅即麻痹扩张,脑容积增大。脑内三磷酸腺苷(ATP)在无氧情况下迅速耗尽,钠钾泵不能正常运转,钠离子蓄积于细胞内,导致细胞内水肿。血管内皮细胞肿胀,又造成脑血液循环障碍,进一步加剧了脑组织缺血缺氧。随着酸性代谢产物增多及血-脑脊液屏障通透性增高,发生细胞间质水肿。缺氧和脑血液循环障碍,可促使血栓形成、缺血性坏死或广泛的脱髓鞘病变,致使一部分急性CO中毒患者经假愈期后,又出现迟发性脑病。

【病情评估与判断】

(一)健康史

有CO接触史。注意了解中毒时所处的环境、停留时间以及突发昏迷情况。

(二)临床表现

与空气中含氧量、CO浓度、血中COHb浓度、暴露于CO的时间以及是否伴有其他有毒气体(如二氧化硫、二氯甲烷等)有关,也与患者中毒前的健康状况以及中毒时的体力活动有关。

1. 神经系统 ①中毒性脑病:急性CO中毒引起的大脑弥漫性功能和器质性损害。如不同程度的意识障碍、精神症状、抽搐、癫痫、偏瘫、单瘫、震颤等。②脑水肿:意识障碍、呕吐、颈抵抗、视神经盘水肿等。③脑疝:昏迷加深,呼吸不规则,瞳孔不等圆、对光反应消失。④皮肤自主神经营养障碍:少数重症患者的四肢、躯干出现红肿或大小不等的水疱并可连成片。

2. 呼吸系统 可出现急性肺水肿和ARDS的表现。

3. 循环系统 少数病例可发生休克、心律失常,急性左心衰竭的发生率极低。

4. 泌尿系统 呕吐、入液量不足、脱水、尿量减少和血压降低等因素可引起急性肾小管坏死和急性肾衰竭。

5. 休克 表现为血压降低,脉压差缩小,脉搏细速,四肢末梢湿冷,皮肤苍白,毛细血管充盈时间延长,少尿或无尿等。

6. 急性 CO 中毒迟发性脑病 患者意志清醒后,经过一段看似正常的假愈期(多为 2～3 周)后发生以痴呆、精神症状和锥体外系异常为主的神经系统疾病。表现:①精神异常或意识障碍,呈痴呆、谵妄、木僵或去大脑皮质状态。②锥体外系神经障碍,出现震颤麻痹综合征,表现为表情淡漠、四肢肌张力增强、静止性震颤、前冲步态等。③锥体系神经损害,如偏瘫、病理征阳性或大小便失禁等。④大脑皮质局灶性功能障碍,表现为失明、失语、不能站立或继发性癫痫。⑤脑神经及周围神经损害,如视神经萎缩、听神经损害及周围神经病变等。

(三)辅助检查

1. 血液 COHb 定性法和定量法 其中定量检测血 COHb 浓度可信度高。

2. 实验室检查 血清酶学检查结果中磷酸肌酸酶(CPK)、乳酸脱氢酶(LDH)、天门冬氨酸转氨酶(AST)、丙氨酸氨基转移酶(ALT)在 CO 中毒时可达到正常值的 10～100 倍。血清酶学异常增高与血气分析结合分析是诊断 CO 中毒的重要实验室指标。此外,重症患者应将肾功能检查作为常规检测项目。

(四)病情严重程度评估与预后判断

1. 病情严重程度评估

(1)轻度中毒:血液 COHb 浓度为 10%～20%。患者表现为不同程度头痛、头晕、乏力、恶心、呕吐、心悸、四肢无力等。

(2)中度中毒:血液 COHb 浓度为 30%～40%。患者除上述症状外,可出现胸闷、呼吸困难、烦躁、幻觉、视物不清、判断力降低、运动失调、腱反射减弱、嗜睡、浅昏迷等,口唇黏膜可呈樱桃红色,瞳孔对光反射、角膜反射可迟钝。

(3)重度中毒:血液 COHb 浓度达 40%～60%。患者迅速出现昏迷、呼吸抑制、肺水肿、心律失常和心力衰竭,各种反射消失,可呈去大脑皮质状态。还可发生脑水肿伴惊厥、上消化道出血、吸入性肺炎等。部分患者出现压迫性肌肉坏死(横纹肌溶解症),坏死肌肉释放的肌球蛋白可引起急性肾小管坏死和肾衰竭。

CO 中毒患者若出现以下情况提示病情危重:①持续抽搐、昏迷达 8 h 以上;②$PO_2<36$ mmHg,$PaCO_2>50$ mmHg;③昏迷,伴严重的心律失常或心力衰竭;④并发肺水肿。

2. 预后判断 轻度中毒可完全恢复。重症患者中昏迷时间过长者,多提示预后严重,但也有不少患者仍能恢复。迟发性脑病恢复较慢,有少数可留有持久性症状。对预后进行量化判定,可利用四项评分标准,即格拉斯哥昏迷评分、Barthel 指数评分、简易智力状况检查评分和改良的肌张力评分。

【救治与护理】

(一)救治原则

迅速脱离现场,纠正缺氧,防治脑水肿,支持对症治疗。

1. 现场急救

(1)进入中毒现场后迅速断绝煤气来源,打开门窗进行通风、换气,迅速将患者移至空气清新的地方。

(2)对轻症患者予以对症处理,患者可迅速恢复。

(3)使重症患者取平卧位,解开衣扣,松开腰带,保持呼吸道通畅。如发生呼吸、心搏骤停,应立即进行心肺复苏。

2. 氧疗 ①吸氧:氧流量为 5~10 L/min。②高压氧治疗:可缩短昏迷时间和病程,防治脑水肿,降低病死率。重症患者应及早采用高压氧治疗。

3. 防治脑水肿 应尽快应用脱水剂,如 20% 甘露醇,可与呋塞米联合或交替使用。也可适量补充促进脑细胞代谢等药物。

4. 对症治疗 保持昏迷患者呼吸道通畅,必要时行气管插管或气管切开,进行机械通气,预防肺部感染;对高热抽搐者,给予人工冬眠疗法,配合局部降温;对呼吸障碍者给予呼吸兴奋剂;纠正休克、代谢性酸中毒和水、电解质代谢失衡;防治迟发性脑病。

(二)护理措施

1. 即刻护理 ①保持呼吸道通畅,必要时做气管插管或气管切开;②开放静脉通路,遵医嘱给予输液和药物治疗。

2. 氧气吸入的护理 氧疗是 CO 中毒最有效的治疗方法。有条件者应积极采用高压氧治疗,可以减少神经、精神后遗症和降低病死率。

(1)患者脱离现场后应立即采用高浓度面罩给氧或鼻导管给氧(流量应保持 8~10 L/min)。给氧时间一般不应超过 24 h,以防发生氧中毒和二氧化碳潴留。条件许可时可吸含 3%~5% 二氧化碳的氧气。

(2)重症患者及早采用高压氧治疗。与标准氧疗相比,高压氧治疗能增加血液中物理溶解氧含量,提高总体含氧量,缩短昏迷时间和病程,预防迟发性脑病发生。一般高压氧治疗每次 1~2 h,1~2 次/日。症状缓解和血液 COHb 浓度降至 5% 时可停止吸氧。

3. 病情观察

(1)生命体征:重点是呼吸和体温。对于高热和抽搐者更应密切观察,防止坠床和自伤。

(2)神经系统功能:如瞳孔大小,有无急性痴呆性木僵、癫痫、失语惊厥、肢体瘫痪等表现。

(3)皮肤、肢体受压损害情况。

4. 健康教育 加强预防 CO 中毒的宣传:居室内燃烧炭火、使用燃气灶或燃气热水器时不能密闭门窗,需保持良好通风;不要在密闭空调车内滞留时间过长;厂矿使用煤气或产生煤气的车间、厂房要加强通风,配备 CO 浓度监测、报警设施。出院时留有后遗症的患者,应鼓励其继续治疗;对于痴呆或智力障碍患者,应嘱其家属悉心照顾,并教会家属对患者进行语言和肢体锻炼的方法。

知识拓展

高压氧舱对哪些病疗效好？

高压氧舱治疗是通过将人体置于高于一个大气压的环境中吸入100%氧来治疗疾病。其应用范围十分广泛，如心脑血管疾病、煤气中毒、脑外伤、骨折术后、植皮术后，皮肤坏死、糖尿病、突发性耳聋等。与普通吸氧相比，高压氧效果更好，高压氧还具有抗菌等效果（图9-3-1）。

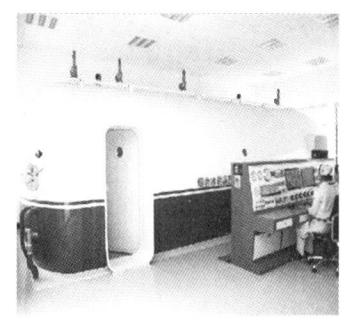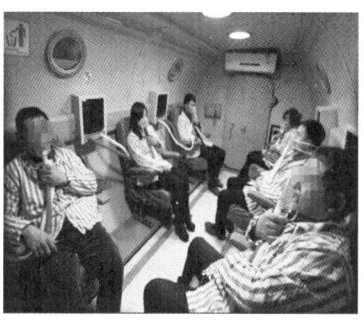

图9-3-1　高压氧舱及高压氧疗

高压氧舱分为两种：①高气压氧舱，舱内是压缩的空气，所以需要戴上面罩吸氧。②纯氧舱，不需要戴面罩。

高压氧有如下作用：①促进细胞有氧代谢，纠正细胞缺氧，使细胞能进行充分的有氧代谢。目前，市面上活血化瘀和扩血管的药物很多，其活血和扩血管的目的就是供氧，而高压氧舱可以直接供氧，掌握得当还无任何副作用。②广谱的抗菌作用，不仅可抗厌氧菌，也可以抗需氧菌。③可以使水肿部位的动脉收缩，减少局部的血容量，减轻水肿。尽管此时动脉血减少，因血中的氧含量很高，进入组织的氧仍然是增加的。④促进白细胞杀菌。氧供充分，过氧化物质增加，白细胞杀菌作用增强。⑤促进某些抗生素的抗菌作用。如甲氧苄啶、链霉素、异烟肼、对氨基水杨酸钠等。⑥增加血-脑屏障的通透性。当颅内有病变时（如感染、肿瘤），高压氧和药物同时使用可以提高颅内的药物浓度，增加疗效。⑦促进有害气体的排出，如煤气、二氯甲烷等。⑧使血氧弥散距离增加。实验发现，正常情况下人脑灰质毛细血管的弥散距离的有效半径约为30 μm，而在高压氧下可达100 μm。⑨调节免疫功能。到目前为止，研究发现高压氧对免疫功能有双向调节作用：过敏的可抑制，低下的可增强。⑩保健作用。随着年龄的增加，部分细胞（如脑细胞）会出现缺氧、缺血，有氧代谢不足，最后死亡的情况。如在这些细胞死亡之前，定期给予充分的氧供，可以延缓和减少细胞死亡的速度和数量。

高压氧能治疗哪些疾病呢？

高压氧能治疗凡是缺氧、缺血性疾病，或由于缺氧、缺血引起的一系列疾病。

(1) 各种中毒，如CO中毒、二氧化碳中毒、硫化氢中毒、氰化物中毒、氨气中毒、光气中毒、农药中毒、化学药物中毒等。

(2) 淹溺、自缢、电击伤、心源性休克、麻醉意外以及其他原因引起的脑缺氧、脑水肿、脑复苏术后等。

(3) 冠心病、心绞痛、心肌梗死。

(4) 脑血栓形成、脑栓塞、脑供血不全、脑萎缩、脑挫伤、脑外伤后综合征、植物状态(植物人)等。

(5) 脉管炎、血管炎、动脉栓塞。

(6) 新生儿窒息、脑瘫、高危妊娠。

(7) 气性坏疽、破伤风及其他厌氧菌感染。

(8) 多发性硬化、神经根炎、脊髓炎、截瘫、周围神经损伤、多发性神经炎、血管性头痛、锥-基动脉供血不全、颈椎病等。

(9) 病毒性脑炎、病毒性心肌炎等。

(10) 消化道溃疡(胃、十二指肠溃疡，术后溃疡，慢性溃疡性结肠炎等)。

(11) 糖尿病引起的神经炎、血管炎、眼底出血等并发症。

(12) 皮肤移植、断肢(指)再植术、顽固性溃疡、无菌性骨坏死、骨愈合不良、慢性骨髓炎、放射性骨髓炎、挤压伤、骨筋膜间隔区综合征、术后伤口不愈等。

(13) 葡萄膜炎、中心性视网膜脉络膜炎、视神经萎缩、视网膜动脉栓塞、视网膜静脉血栓形成、突发性耳聋、面瘫、牙周炎、口腔溃疡等。

任务评价

> **护考知识**
> CO中毒的机制及临床表现。

任务实施

熟悉CO中毒的机制、临床表现及救护原则。

(田小丽)

任务四 急性乙醇中毒

案例导入

患者，男，34岁，与朋友饮酒后昏睡，急诊入院。入院时患者有呕吐，呕吐物为咖啡色，全身散发浓烈的乙醇味，大声呼喊患者有应答，言语含糊不清，停止刺激后又陷入昏睡状态，查体生命体征正常，双侧瞳孔圆形、等大，对光反射正常，脑膜刺激征(一)。

工作任务

1. 该患者可能的诊断是什么?
2. 针对该患者的情况应采取哪些救护措施?

任务目标

1. 能说出乙醇中毒的机制。
2. 学会根据患者临床表现进行分期。
3. 能对乙醇中毒患者实施救护。

乙醇俗称酒精,是无色、易燃、易挥发的液体,具有醇香气味,能与水和大多数有机溶剂混溶。一次饮入过量乙醇或酒类饮料引起中枢神经系统由兴奋转入抑制的状态称为急性乙醇中毒或称急性酒精中毒。

【病因与中毒机制】

(一)病因

一次饮入过量乙醇或乙醇饮料是中毒的主要原因。

(二)中毒机制

1. 中枢神经系统的抑制作用 乙醇可迅速透过大脑神经元细胞膜,并作用于膜上的某些酶而影响细胞功能。乙醇对中枢神经系统的作用呈剂量依赖性,即剂量越大,抑制越严重,小剂量出现兴奋作用。血中乙醇浓度增高,作用于小脑,引起共济失调,作用于网状结构,引起昏睡和昏迷,极高浓度乙醇抑制延髓中枢,引起呼吸或循环衰竭。

2. 代谢异常 乙醇在肝细胞内代谢生成大量还原型烟酰胺腺嘌呤二核苷酸,使之与氧化型的比值增高,甚至可高达正常的2~3倍。相继发生乳酸水平增高、酮体蓄积导致的代谢性酸中毒以及糖异生受阻所致低血糖。

【病情评估】

(一)中毒史

(1)有一次性大量饮入含乙醇高的烈性酒或酒饮料史。

(2)询问饮酒的种类、饮用的量、饮用的时间、饮酒时的心情、平时的饮酒量以及是否服用了其他的药物。

(二)临床表现

症状轻重与饮酒量、个体敏感性有关。小儿乙醇中毒后很快昏睡,甚至发生惊厥,也可发生高热、休克、吸入性肺炎和颅内压增高等;老年人如肝脏功能较差,症状较重,死亡率较高。乙醇的中毒大约可分为三期,各期的界限不明显。

1. 兴奋期 血乙醇浓度>50 mg/dL。身心愉快、健谈、怒、悲、喜、静状态都可见,颜面潮红或苍白、呕吐物和呼气中有酒味,驾车易发生车祸。

2. 共济失调期 血乙醇浓度>150 mg/dL。行动笨拙、步态不稳、言语不清、视物模糊、眼球震颤、恶心、呕吐、嗜睡。

3. 昏迷期 血乙醇浓度>250 mg/dL。患者进入昏迷期,表现为昏睡、瞳孔散大、体温降低。当血乙醇浓度>400 mg/dL时,患者陷入深昏迷,心率快、血压下降、呼吸慢而有鼾音,并可出现呼吸、循环障碍而危及生命。

(三)辅助检查

血清或者呼出气中乙醇浓度测定对诊断、判断中毒轻重及评估预后有重要参考价值。

【救治与护理】

(一)救治原则

轻症患者无需治疗,对昏迷患者应注意其是否同时服用其他药物,救治的重点是维持生命脏器的功能,严重急性中毒时可用血液透析促使体内乙醇排出。

(二)护理措施

1. 即刻护理 ①保持呼吸道通畅,吸氧。及时清除呕吐物及呼吸道分泌物,防止窒息。必要时给予气管插管、机械通气。②保暖,维持正常体温。③维持重要脏器功能:呼吸抑制、严重昏迷者可用呼吸兴奋剂并吸氧;兴奋期烦躁不安者,可用地西泮或水合氯醛;对脑水肿者限制入水量,并注射利尿药;对低血压、休克者给予扩容,应用血管活性药物,纠正酸中毒。

2. 病情观察: ①观察意识、呼吸状态和呕吐物的性状;②给予兴奋躁动者适当的约束;③对于共济失调患者应严格限制活动,以免摔伤或撞伤。

3. 健康教育

(1)向公众进行酗酒有害身体的宣传:长期酗酒可造成营养缺乏、肝硬化等。

(2)酒后驾车会导致人身公共安全的损害和财产的损失。

(3)对酗酒严重者,应与其家属配合监督其戒酒。

任务评价

> **护考知识**
> 乙醇中毒的临床表现。

任务实施
熟悉急性乙醇中毒的护理措施。

(田小丽)

任务五　急性镇静催眠药中毒

案例导入

患者,女,82岁,因"自服安定后昏睡6 h"入院,查体:T 36.0 ℃,P 50次/分,R 12次/分,BP 80/56 mmHg,昏迷,双侧瞳孔圆形、等大,对光反射存在。

工作任务
针对该患者情况应采取哪些救护措施?

任务目标

1. 了解镇静催眠药的中毒机制。
2. 能识别镇静催眠药中毒的临床表现。
3. 能对镇静催眠药中毒患者实施救护。

镇静催眠药是中枢神经系统抑制药,具有镇静和催眠作用,小剂量时可使人处于安静或嗜睡状态,大剂量可麻醉全身,包括延髓中枢。一次性大量服用可引起急性中毒。

【病因与中毒机制】

（一）病因

过量服用镇静催眠药是中毒的主要原因,也可见于一次大量静脉给药的医源性中毒。

（二）中毒机制

1. 苯二氮䓬类　主要药物有氯氮䓬、地西泮、阿普唑仑、三唑仑。苯二氮䓬类与苯二氮䓬受体结合后,可以加强 γ-氨基丁酸(GABA)与 GABA 受体结合的亲和力,使与 GABA 受体偶联的氯离子通道开放,增强 GABA 对突触后的抑制能力。

2. 巴比妥类　主要药物有巴比妥、苯巴比妥、异戊巴比妥、硫喷妥钠。巴比妥类对中枢神经系统(主要是网状结构上行激活系统)有广泛的抑制作用。它对中枢神经系统的抑制与剂量有关,随着剂量的增加,由镇静、催眠到麻醉,以及延髓中枢麻醉,抑制呼吸而死亡。

3. 非巴比妥非苯二氮䓬类　主要药物有水合氯醛、格鲁米特(导眠能)、甲喹酮、甲丙氨酯(眠尔通)。对中枢神经系统的毒性作用与巴比妥类相似。

4. 吩噻嗪类　主要药物有氯丙嗪、硫利达嗪(甲硫达嗪)、奋乃静、三氟拉嗪。吩噻嗪类主要作用于网状结构,抑制中枢神经系统多巴胺受体、脑干血管运动和呕吐中枢,有抗组胺和抗胆碱作用。

【病情评估】

（一）中毒史

有可靠的应用镇静催眠药史,了解用药种类、剂量及服用时间,是否经常服用该药,服药前后是否有饮酒史,病前有无情绪激动等。

（二）临床表现

1. 巴比妥类中毒

(1)轻度中毒:表现为嗜睡或意识障碍,可唤醒,判断力和定向力障碍,步态不稳,言语不清,眼球震颤。各种反射存在,生命体征正常。

(2)中度中毒:表现为沉睡或进入昏迷状态,通过强烈刺激虽能唤醒,但患者不能言语,旋即又沉睡。腱反射消失、呼吸浅而慢,血压仍正常,角膜反射、咽反射仍存在。

(3)重度中毒:表现为进行性中枢神经系统抑制,由嗜睡到深昏迷。呼吸抑制由呼吸浅而慢到呼吸停止。出现低血压、休克、低体温、肌张力下降、腱反射消失、胃肠蠕动减慢,皮肤可起大疱。长期昏迷患者可并发肺部感染、肺水肿、脑水肿、肾衰竭而威胁生命。

2. 苯二氮䓬类中毒　中枢神经系统抑制较轻,主要症状是嗜睡、头晕、言语含糊不清、意识模糊、共济失调。很少出现严重的症状,如长时间深度昏迷和呼吸抑制等,此时应考虑同时服用了其他镇静催眠药或酒等。

3. 非巴比妥非苯二氮䓬类中毒　药物类型不同,中毒表现也有所不同。

(1)水合氯醛中毒:心、肝、肾损害,局部刺激性,可有心律失常,口服时胃部有灼烧感。

(2)格鲁米特中毒:意识障碍,有周期性波动。有抗胆碱能神经症状,如瞳孔散大等。

(3)甲喹酮中毒:可有明显的呼吸抑制,出现锥体束征,如肌张力增强、腱反射亢进、抽搐等。

(4)甲丙氨酯中毒:常有血压下降。

4. 吩噻嗪类中毒　最常见表现为锥体外系反应,如震颤麻痹综合征、静坐不能、急性肌张力障碍反应(如斜颈、吞咽困难、牙关紧闭等),还可以引起血管扩张、血压降低、心动过速、肠蠕动减慢;病情严重者可发生昏迷、呼吸抑制。

(三)辅助检查

(1)血液、尿液、胃液中药物浓度测定,对诊断有参考意义。

(2)血液生化检查,包括血糖、尿素氮、肌酐、电解质等检查。

(3)动脉血气分析。

(四)病情判断

1. 病情危重的指标　①昏迷;②气道阻塞、呼吸衰竭;③休克、急性肾衰竭;④合并感染。

2. 预后　轻度中毒无需治疗就可恢复;中度中毒经精心护理和适当治疗,在24～48 h可恢复;重度中毒患者可能需要3～5天才能恢复意识,其病死率低于5%。

【救治与护理】

(一)救治原则

1. 迅速清除毒物

(1)洗胃:口服中毒者早期用1:5000高锰酸钾溶液或清水或淡盐水洗胃,服药量大者超过6 h仍需洗胃。

(2)活性炭和泻剂的应用:首次活性炭剂量为50～100 g,用2倍的水制成混悬液,口服或管内注入。应用活性炭同时常给予硫酸钠250 mg/kg导泻,而不用硫酸镁。

(3)碱化尿液、利尿:用5%的碳酸氢钠碱化尿液,用呋塞米利尿。该方法对吩噻嗪类中毒无效。

(4)血液透析、血液灌流:对苯巴比妥有效,危重症患者可考虑应用;对苯二氮䓬类无效。

2. 应用特效解毒剂　氟马西尼是苯二氮䓬类拮抗剂,能通过竞争性抑制苯二氮䓬类受体而阻断苯二氮䓬类药物的中枢神经系统作用。

3. 对症治疗　对肝功能损害出现黄疸者,予以保肝和皮质激素治疗;对震颤麻痹综合征患者可用盐酸苯海索、氢溴酸东莨菪碱等;肌肉痉挛及肌张力障碍者可用苯海拉明。

(二)护理措施

1. 即刻护理 保持气道通畅、给氧;仰卧位时头偏向一侧,及时吸出痰液,以防气道阻塞。给予持续氧气吸入,防止脑组织缺氧促进脑水肿,加重意识障碍;尽快建立静脉通路。

2. 病情观察

(1)定时测量生命体征,观察意识状态、瞳孔大小和对光反应、角膜反射,若瞳孔散大、血压下降、呼吸变浅或不规则,常提示病情恶化,应及时向医生报告,采取紧急处理措施。

(2)药物治疗的观察:观察药物的作用及患者的反应。

(3)监测脏器功能变化,尽早防治脏器衰竭。

3. 饮食护理 应给予高热量、高蛋白质、易消化的流质饮食。昏迷时间超过3天时,应给予鼻饲补充营养及水分。

4. 心理护理 多与患者沟通,了解中毒的原因,保守患者的秘密,加以疏导、教育。对服药自杀者,不宜让其单独留在病房内,应加强看护,防止再度自杀。

5. 健康教育

(1)向失眠者宣教导致睡眠紊乱的原因及避免失眠的常识,必须用药时要防止产生药物依赖性;长期服用大量催眠药的人,包括长期服用苯巴比妥的癫痫患者,不能突然停药,应在医生指导下逐渐减量后停药。

(2)严格管理镇静药、催眠药处方的使用,加强药物的保管,特别是家庭中有情绪不稳定或精神不正常的人时。

> **护考知识**
> 苯二氮䓬类拮抗剂。

任务评价

任务实施
熟悉镇静催眠药的救治与护理。

(田小丽)

项目九任务工单

项目九评价体系表

自测题

工作领域四

项目十　危重症患者评估与系统功能监测
项目十一　危重症患者的营养支持
项目十二　全身炎症反应综合征
项目十三　危重症患者常见并发症的监测与预防
项目十四　机械通气
项目十五　连续性血液净化治疗的应用与护理

项目十 危重症患者评估与系统功能监测

 学习目标

素质目标:1.树立高度的责任意识、人文关怀意识,敬业、诚信、友善。
2.无陪护状态下的慎独修养。
3.危重症患者救治中的团队协作精神。
4."急患者所急,急患者所需"的同理心。
知识目标:1.掌握各系统功能监测的方法,危急值的概念,危急值报告处理程序以及常见检验危急值的报告界限。
2.熟悉心血管、呼吸、神经、泌尿、消化、内分泌系统功能监测的内容、目的与临床意义,常见检验危急值的临床意义。
3.了解各系统功能监测的基本原理及监测配合要点,危急值报告范围。
能力目标:1.能运用系统功能监测指标对患者进行分析、评估、监测。
2.能运用系统功能监测指标综合分析评估患者脏器功能的能力,并能为危重症患者制订系统功能监测计划。

任务一 危重症患者的评估

案例导入

患者,男,57岁,因"咳嗽、咳痰13年,加重伴胸闷1个月"入院,入院诊断为风湿性心脏病。在全麻和体外循环下行"二尖瓣和主动脉瓣置换术",术后患者被送入ICU。患者双眼紧闭,皱眉;呼唤能睁眼,压眶能躲避;经口气管插管、呼吸机辅助通气;心率88次/分,体温35.5 ℃,血压101/56 mmHg,上肢有自主活动,对被动运动有抵抗。右颈部深静脉置管,应用微量泵给予舒芬太尼和咪达唑仑镇静镇痛。

工作任务

1.护士应对该患者进行哪些护理评估?
2.护士可运用哪些评估工具协助评估该患者?

任务目标
1. 学会病情危重程度的评估。
2. 学会意识障碍、疼痛、镇静的评估。
3. 学会营养及护理风险的评估。

一、病情危重程度的评估

目前针对危重症患者病情危重程度的评估工具有很多，如急性生理与慢性健康评分Ⅱ（APACHE-Ⅱ）、治疗干预评分系统（TISS）、改良早期预警评分（MEWS）等。APACHE-Ⅱ是危重症患者病情危重程度分级的评估工具，由急性生理评分（APS）（表10-1-1）、慢性健康评分（CHS）（表10-1-2）及年龄评分（表10-1-3）三部分组成，评分范围为0～71分，得分越高，患者病情危重程度越重。APACHE-Ⅱ评估指标客观，适于动态观察患者病情发展。

表 10-1-1　急性生理评分（APS）

监测指标	异常升高值					异常降低值			
	4分	3分	2分	1分	0分	1分	2分	3分	4分
肛温/℃	≥41	39.0～40.9	—	38.5～38.9	36.0～38.4	34.0～35.9	32.0～33.9	30.0～31.9	≤29.9
MAP/mmHg	≥160	130～159	110～129	—	70～109	—	50～69	—	≤49
HR/(次/分)	≥180	140～179	110～139	—	70～109	—	55～69	40～54	≤39
RR/(次/分)	≥50	35～49	—	25～34	12～24	10～11	6～9	—	≤5
PaO_2/mmHg（$FiO_2<0.5$）	—	—	—	—	>70	61～70	—	55～60	<55
$P_{(A-a)}O_2$/mmHg（$FiO_2>0.5$）	≥500	350～499	200～349	—	<200	—	—	—	—

续表

监测指标	异常升高值					异常降低值			
	4分	3分	2分	1分	0分	1分	2分	3分	4分
pH	≥7.7	7.6~7.69	—	7.5~7.59	7.33~7.49	—	7.25~7.32	7.15~7.24	<7.15
HCO_3^-/(mmol/L)	≥52	41~51.9	—	32~40.9	22~31.9	—	18~21.9	15~17.9	<15
Na^+/(mmol/L)	≥180	160~179	155~159	150~154	130~149	—	120~129	111~119	<110
K^+/(mmol/L)	≥7	6.0~6.9	—	5.5~5.9	3.5~5.4	3~3.4	2.5~2.9	—	<2.5
Cr/(mg/dL)	≥3.5	2.0~3.4	1.5~1.9	—	0.6~1.4	—	<0.6	—	—
Hct/(%)	≥60	—	50~59.9	46~49.9	30~45.9	—	20~29.9	—	<20
WBC(×10⁹/L)	≥40	—	20~39.9	15~19.9	3~14.9	—	1~2.9	—	<1
GCS	分值等于15减去实际GCS分值								

注：当 $FiO_2<0.5$ 时用 PaO_2，当 $FiO_2>0.5$ 时用 $P_{(A-a)}O_2$；$P_{(A-a)}O_2$(mmHg)=(713×FiO_2)-(PaO_2/0.8777)-PaO_2。MAP，平均动脉压。

表10-1-2 慢性健康评分(CHS)

慢性健康评估要点	无器官衰竭	常规手术前存在器官衰竭或免疫抑制	急诊手术前或不能手术但存在器官衰竭或免疫抑制
分数	0	2	5

注：只有当患者存在以下慢性病时才进行CHS评分：①肝硬化及明确的门静脉高压；②美国纽约心脏病协会心功能Ⅳ级；③慢性阻塞性、梗阻性或血管性肺疾病导致活动重度受限；④接受长期透析治疗；⑤因治疗影响机体对感染的抵抗力。

表 10-1-3　年龄评分

年龄/岁	<44	44～54	55～64	65～74	≥75
分数/分	0	2	3	5	6

二、意识障碍的评估

ICU 患者常因各种原因存在不同程度的意识障碍,意识改变往往提示患者病情发生了变化,医护人员需要对患者的意识状态进行评估。现主要针对 ICU 常见的昏迷及谵妄两种意识障碍评估方法进行介绍。

(一)昏迷的评估

ICU 最常使用的昏迷评估方法为格拉斯哥昏迷评分(Glasgow coma score,GCS)(表 10-1-4),评估内容包括运动反应、语言反应与睁眼反应,通过三方面判断患者的昏迷程度。总分为 15 分,分值越高,提示意识状态越好。13～14 分为轻度障碍,9～12 分为中度障碍,3～8 分为重度障碍(昏迷状态)。

表 10-1-4　格拉斯哥昏迷评分(GCS)

睁眼反应	得分	语言反应	得分	运动反应	得分
自主睁眼	4	正常交谈	5	遵嘱运动	6
呼唤睁眼	3	回答错误	4	刺痛定位	5
刺痛睁眼	2	胡言乱语	3	刺痛躲避	4
刺痛无反应	1	只能发声	2	刺痛屈曲	3
		不能发声	1	刺痛伸直	2
				刺痛无反应	1

(二)谵妄的评估

目前 ICU 常用的谵妄评估量表为 ICU 意识模糊评估法(confusion assessment method for the ICU,CAM-ICU),CAM-ICU 是 ICU 成年患者谵妄监测最有效和可靠的评估工具(图 10-1-1)。

三、疼痛的评估

疼痛评估是疼痛管理的第一步,患者的主诉是疼痛评估的"金标准"。通过患者主诉进行的疼痛评估方法有脸谱法、数字评分法等。ICU 患者由于意识障碍或镇静等原因,不能对疼痛进行主观表达,可用重症监护疼痛观察工具(CPOT)(表 10-1-5)进行疼痛评估。该量表对气管插管和非气管插管患者均适用,共有 4 个测量条目,前 3 个条目两类患者共用;第 4 个条目,对于气管插管患者观察其通气依从性,对于非气管插管患者观察其发声。每个条目计分为 0～2 分,总分为 0(无痛)～8 分(最痛)。分值越高,患者的疼痛程度越高。

特征1：意识状态急性改变或波动	阳性标准	如阳性在这里打√
患者的意识状态是否与其基线状况不同？ 或 在过去的24 h内，患者的意识状态是否有任何波动？表现为镇静量表（如RASS）、GCS或既往谵妄评估得分的波动	任何问题答案为"是"→	□
特征2：注意力障碍		
数字法检查注意力（用图片法替代时请参照培训手册） 指导语：跟患者说，"我要给您读10个数字，任何时候当您听到数字'8'，就捏一下我的手表示。"然后用正常的语调朗读下列数字，每个数字间隔3 s。 6 8 5 9 8 3 8 8 4 7 当读到数字"8"时患者没有捏手或读到其他数字时患者做出捏手动作均计为错误	错误数>2→	□
特征3：意识水平改变		
如果RASS的实际得分不是0分（清醒且平静）为阳性	RASS不为"0"→	□
特征4：思维混乱		
是非题（需更换另一套问题请参照培训手册） 1. 石头是否能浮在水面上？ 2. 海里是否有鱼？ 3. 1斤是否比2斤重？ 4. 您是否能用榔头钉钉子？ 当患者回答错误时记录错误的个数 执行指令 跟患者说："伸出这几根手指"（检查者在患者面前伸出2根手指），然后说："现在用另一只手伸出同样多的手指"（这次检查者不做示范） *如果患者只有一只手能动，第二个指令改为要求患者"再增加一个手指" 如果患者不能成功执行全部指令，记录1个错误	错误总数>1→	□

CAM-ICU总体评估 特征1加2和特征3或4 阳性=CAM-ICU阳性	符合标准 →	□ CAM-ICU阳性 （谵妄存在）
	不符合标准 →	□ CAM-ICU阳性 （无谵妄）

图 10-1-1 ICU 意识模糊评估法（CAM-ICU）

表 10-1-5 重症监护疼痛观察工具（CPOT）

指标	条目	描述	得分
面部表情	放松、自然	无肌肉紧张表现	0
	表情紧张	皱眉、眉毛下垂、眼窝紧缩、轻微的面肌收缩，或其他改变（如侵入性操作中睁眼或流泪）	1
	脸部扭曲、表情痛苦	出现上述所有面部运动，并有眼睑紧闭（同时可张口或紧咬气管插管）	2

续表

指标	条目	描述	得分
身体活动	没有活动或正常体位	根本不动或正常体位	0
	防卫活动	缓慢、小心活动,触摸或摩擦痛处,通过活动寻求关注	1
	躁动不安	拔管,试图坐起,肢体乱动,翻滚,不听指令,攻击医务人员,试图爬离床	2
肌肉紧张度	放松	被动运动时无抵抗	0
	紧张、僵硬	被动运动时有抵抗	1
	非常紧张或僵硬	强烈抵抗,无法完成被动运动	2
机械通气顺应性(插管患者)或发声(无插管患者)	耐受呼吸机或活动	无报警,通气顺畅	0
	咳嗽但可耐受	咳嗽,可触发报警但自动停止报警	1
	人机对抗	不同步:人机对抗,频繁引起报警	2
	言语正常或不发声	说话音调正常或不发声	0
	叹息,呻吟	叹息,呻吟	1
	喊叫,哭泣	喊叫,哭泣	2

四、营养风险的评估

对入住 ICU 且预计摄入营养不足的患者应进行营养风险评估。常用的营养风险评估工具有营养风险评分(nutritional risk screening,NRS-2002)、危重症营养风险评分(Nutric 评分)。

Nutric 评分(表 10-1-6)是目前最佳的危重症患者营养评分系统。当 Nutric 评分≥5 时,说明患者存在营养风险。

表 10-1-6 Nutric 评分

参数	范围	评分值
年龄/岁	<50	0
	50~74	1
	≥75	2
APACHE Ⅱ 评分/分	<15	0
	15~19	1
	20~27	2
	≥28	3
SOFA 评分/分	<6	0
	6~9	1
	≥10	2

续表

参　　数	范　　围	评　分　值
引发器官功能不全/个	0～1	0
	≥2	1
入ICU前的住院天数/天	0	0
	≥1	1
白细胞介素-6(IL-6)/(pg/mL)	<400	0
	≥400	1

注：SOFA，序贯器官衰竭评估；SOFA评分方法详见脓毒症。

五、镇静的评估

合理的镇静治疗能改善机械通气患者的舒适度和人-机同步性，提高特殊疾病的疗效。可通过评估镇静程度掌握患者的镇静状态，指导镇静药物的调整，实现最佳的镇静目标。目前ICU常用的镇静评估工具有Ramsay镇静评分、Richmond烦躁－镇静评分(RASS)等。RASS(表10-1-7)是目前评估ICU成年患者镇静深度最可靠的评估工具。RASS的评分范围为－5～＋4分，最佳镇静目标为－2～0分，即浅镇静。

表10-1-7　Richmond烦躁－镇静评分(RASS)

分　　数	状　　态	描　　述
＋4	有攻击性	有暴力行为
＋3	非常躁动	试着拔除呼吸管、鼻胃管或静脉滴注
＋2	躁动焦虑	身体剧烈移动，无法配合呼吸机
＋1	不安焦虑	焦虑紧张，但身体只有轻微的移动
0	清醒平静	清醒，处于自然状态
－1	昏昏欲睡	没有完全清醒，唤醒后可维持清醒状态超过10 s
－2	轻度镇静	没有完全清醒，唤醒后无法维持清醒状态超过10 s
－3	中度镇静	对声音有反应
－4	重度镇静	对身体刺激有反应
－5	昏迷	对声音及身体刺激都没有反应

六、护理风险的评估

危重症患者由于病情复杂多变，涉及的护理风险评估工具很多，本节主要介绍深静脉血栓和压疮两项风险评估工具。

(一)深静脉血栓风险评估

近年来，深静脉血栓发病率呈逐年上升趋势，发生后往往给患者带来严重后果，已经成为患者术后猝死的重要原因之一。静脉血栓栓塞症(venous thromboembolism，VTE)风险评估工具为患者的VTE危险分层提供评估标准。针对不同危险分层采取相应预防措施，不仅能够降低发生率，并且可减少资源浪费。目前，我国普遍使用的是风险评估(Caprini风险评估模型)及预防方案(表10-1-8)。

表 10-1-8 VTE 风险评估(Caprini 模型)及预防方案

高危评分	病史	实验室检查	手术
5 分/项	脑卒中(1 个月内)	—	选择性下肢关节置换术
	急性脊髓损伤(瘫痪)(1 个月内)	—	髋关节、骨盆或下肢骨折
	多发性创伤(1 个月内)	—	大手术(>3 h)
3 分/项	年龄≥75 岁	抗心磷脂抗体阳性	大手术持续 2~3 h
	浅静脉、深静脉血栓或肺栓塞病史	蛋白 C 阳性	—
	血栓家族史	蛋白 S 阳性	—
	肝素引起的血小板减少		
	现患恶性肿瘤或化疗	狼疮抗凝物阳性	
	未列出的先天或后天血栓形成	血清同型半胱氨酸酶水平升高	—
2 分/项	60~74 岁	—	关节镜手术(>60 min)
	既往恶性肿瘤	—	腹腔镜手术(>60 min)
		—	大手术(<60 min)
1 分/项	40~59 岁		计划小手术
	肥胖(BMI>25 kg/m²)	—	近期大手术(1~3 个月)
	口服避孕药或激素替代治疗		下肢石膏或肢具固定
	妊娠期或者产后(1 个月内)	—	中心静脉置管
	原因不明的死胎史,复发性自然流产(≥3 次),有毒血症或发育受限原因所致早产	—	—
	卧床的内科患者	—	—
	炎症性肠病史	—	—
	下肢水肿	—	—
	静脉曲张	—	—
	严重的肺部疾病(含肺炎,1 个月内)	—	—
	肺功能异常(慢性阻塞性肺疾病)	—	—
	急性心肌梗死(1 个月内)	—	—
	充血性心力衰竭(1 个月内)	—	—
	败血症(1 个月内)	—	—
	输血(1 个月内)	—	—
	其他高危因素	—	—

注:①每个危险因素的权重取决于引起血栓事件的可能性。如癌症的评分是 3 分,卧床的评分是 1 分,前者比后者更容易引起血栓。②只能选择一个手术因素。③干预方案:0~1 分,低危,尽早活动+物理预防;2 分,中危药物预防+物理预防;3~4 分,高危,药物预防+物理预防;≥5 分,极高危,药物预防+物理预防,不能单独用物理预防;>9 分,有肺栓塞危险;>11 分,有易栓症危险。

（二）压疮风险评估

评估患者压疮风险是预防压疮的关键，常采用评估工具对压疮发生的相关因素进行量化，筛选高危人群。目前ICU常用的压疮风险评估工具有Braden量表、Cubbin和Jackson量表、Norton量表、Waterlow压疮危险因素评估表。

Waterlow压疮危险因素评估表（图10-1-2）对危重症患者的压疮风险评估特异性最高，适用于危重症患者的压疮风险评估。评分＞10分说明患者存在压疮风险，应采取压疮预防措施。

体质指数(BMI)/(kg/m²)			皮肤类型		性别和年龄		营养状况评估工具			
20~24.9	一般	0	健康	0	男	1	A—近期体重下降		B—体重下降评分	
25~29.9	高于一般	1	薄如纸	1	女	2	是	到B	0.5~5 kg	=1
≥30	肥胖	2	干燥	1	14~49岁	1	否	到C	5.1~10 kg	=2
<20	低于一般	3	水肿	1	50~64岁	2	不确定	=2并到C	10.1~15 kg	=3
			潮湿	1	65~74岁	3			>15 kg	=4
BMI=体重(kg)/身高(m)²			颜色异常	2	75~80岁	4			不确定	=2
			破溃	3	>81岁	5	C—患者进食少或食欲差 否=0 是=1		营养评分 如果>2，参考营养评估/干预措施	
失禁			运动能力		特殊因素					
					组织营养状况		神经系统缺陷		大手术或创伤	
完全控制/导尿		0	完全	0	恶液质	8	糖尿病	4~6	骨/脊柱手术	5
偶尔失禁		1	躁动不安	1	多器官衰竭	8	运动/感觉异常	4~6	手术时间>2 h	5
大/小便失禁		2	冷漠的	2	单器官衰竭（呼吸、肾脏、心脏）	5	截瘫	4~6	手术时间>6 h	8
大小便失禁		3	限制的	3						
			卧床	4	外周血管病	5				
			轮椅	5	贫血（Hb<8 g/L）	2				
					吸烟	1				
评分结果 总分10~15分：危险 总分16~20分：高度危险 总分>20分：非常危险					药物					
					长期应用细胞毒性药物、大剂量类固醇、抗生素　　最多为4					

图10-1-2　Waterlow压疮危险因素评估表

> **护考知识**
> 急性生理评分常见危急值。

任务评价

任务实施

学会危重症患者的评估。

（蒋露叶）

任务二　心血管系统功能监测

> **案例导入**
> 患者，男，65岁，10年前无原因出现胸闷气促、伴心悸不适，活动后症状加重，经休息后症状稍减轻，经当地医院诊断为冠心病。因"心前区剧烈的压榨性疼痛持续6 h"收住入院，入院后诊断为急性心肌梗死，医嘱予以血流动力学监测。

工作任务

1. 无创监测与有创监测项目有哪些?
2. 有创动脉血压的监测方法有哪几种?
3. 中心静脉压正常值及监测方法是什么?
4. 在做有创压力监测的管道护理时候护士应该怎么做?

任务目标

1. 熟悉无创监测的内容。
2. 熟悉有创监测的内容。

心血管系统功能监测可反映心血管系统的功能状况,包括心脏、血管、血液、组织氧的供应与消耗及心脏电生理等方面的功能指标,为临床危重症患者的病情观察、救治与护理工作提供重要依据。

一、无创监测

无创监测应用非机械性损伤的方法来获得各种心血管系统的功能指标,使用安全方便,并发症少,目前已被广泛应用于各种危重症或生命体征不平稳的患者。

(一)无创血流动力学监测

血流动力学监测是指根据物理学定律,结合病理和生理学概念,对循环系统中血液运动的规律进行定量、动态、连续地测量和分析,得到的数据不仅为危重症患者提供诊断资料,而且能及时反映患者的治疗效果,从而使患者得到及时、正确而合理的救治。常用的无创血流动力学监测有无创动脉血压监测与无创心排血量监测。

1. 无创动脉血压监测 手动测压法不能连续监测动脉血压及设定报警限,且可因听诊等因素而产生误差,在危重症患者监测中并不适宜。目前,在急诊与ICU广泛应用的是自动测压法。自动测压法分为以下两种。

(1)自动间断测压法:又称自动无创伤性测压,是临床应用最为广泛的一种动脉血压监测方法,主要采用振荡技术,通过充气泵定时地使袖带充气和放气来测定血压,能自动定时显示出收缩压、舒张压、平均动脉压和脉率,且当血压超过预设的报警上限或低于报警下限时能自动报警,其对伪差的检出较可靠,如肢体抖动时充气即暂停,继而自动重新开始进行充气测压。

(2)自动连续测压法:主要是通过红外线、微型压力换能器或光度测量传感器等实现血压的测量,可以反映每个心动周期动脉血压的变化,但因需要与标准的自动间断测压法校对,因而尚未在临床得到广泛应用。

2. 无创心排血量监测 心排血量(cardiac output,CO)是指一侧心室每分钟射出的血液总量。正常人左右心室的射血量基本相等。心排血量是反映心脏泵血功能的重要指标,对评价心功能、补液与药物治疗均具有重要意义。依据测压原理可分为以下两种。

(1)胸腔生物阻抗法:采用生物电阻抗技术测量每个心动周期胸腔电阻抗值的变化,其改变主要与心脏、大血管血流的容积密切相关。通过公式计算可以得出心排血量值。该方法操作简单,使用安全,可长时间连续监测,但其抗干扰能力较差,易受患者呼吸、心律失常、血流动力学不稳定等因素影响,有时测量误差较大,很难进行鉴别,一定程度上限制了其在临床的广泛应用。

(2)心电图监测多普勒心排血量监测:通过多普勒超声技术测量红细胞的移动速度来计算主动脉血流,进而计算出心排血量,实现连续性的心排血量监测。根据超声探头的位置可分为经食管途径和经气管途径。此法测定心排血量的前提是升主动脉与降主动脉的血流分配比例恒定。为保证测量的准确性,探头的声波方向与血流方向的夹角不能超过20°对探头的放置位置要求较高,躁动及不合作的患者不适宜采用此法。此外,有严重出血倾向及气管或食管疾病患者亦不适合。

(二)心电图监测

心电图监测是各种危重症患者的常规监测手段。

1. 心电图监测的意义　①持续观察心电活动。②持续监测心率、心律变化,监测有无心律失常。③观察心电波形变化,诊断心肌损害、心肌缺血及电解质紊乱。④监测药物对心脏的影响,并作为指导用药的依据。⑤判断心脏起搏器的功能。

2. 心电图监测的分类

(1)12导联或18导联心电图:使用心电图机进行描记而获得的即时心电图,12导联心电图包括3个标准肢体导联,即Ⅰ、Ⅱ和Ⅲ导联;3个加压肢体导联,即aVR、aVL和aVF导联;6个胸导联,即V1、V2、V3、V4、V5、V6导联。18导联心电图是在12导联心电图基础上增加了6个胸导联V3R、V4R、V5R、V7、V8、V9导联。

(2)动态心电图:可进行24～48 h的动态心电图监测,常用于心律失常及心肌缺血患者,尤其是无症状性心肌缺血的诊断与评估。但由于心电异常只能通过回顾性分析,不能反映出即时的心电图变化,因此,不能用于危重症患者连续、实时的心电图监测。

(3)心电示波监测:通过心电监护仪连续、动态反映心电图的变化,对及时发现心电图异常有重要的作用,是ICU最常用的心电图监测方法。多台床旁心电监护仪、计算机、打印机及心电图分析仪等构成心电监护系统。

3. 标准心电导联电极放置位置

(1)标准肢体导联:属于双电极导联,Ⅰ导联为左上肢(＋),右上肢(－);Ⅱ导联为左下(＋),右上肢(－);Ⅲ导联为左下肢(＋),左上肢(－)。

(2)加压肢体导联:属于单极导联,aVR、aVL和aVF导联探查电极分别置于右腕部、左腕部及左足部。

(3)胸导联:(图10-2-1)属于单极导联,导联V1电极置放于胸骨右缘第4肋间,V2置放于胸骨左缘第4肋间,V4置放于左侧锁骨中线与第5肋间相交处,V3位于V2与V4的中点,V5位于左侧腋前线,与V4同一水平,V6位于左腋中线,与V4、V5同一水平,V7位于左腋后线,与第5肋间相交处,V8位于左肩胛线,与第5肋间相交处,V9位于第5肋间同水平脊柱左缘,V4R位于右锁骨中线与第5肋间相交处,V3R在V1与V4R的中点,V5R位于右腋后线与第5肋间相交处。

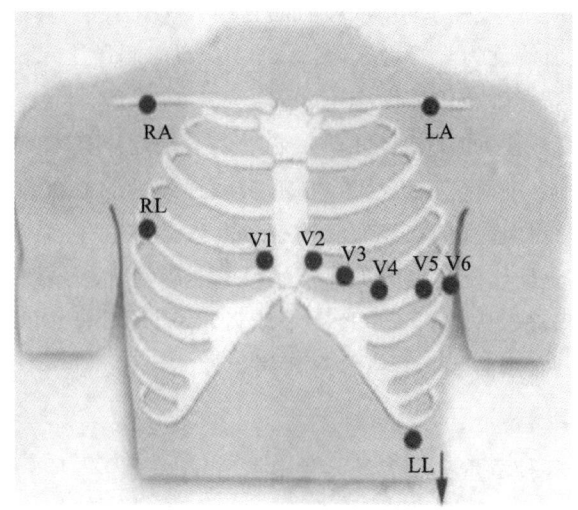

图 10-2-1 胸导联位置图

4. 监护仪导联电极放置位置 相对于标准心电图导联而言,监护导联是一种模拟的、综合的导联形式。常用的心电监护仪有 3 个电极、4 个电极和 5 个电极三种类型。每种监护仪器都标有电极放置示意图,可具体参照执行。常用的综合监护导联:①综合Ⅰ导联:左锁骨中点下缘(+),右锁骨中点下缘(-),无关电极置于剑突右侧,其心电图波形近似标准Ⅰ导联。②综合Ⅱ导联:左腋前线第 4 肋间(+),右锁骨中点下缘(-),无关电极置于剑突右侧,其心电图振幅较大,波形近似 V5 导联。③综合Ⅲ导联:左腋前线第 5 肋间(+),左锁骨中点下缘(-),无关电极置于剑突右侧,其心电图波形近似于标准Ⅲ导联。④改良的胸导联(CM 导联):为双电极导联,是临床监护中常选用的导联连接方法。正极置于胸导联(V1~V6)位置,负极置于胸骨上缘或右锁骨附近 CM5、CM6。因其不影响手术切口消毒,成为手术患者监护的理想导联选择,同时也是监测左心室壁心肌缺血的理想监护导联。除上述的导联外,还有食管心电图导联、气管心电图导联、心内心电图导联、希氏束心电图导联等方法。新型心电监护仪安置 7 个胸部电极,可获得与 12 导联心电图极为近似的心电图曲线。

二、有创监测

有创血流动力学监测是指经体表插入导管或监测探头至心脏或血管腔内,以精准测定心血管系统的各项生理功能,操作相对复杂,有发生并发症的危险,临床应用时需掌握好适应证。

(一)有创动脉血压监测

有创动脉血压监测是在动脉穿刺置管后通过压力测量仪进行实时的动脉内测压,能够准确反映每个心动周期动脉收缩压、舒张压和平均动脉压的变化数值与波形,是一种常用的有创血流动力学监测方法,其抗干扰能力较无创动脉血压监测好,测量结果可靠,尤其适于严重低血压、休克、周围血管收缩或痉挛等患者的动脉血压监测。

1. 测压途径 桡动脉因其表浅、易于固定及穿刺成功率高而为首选途径,但穿刺前须做 Allen 试验以判断尺动脉的循环是否良好,若 Allen 试验阳性则不宜选用桡动脉穿刺。除桡动脉外还可选择腋动脉、尺动脉、足背动脉或股动脉途径。

2. 测压方法

(1)测压器材与仪器准备:包括动脉穿刺针、换能器、测压管道系统、肝素稀释液、加压袋及压力测量仪或多功能监测仪等。

(2)动脉穿刺置管与测压:动脉穿刺成功后连接已经排气及肝素化的测压管道系统,并通过换能器与压力测量仪相连(图 10-2-2),即可显示出动脉压的波形与数值。测压前应对压力测量仪进行校零,换能器应置于第 4 肋间腋中线水平,位置相当于右心房水平。

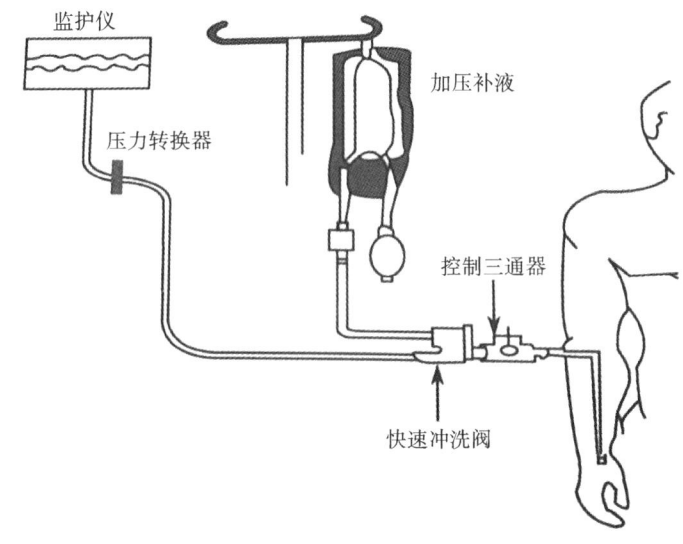

图 10-2-2 测压系统示意图

3. 并发症的防治 最常见的并发症是血栓形成或栓塞,严重时可引起肢体缺血、坏死。除此之外,还可能发生出血、感染和动静脉瘘等。预防并发症的措施:选择的动脉穿刺针不宜太粗,操作时注意严格遵守无菌原则,尽可能减少动脉损伤;穿刺置管时间不宜过长,一般不超过 7 天;定时用肝素稀释液加压冲洗测压管道系统。

(二)中心静脉压监测

中心静脉压(CVP)监测是指监测胸腔内上、下腔静脉的压力,严格地说是指腔静脉与右心房交界处的压力,反映右心收缩前负荷,主要适于各种严重创伤、休克、急性衰竭等危重症患者的监测。

1. 正常值 5~12 cmH$_2$O(0.49~1.18 kPa)。

2. 临床意义 小于 5 cmH$_2$O 表示右心房充盈不良或血容量不足;大于 12 cmH$_2$O 表示右心功能不良或血容量超负荷。CVP 监测对了解循环血量和右心功能具有十分重要的意义,可作为指导临床治疗的重要参考。但当患者出现左心功能不全时,单纯监测 CVP 则失去意义。

3. 测压途径 常用的途径有右颈内静脉、锁骨下静脉、颈外静脉和股静脉等。

4. 测压方法

(1)测压器材与仪器准备:包括中心静脉穿刺用物、压力测量仪或多功能监测仪,也可用简易测压装置(图10-2-3)。

(2)中心静脉穿刺置管与测压:中心静脉穿刺完成后,将静脉导管通过三通一端与测压装置连接进行测压,另一端可连接静脉输液。注意换能器或简易测压装置的零点应置于第4肋间腋中线水平。

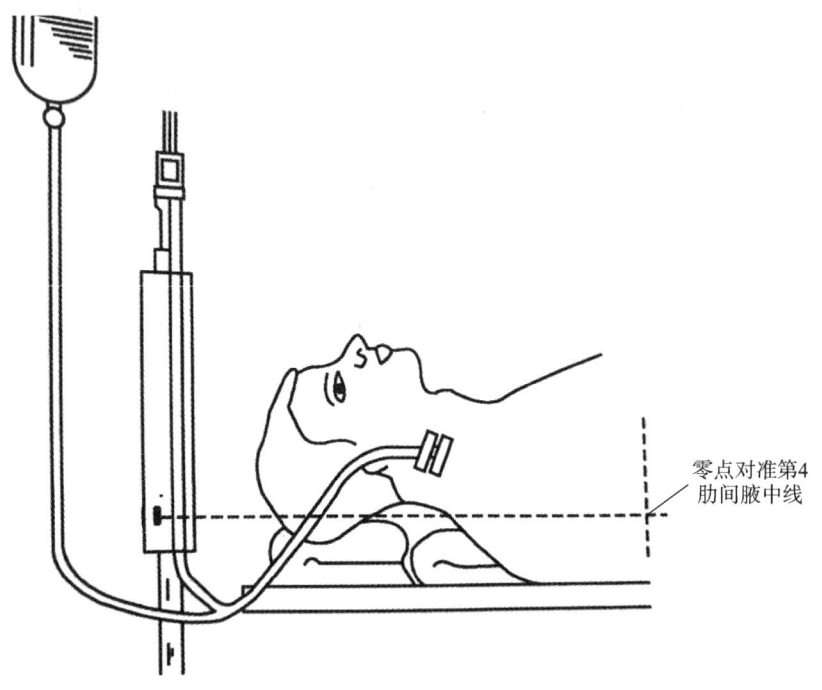

图 10-2-3 简易CVP测压方法

5. 并发症的防治 熟悉解剖结构及严格遵守操作规程可避免出现气栓、血栓、气胸、血胸、神经损伤等并发症;穿刺时注意无菌操作,置管期间加强观察与护理,以减少感染;穿刺时若误入动脉,应局部压迫止血,防止发生出血和血肿。

(三)肺动脉压监测

Swan-Ganz 导管监测又称漂浮导管监测,是能够提供较多生理参数的循环系统监测方法。左心室舒张末压代表左心室收缩前负荷,但直接测量较为困难,而经中心静脉穿刺置入 Swan-Ganz 导管,监测肺动脉血压,可间接反映左心功能状况。利用原理是心室舒张期末,主动脉瓣和肺动脉瓣均关闭,而二尖瓣开放,肺动脉瓣与主动脉瓣间可视为一个密闭的液体腔,如血管阻力正常,则左心室舒张末压≈左心房压≈肺动脉舒张压≈肺动脉气压,除测量肺动脉气压外,还可测得右心房压、右心室压和肺动脉压等参数指标,并可采用热稀释法进行有创心排血量监测。

【知识链接—脉搏指示连续心排血量监测】

脉搏指示连续心排血量(PiCCO)监测是一种微创血流动力学监测技术,通过动脉穿刺置管和中心静脉穿刺置管,使用 PiCCO 监测仪,利用经肺温度稀释法与动脉搏动曲线分析技术,结合对心排血量进行连续测量,监测胸腔内血容量、血管外肺水、脉搏连续心排血量、每搏量及动脉压等指标。与 Swan-Ganz 导管监测相比,PiCCO 无需置管到肺动脉及肺小动脉,可以减少 Swan-Ganz 导管的一系列并发症,能够更准确地反映心脏前负荷和肺水肿类型。

> **护考知识**
> 无创和有创心功能监测的内容。

任务评价

任务实施
熟悉无创和有创监测的内容。

(蒋露叶)

任务三 呼吸系统功能监测

> **案例导入**
> 呼吸科护士小李值夜班。晚上 12 点,10 床男性患者突然意识模糊,呼吸困难加重,口唇发绀,呼吸 34 次/分。

工作任务
1. 针对该患者的目前情况,护士需为其做好哪些监测?
2. 呼吸系统功能监测包括哪些?护士如何准备?
3. 通气功能监测有哪些内容?
4. 做血气分析时,护士应注意什么?

任务目标
熟悉呼吸系统功能监测的数值及意义。

呼吸系统功能监测的主要目的是对患者的呼吸运动、呼吸容量状态、呼吸力学、呼出气体分析及动脉血气分析等方面进行评估,了解危重症患者通气与换气功能的动态变化,便于病情观察和调整治疗方案及对呼吸治疗的有效性做出合理评价等。

一、呼吸运动监测

(一)呼吸频率

呼吸频率(respiratory rate,RR)是指每分钟的呼吸次数,反映患者通气功能及呼吸中枢兴奋性,是呼吸功能监测中最简单的、最基本的监测项目。正常成人 RR 为 10~18 次/分,小儿随着年龄减小而增快,8 岁儿童约为 18 次/分,1 岁为 25 次/分,新生儿为 40 次/分左右。成人 RR<6 次/分或>35 次/分均提示呼吸功能障碍。

(二)呼吸幅度

一般男性及儿童以腹式呼吸为主,女性以胸式呼吸为主。正常胸式呼吸时两侧胸廓同时起伏,幅度一致。呼吸幅度可以大致反映潮气量的大小。胸式呼吸不对称时常提示一侧有胸腔积液、气胸、血胸或肺不张等;胸式呼吸增强常因腹部病变或疼痛限制膈肌运动而引起;胸式呼吸减弱或消失可见于两侧胸部均有损伤或病变,亦可见于高位截瘫或肌松剂作用所致;胸式呼吸不能同步常提示有肋间肌麻痹。

(三)呼吸节律

正常呼吸节律自然而均匀。观察呼吸节律的变化可及时发现异常呼吸类型:伴有喘鸣和呼气延长的呼吸状态多由慢性阻塞性肺疾病所致;呼吸频率快、潮气量小、无气道狭窄和阻塞却有呼吸急促表现可见于肺、胸廓限制性通气障碍,急性呼吸窘迫综合征,心脏疾病和其他心肺以外疾病。

(四)呼吸周期的吸呼比率

吸呼比是一个呼吸周期中吸气时间与呼气时间之比。正常吸呼比为 $1/(1.5\sim2)$,吸呼比的变化反应肺的通气与换气功能。可通过直接目测或使用人工呼吸机(非控制呼吸时)呼吸活瓣的运动情况进行评估,精确测量时需通过呼吸功能监测仪来测定。

(五)常见的异常呼吸类型

1. 哮喘急性呼吸 发生在哮喘、肺气肿及其他喉部以下有阻塞者,其呼气时间较吸气时间明显延长,并有哮鸣。心源性哮喘是哮喘性呼吸困难的一种,以左心室病变引起者为多,表现为阵发性端坐呼吸,呼吸困难常在夜间及劳累后出现,可持续数分钟到数小时之久。

2. 紧促式呼吸 呼吸运动浅促而带有弹性,多见于胸膜炎、胸腔肿瘤、肋骨骨折、胸背部剧烈扭伤、颈胸椎疾病引起疼痛者。

3. 深浅不规则呼吸 常以深浅不规则的方式进行呼吸,多见于周围循环衰竭、脑膜炎或各因素引起的意识丧失。

4. 叹息式呼吸 呼吸呈叹息状,多见于神经质、过度疲劳等患者,有时亦可见于周围循环衰竭者。

5. 蝉鸣样呼吸 因会厌部发生部分阻塞,空气吸入发生困难使患者在吸气时发生高音调啼鸣声,吸气时患者的肋间及上腹部软组织内陷。

6. 鼾音呼吸 在患者呼吸期间可闻及大水泡音,主要是上气道有大量分泌物潴留,当空气进出气管时形成。多见于昏迷或咳嗽反射无力者。

7. 点头式呼吸 因胸锁乳突肌收缩所致,在吸气时下颌向上移动,而在呼气时下颌重返原位,类似点头样,多见于垂危患者。

8. 潮式呼吸 一种交替出现的阵发性的急促深呼吸及此后出现的一段呼吸暂停。

二、呼吸容量监测

(一)潮气量(V_T)

潮气量(tidal volume,V_T)是平静呼吸时一次吸入或呼出的气体量。V_T可用肺功能监测仪或肺量仪测定,是呼吸容量中最常用的测定项目。正常值为 8~12 mL/kg 体重,平均约为 10 mL/kg,男性略大于女性。V_T 反映人体静息状态下的通气功能,在使用人工呼吸机时还可通过测定吸气与呼气 V_T 的差值反映出呼吸管道的漏气状况。

（二）分钟通气量（MV 或 VE）

分钟通气量（minute ventilation,MV）是静息状态下每分钟呼出或吸入的气体量,是肺通气功能最常用的测定指标。$MV = V_T \times RR$。正常值为 6~8 L/min,成人 MV>10 L/min 常提示通气过度,MV<4 L/min 则提示通气不足。

（三）生理无效腔容积（V_D）

生理无效腔容积（volume of physiological dead space,V_D）是解剖无效腔与肺泡无效腔的容积之和。解剖无效腔指从口、鼻、气管到细支气管之间的气道所占空间;肺泡无效腔是指肺泡中未参与气体交换的空间。健康人平卧时解剖无效腔与生理无效腔容积近似相等,疾病时生理无效腔容积可增大。V_D/V_T 的值反映通气的效率,正常值为 0.2~0.35,主要用于评价生理无效腔对患者通气功能的影响,可帮助寻找生理无效腔容积增大的原因。

（四）肺泡通气量（V_A）

肺泡通气量（alveolar ventilation,V_A）是静息状态下每分钟吸入气量中能到达肺泡进行气体交换的有效通气量。$V_A = (V_T - V_D) \times RR$。正常值为 4.2 L/min,它反映真正的气体交换量。

三、呼气末二氧化碳监测

呼气末二氧化碳（end-tidal carbon dioxide,$ETCO_2$）监测（图 10-3-1）包括呼气末二氧化碳分压（pressure of end-tidal CO_2,$PETCO_2$）、呼气末二氧化碳浓度（concentration of end tidal CO_2,$CETCO_2$）、呼出气体二氧化碳波形及其趋势监测,属于无创监测,可反映肺通气功能状态和计算 CO_2 的产生量,也可反映循环功能、肺血流情况等。$PETCO_2$ 监测现已成为临床常用的监测方法,在手术室、ICU 和急诊科均有广泛的应用,可用于监测气管插管的位置是否正确、自主呼吸是否恢复、机械通气时参数设置是否合理及心肺复苏是否有效等。

（一）$PETCO_2$ 监测的原理

根据红外线光谱原理、质谱原理或分光原理来测定呼气末部分气体中的 CO_2 分压,其中红外线光谱法应用最广泛,主要利用 CO_2 能吸收波长为 4.3 μm 的红外线,使红外线光束量衰减程度与 CO_2 浓度成正比。

（二）$PETCO_2$ 监测的临床意义

1. 判断通气功能 $PETCO_2$ 正常值是 35~45 mmHg,在无明显心肺疾病的患者,$PETCO_2$ 高低常与 $PaCO_2$ 数值相近,因此,可以根据 $PETCO_2$ 的监测结果来判断患者的通气功能状况,并可据此调节通气量,避免通气过度或通气不足。

扫码看彩图

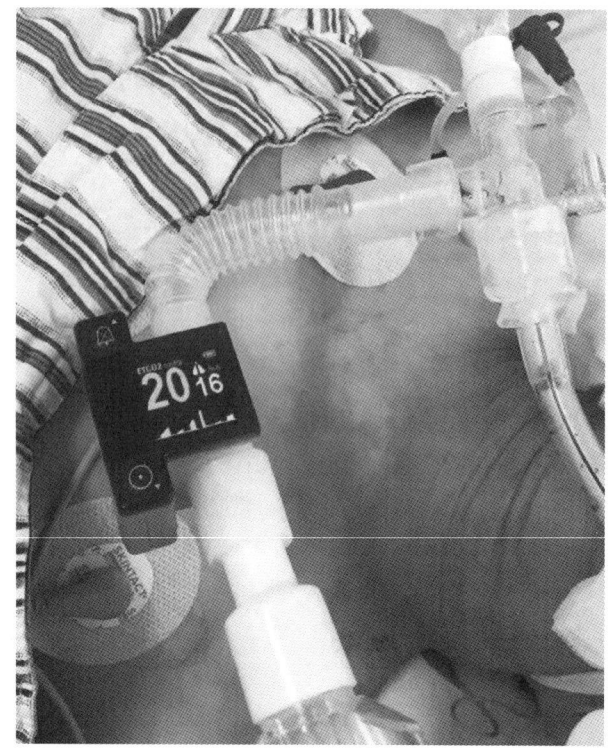

图 10-3-1 呼气末二氧化碳的测量

2. 反映循环功能 低血压、低血容量、休克及心力衰竭时,随着肺血流量减少,$PETCO_2$ 也降低,呼吸、心跳停止时 $PETCO_2$ 迅速降为零,复苏后逐步回升。

3. 判断人工气道的位置与通畅情况 通过监测 $PETCO_2$ 可以帮助判断气管插管是否在气管内及判断气管-食管导管的正确位置。气管插管移位而误入食管时 $PETCO_2$ 会突然降低至接近于零;气管-食管导管 ETC 双腔导管中随呼吸 $PETCO_2$ 有明显变化的应为气管腔开口。另外,通过监测 $PETCO_2$ 可了解气管与气管导管的通畅情况,当发生阻塞时,$PETCO_2$ 与气道压力均升高。

四、脉搏血氧饱和度监测

脉搏血氧饱和度(SPO_2)监测是通过动脉脉搏波动分析来测定氧分压下氧合血红蛋白占全部血红蛋白的百分比,属于无创监测。

(一)SPO_2 监测原理

血红蛋白具有吸收特定波长光线的能力,但氧合血红蛋白与游离血红蛋白吸收不同波长的光线,利用分光光度计比色的原理,可以测得随着动脉搏动血液中氧合血红蛋白对不同波长光线的吸收光量,从而间接了解患者 PO_2 的高低,判断氧供情况。

(二)SPO_2 监测方法

监测小儿时多采用耳夹法。成人多用指夹法,如果患者指甲较厚或末梢循环较差,应选用耳夹法。

(三)SPO_2监测的临床意义

SPO_2的正常值为96%～100%,临床上SPO_2与SaO_2有显著的相关性,常用于监测呼吸暂停、发绀和缺氧的严重程度。SPO_2＜90%时常提示有低氧血症。但一氧化碳中毒时由于碳氧血红蛋白与氧合血红蛋白的吸收光谱非常近似,可能会因正常的SPO_2监测结果而掩盖严重的低氧血症,因此,一氧化碳中毒时不能以SPO_2监测结果来判断是否存在低氧血症。

五、呼吸力学监测

呼吸力学监测包括与呼吸相关的压力、阻力、顺应性及呼吸做功等参数的监测,是诊断呼吸系统疾病与确定呼吸治疗的重要手段。

(一)呼吸压力监测

1.经肺压 气道开口压与胸膜腔压之间的差值,反映了在相应的肺容量时需要克服肺的阻力的大小。胸膜腔压力一般通过食管气囊导管法测量食管中下三分之一交界处的压力获得。

2.经胸壁压 胸膜腔压与体表压力的差值,反映了在相应的容量时胸廓的阻力,也是产生相应的胸廓容量变化所需消耗的驱动力。当呼吸肌肉完全放松时,由于体表压力为标准大气压(参照零点),胸膜腔压能反映出经胸壁压。

3.经呼吸系统压 呼吸运动过程中所需要克服的整体压力,是经肺压与经胸壁压的总和。

4.气道压 气道开口处的压力。在呼吸运动的动态变化过程中,常用峰压、平台压与平均气道压等指标来描述气道压力变化,是机械通气时最常用的监测指标。

(1)峰压:整个呼吸周期中气道内压力的最高值,在吸气末测定,正常值为9～16 cmH_2O。

(2)平台压:吸气后屏气时的压力,正常值为5～13 cmH_2O。

(3)平均气道压:连续数个呼吸周期中气道内压力的平均值,它反映了循环功能的受影响程度。平均气道压越高,对循环的抑制就越重。一般平均气道压小于7 cmH_2O时对循环功能无明显影响。

5.最大吸气压力 反映呼吸肌吸气力量的指标,正常男性＜－75 cmH_2O,女性＜－50 cmH_2O。

6.最大呼气压力 反映呼吸肌呼气力量的指标,正常男性＞100 cmH_2O,女性＞80 cmH_2O。

7.呼气末正压(PEEP) 正常情况下呼气末肺容量处于功能残气量时,肺和胸壁的弹性回缩力大小相等,而力的方向相反。因此,呼吸系统的弹性回缩压为零,肺泡压也为零。但病理情况下,呼气末肺容量可高于功能残气量,使呼吸系统的静态弹性回缩压与肺泡压均升高,会产生内源性PEEP,机械通气时还可以人为地设置外源PEEP。

(二)气道阻力监测

气道阻力监测是指气流通过气道进出肺泡所消耗的压力,用单位流量所需的压力差来表示,通常分为:①吸气阻力:正常值为 5~15 cmH$_2$O/(L·s),计算公式为吸气阻力=(峰压－平台压)/吸气末流量。②呼气阻力:正常值为 3~12 cmH$_2$O/(L·s),计算公式为呼气阻力=(平台压－呼气早期压)/呼气早期流量。

（三）顺应性监测

顺应性是指单位压力改变所产生的容量变化,是反映弹性回缩力大小的指标,根据测量方法不同可分为:①静态顺应性（C$_{st}$）:在呼吸周期中阻断气流的条件下测得的顺应性,正常值 100 mL/cmH$_2$O,计算公式为 C$_{st}$=潮气量/(平台压－PEEP)。②动态顺应性（C$_{dyn}$）:呼吸周期中不阻断气流的条件下通过寻找吸气末与呼气末的零流量点而测得的顺应性,正常值为 50~800 mL/cmH$_2$O,其结果不仅与呼吸系统的弹性有关,还受气道阻力影响,故 C$_{dyn}$<C$_{st}$,计算公式为 C$_{dyn}$=潮气量/(峰压－PEEP)。

六、动脉血气分析监测

动脉血气分析反映肺泡与肺循环之间的气体交换情况,是危重症患者呼吸功能监测的常用指标之一。

（一）动脉血氧分压（PaO$_2$）

PaO$_2$ 是指溶解在血浆中的氧产生的压力。正常人 PaO$_2$ 为 80~100 mmHg,并随着年龄的增长而下降。PaO$_2$ 与组织供氧有直接关系,氧向组织释放主要取决于 PaO$_2$ 的高低,弥散动力是二者的氧分压差。因此,在临床上主要用 PaO$_2$ 衡量有无缺氧及缺氧的程度。PaO$_2$ 60~80 mmHg 提示轻度缺氧,PaO$_2$ 40~60 mmHg 提示中度缺氧,PaO$_2$ 20~40 mmHg 提示重度缺氧。此外,PaO$_2$ 还作为诊断呼吸衰竭的重要指标和诊断酸碱失衡的间接指标,具有重要的临床意义。

（二）动脉血氧饱和度（SaO$_2$）

SaO$_2$ 是指血红蛋白被氧饱和的程度,以百分比表示,即血红蛋白的氧含量与氧容量之比乘以 100%。正常值为 96%~100%。SaO$_2$ 与血红蛋白的多少没有关系,而与血红蛋白结合能力有关。氧与血红蛋白的结合与氧分压有关,受温度、二氧化碳分压、H$^+$ 浓度等影响,也与血红蛋白的功能状态有关。如碳氧血红蛋白、变性血红蛋白就不再具有携氧能力。

（三）动脉血氧含量（CaO$_2$）

CaO$_2$ 是指 100 mL 动脉血中所含氧的量,除了溶解于动脉血中的氧量以外,还包括与血红蛋白结合的氧量。1 g 血红蛋白完全与氧结合,可结合氧 1.34 mL。CaO$_2$ 正常值为 16~20 mL/dL。CaO$_2$ 与氧分压之间存在一定的关系,但是当血氧分压超过 100 mmHg 时,随氧分压的增高血红蛋白的携氧量将不再继续增加,而呈平行的比例关系。

（四）动脉血二氧化碳分压（PaCO$_2$）

PaCO$_2$ 是指溶解在动脉血中的二氧化碳所产生的压力,是反映通气状态和酸碱平衡的重要指标。正常值为 35~45 mmHg。PaCO$_2$ 降低表示肺泡通气过度;PaCO$_2$ 增高表示肺泡通气不足,出现高碳酸血症。PaCO$_2$ 增高是诊断Ⅱ型呼吸衰竭必备的条件。

（五）二氧化碳总量（TCO_2）

TCO_2 是指存在于血浆中一切形式二氧化碳的总和。正常值为 28～35 mmol/L。一般在 $PaCO_2$ 增高时 TCO_2 增高，血中 HCO_3^- 增高时 TCO_2 亦增高。

> **护考知识**
> 血氧饱和度、动脉血气分析监测等的正常数值。

任务评价

任务实施
熟悉呼吸系统功能监测的数值及意义。

（蒋露叶）

任务四　神经系统功能监测

> **案例导入**
> 患者，男，30 岁，头痛 1 个月余，近几天来进行性加重，伴右侧肢体活动不便，头颅 CT 示左额叶胶质瘤。入科后患者意识清楚，双侧瞳孔等大等圆，对光反应灵敏。主诉头痛。颅内压 2.7 kPa，BP 140/90 mmHg，HR 60 次/分，呼吸平稳，SpO_2 96%。

工作任务
1. 该患者是否有颅内高压？
2. 分析导致该患者颅内压增高的原因有哪些？
3. 晚间该患者主诉头痛加剧，并出现频繁呕吐，护士该如何处理？

任务目标
熟悉神经系统功能监测的数值及意义。

对危重症患者，尤其是颅脑疾病患者，监测神经系统功能非常重要，一般为避免单一指标的局限性，常需结合临床表现、神经系统检查、仪器监测结果进行综合分析，做出及时有效的判断。

一、神经系统体征动态检查

神经系统的体征主要包括意识状态、眼部体征、神经反射、体位与肌张力及运动功能等。

（1）意识状态：神经系统功能监测时最常用、最简单、最直观的观察项目，可直接反映大脑皮层及其联络系统的功能状况。正常人意识清醒，当神经系统损伤或发生病变时，将可能引发意识障碍。一般将意识障碍分为嗜睡、昏睡、浅昏迷与深昏迷四个级别。

（2）眼部体征：主要观察瞳孔变化及眼球位置的变化。正常人瞳孔等大同圆，对光

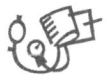

反射灵敏。一侧瞳孔散大,常提示可能发生脑疝。瞳孔对光反射的灵敏程度与昏迷程度成反比。观察眼球位置时应注意有无斜视、偏视或自发性眼颤。观察眼球的运动情况有助于判断脑干的功能状况。

(3)神经反射:主要包括正常的生理性反射及异常的病理性反射两部分。生理性反射的减弱或消失及病理性反射的出现均提示神经系统功能发生改变。检查神经反射有助于判断疾病的性质、严重程度及预后。

(4)体位与肌张力:去大脑强直时四肢可呈现伸展体位,有时可呈角弓反张姿势。两侧大脑皮层受累时可见去皮质强直状态。肌张力的变化在一定程度上可反映出病情的转归。

(5)运动功能:主要观察患者的自主活动能力,判断是否存在瘫痪及瘫痪的类型。

二、颅内压监测

颅内压(ICP)是指颅内容物对颅腔壁产生的压力。ICP 监测是诊断颅内高压最迅速、客观与准确的方法,同时,也是观察危重症患者病情变化、指导临床治疗与预后判断等的重要手段。

(一)监测方法

1. 脑室内测压　在无菌条件下进行颅骨钻孔,将头端多孔的硅胶管插入侧脑室,经三通管连接传感器和监护仪进行 ICP 监测。

(1)主要优点:①测压准确可靠。②可经导管放出适量脑脊液以降低 ICP。③可经导管取少量脑脊液进行化验或注入药物。④脑室容量压力反映了脑室的顺应性。

(2)缺点:①当颅内病变使中线移位或脑室塌陷时穿刺难度较大。②有颅内感染的危险,一般置管不超过一周。

2. 脑膜下测压　在无菌条件下进行颅骨钻孔,打开硬膜,拧入特制的中空螺栓与蛛网膜紧贴,螺栓内注入液体,外接监护仪进行 ICP 监测。

(1)优点:可多处选择测压点,不穿透脑组织。

(2)缺点:硬膜开放增加了感染的机会,并且影响因素较多,不易保证测压的准确性。

3. 硬膜外测压　将传感器直接置于硬膜与颅骨之间进行监测的方法。该方法保持了硬膜的完整性,颅内感染的概率较少,可用于长期监测。通常此方法测压的结果较脑室内测压略高 2~3 mmHg。

(二)ICP 分级

ICP 超过 15 mmHg 称为颅内压增高。一般将 ICP 分为四级:ICP<15 mmHg 为正常,ICP 15~20 mmHg 为轻度升高,ICP 21~40 mmHg 为中度升高,ICP>40 mmHg 为重度升高。

(三)影响 ICP 的因素

1. $PaCO_2$　$PaCO_2$ 下降时导致 pH 值上升,脑血流和脑血容量减少,ICP 下降;$PaCO_2$ 增高时脑血流和脑血容量增加,ICP 升高。

2. PaO_2　PaO_2 在 60~300 mmHg 波动时,脑血流量和 ICP 基本不变。当 PaO_2

＜50 mmHg 时,脑血流量明显增加,ICP 增高。但当低氧血症持续时间较长,形成脑水肿时,即使 PaO_2 改善,ICP 也不能很快恢复。

3. 血压 平均动脉压在 50～150 mmHg 波动时,由于脑血管的自动调节机制,ICP 可维持不变,超过一定的限度时,ICP 将随血压升高或降低而呈平行改变。

4. CVP CVP 升高可使静脉回流障碍,ICP 升高。反之,CVP 降低,ICP 降低。

5. 其他 使脑血流增加的药物可导致 ICP 增加;渗透性利尿药使脑细胞脱水,可起到降低 ICP 的作用;体温每下降 1 ℃,ICP 可降低 5.5%～6.7%。

三、脑电图监测

(一)脑电图波形

脑电图显示的是脑细胞群自发而有节律的生物电活动,即锥体细胞群及其树突突触后电位的总和。正常人的脑电图波形根据振幅和频率不同可分为四类:①α波:频率为 8～13 Hz,振幅平均为 25～75 μV,是成人安静闭眼时的主要脑电波,睁眼时 α 波减弱或消失。②β波:频率为 18～30 Hz,振幅平均为 25 μV,情绪紧张、激动和服用巴比妥类药物时增加。③θ波:频率为 4～7 Hz,振幅平均为 20～50 μV,见于浅睡眠时。④δ波:频率低于 4 Hz,振幅小于 75 μV,见于麻醉和深睡眠状态。

(二)在危重症监护中的应用

1. 脑缺血缺氧患者的监测 脑电图对脑缺血缺氧十分敏感。缺血缺氧早期,出现短阵的脑电图快波,当脑血流继续减少时,脑电图波幅开始逐渐降低,频率逐渐减慢,最后呈等电位线。

2. 昏迷患者的监测 脑电图是昏迷患者脑功能监测的重要指标,可协助判断病情及预后。昏迷时脑电图常一般呈现 δ 波,若恢复到 θ 波或 α 波,表明病情有所改善;反之,若病情恶化,δ 波将逐渐转为平坦波形。

四、脑血流监测

脑是对缺血缺氧十分敏感的器官,脑血流供应状况对维持脑功能极为重要。脑的某些病理状态,如 ICP 增高,直接影响脑的血液供应。因此,脑血流的监测有重要的临床意义。常用的脑血流监测方法主要有经颅多普勒超声监测、激光多普勒流量计监测、正电子发射断层扫描及同位素清除法等。

五、脑氧供需平衡监测

ICP、脑电图、脑血流的监测可间接反映脑的供氧情况,而脑氧供需平衡监测更为直接地反映脑的供氧情况,它主要是进行脑氧饱和度测定。监测方法有两种:一种是颈内静脉血氧饱和度监测,主要反映整个脑组织的氧供需平衡状况;另一种是近红外线脑氧饱和度仪监测,主要反映局部脑组织氧供需平衡状况。

> **护考知识**
> 颅内压监测的正常数值。

任务实施

熟悉神经系统功能监测的数值及意义。

(蒋露叶)

任务五　泌尿系统功能监测

> **案例导入**
>
> 杨女士,45岁。因"泡沫尿两年,颜面水肿一周,加重伴尿少两天"入院。血肌酐 345 pmol/L,尿素氮 18.6 mmol/L。血生化:血钾 6.4 mmol/L,血钠 137 mmol/L,血氯 103 mmol/L,血清总蛋白 55 g/L,白蛋白 29 g/L,血钙 2.02 mmol/L,血磷 1.98 mmol/L,尿酸 535 mmol/L。尿常规:蛋白(++),白细胞 12/HP,红细胞 18/HP,可见颗粒管型。

工作任务

1.试分析该患者目前的肾功能情况。

2.入院后如何监测和维护肾功能?

任务目标

熟悉泌尿系统功能监测的数值及意义。

泌尿系统由肾脏、输尿管、膀胱及尿道组成。其主要功能为排泄。排泄是指机体代谢过程中所产生的各种不为机体所利用或者有害的物质向体外输送的生理过程。机体排泄的途径主要有:由呼吸器官排出,主要是二氧化碳和以水蒸气呼出的水;从皮肤排出,主要是由汗腺以汗的形式排出水、氯化钠和尿素等;从肾脏以尿的形式排出,尿中所含的排泄物为水溶性物质,种类最多,量也很大,因而肾脏是排泄的主要器官。此外,肾脏又是一个维持内环境稳定的重要器官,并具有内分泌功能。可见,肾脏是泌尿系统最重要的器官,肾功能是泌尿系统最重要的功能。以下主要介绍肾功能的监测与维护。

泌尿系统功能监测是危重症患者系统功能监测的一项重要内容,临床上主要通过尿液监测及血液生化监测来反映患者的病情状态与病程进展状况。

一、尿液监测

(一)尿量

尿量是反应机体重要脏器血液灌注状态的敏感指标之一。尿量异常是肾功能改变最直接和最常见的指标。24 h 尿量<400 mL 为少尿,小于 100 mL 为无尿,大于 4000 mL 为多尿。危重症患者病情变化快,观察其每小时尿量的变化更具意义。正常成人每小时尿量>0.5 mL/kg 体重,当每小时尿量<17 mL 时即为少尿。

(二)尿比重

危重症患者肾功能不全最常见于肾小管受损,因此,与尿量相比,测量尿比重有时更有意义,临床常结合24 h尿量综合判断和分析患者的血容量及肾脏的浓缩功能。尿比重的正常值为1.010~1.030,尿比重>1.030为高比重尿,提示尿液浓缩,肾脏本身功能尚好;尿比重<1.010为低比重尿,提示肾脏浓缩功能降低,见于肾功能不全恢复期、尿崩症、利尿药治疗后、慢性肾炎及肾小管浓缩功能障碍等情况。

(三)尿渗透压

尿渗透压测量的意义同尿比重,主要用于评估患者的血容量及肾脏的浓缩功能。临床上常同时监测血、尿渗透压,计算两者的比值,用以反映肾小管的浓缩功能。尿渗透压的正常值为600~1000 mOsmol,血浆渗透压的正常值为280~310 mOsmol,尿/血浆渗透压的值为2.5±0.8。急性肾衰时尿渗透压接近于血浆渗透压,两者的比值降低,可小于1.1。

(四)尿常规检查

尿常规主要检查尿中是否出现红细胞、白细胞、管型及蛋白质等,可有助于评估患者泌尿系统感染或肾损害情况。

二、血液生化监测

(一)血肌酐

血肌酐有外源性和内源性两种。外源性肌酐是肉类食物在体内的产物;内源性肌酐是体内肌肉组织代谢的产物。在肉类食物摄入量及身体的肌肉代谢稳定的情况下,肌酐的生成比较恒定。肌酐由肾小球滤过而排出体外。血肌酐的正常值是88.4~176.8 μmol/L,肌酐浓度升高可反映肾小球的滤过率降低。肾功能不全时血肌酐水平明显增高。

(二)血尿素氮(BUN)

BUN是体内蛋白质的代谢产物,正常情况经肾小球滤过而随尿液排出体外。成人BUN的正常值为3.2~7.1 mmol/L。BUN增加程度与肾功能损害程度成正比,检测BUN有助于诊断肾功能不全,尤其对尿毒症的诊断更有价值。肾前性因素和肾后性因素引起尿量减少或尿闭时可引起BUN水平增高,体内蛋白质分解过多时可引起BUN增高。

(三)内生肌酐清除率(Ccr)

Ccr是反映肾小球滤过功能的重要指标。正常成人Ccr的正常值为80~120 mL/min。当Ccr降低至正常值的80%以下时提示肾小球功能减退,Ccr降至51~70 mL/min为轻度,Ccr降至31~50 mL/min为中度,降至30 mL/min及以下为重度。多数急性和慢性肾小球肾炎患者可发生Ccr降低。

> **护考知识**
> 尿液监测及血液生化监测的正常数值。

任务实施

熟悉泌尿系统功能监测的数值及意义。

(蒋露叶)

任务六 消化系统功能监测

案例导入

张女士,38岁,胆囊手术后上腹部间歇性疼痛3年,加重1个月入院。实验室检查:ALT 40 U/L,白蛋白46.2 g/L,A/G为1.3,血清总胆红素23.7 μmol/L,结合胆红素10.6 μmol/L。

工作任务

1. 试分析该患者肝功能情况。
2. 试估计该患者血中非结合胆红素含量是否正常。
3. 若想明确该患者黄疸类型,是否还需要做其他检查?

任务目标

熟悉消化系统功能监测的数值及意义。

消化系统功能监测主要包括肝功能监测与胃肠黏膜内pH监测。肝脏与胃肠功能障碍时会引发机体环境与全身功能状态的改变。因此,危重症患者消化系统功能状态的监测不容忽视。

一、肝功能监测

肝脏是人体重要的代谢器官,除涉及营养物质代谢外,还排泄胆红素,通过体内氧化、还原、分解、结合等反应实现解毒,同时参与生成主要凝血与纤溶因子等。肝功能监测是重症监护的基本内容之一。

(一)临床症状监测

1. 精神症状与意识状态监测 肝功能失代偿时因代谢异常引发肝性脑病,患者会有精神症状及意识障碍的表现。监测精神症状与意识状态成为监测肝功能的一项简单而方便的内容。

2. 黄疸监测 黄疸是肝功能障碍的主要表现之一,具有症状出现早、进展快等特点。

(二)实验室检查指标监测

1. 血清酶学监测 当肝脏功能受损时,某些酶从肝细胞或细胞器内溢出并进入血液中,导致所检测血清相应的酶水平升高,故监测血清酶学的变化对于了解和评估肝功能具有重要的临床价值。常用的血清酶学监测指标主要有丙氨酸氨基转移酶(ALT)、天门冬氨酸氨基转移酶(AST)及碱性磷酸酶(ALP)等;前两项指标升高是肝细胞损伤的敏感标识,后两项指标升高主要见于肝内外胆汁淤积。

2. 血清胆红素监测 高胆红素血症主要反映肝代谢功能障碍,与血清总胆红素升高直接相关,常见于肝细胞损伤及胆汁淤积等。血清总胆红素的正常范围为 3.4~17.1 $\mu mol/l$。肝细胞性黄疸时直接胆红素增加占 30% 以上,多伴有转氨酶水平升高;梗阻性黄疸时总胆红素可增至 510 $\mu mol/l$ 以上,其中直接胆红素增加占 35% 以上,甚至可达 60%,尿中胆红素呈阳性,伴有碱性磷酸酶及 γ 谷氨酰转移酶水平明显升高。

3. 血氨监测 体内蛋白质代谢产生具有毒性的氨,肝脏能够将氨代谢为尿素,经肾脏排泄。血氨正常值为 18~72 $\mu mol/l$,肝代谢功能严重受损时,血氨水平升高,易引发肝性脑病。

4. 凝血功能监测 肝功能受损时检查凝血功能的常用指标有凝血酶原时间及国际标准化比值、活化部分凝血活酶时间、凝血酶时间及纤维蛋白原等,临床上的凝血酶原时间延长及国际标准化比值升高提示肝脏合成功能减退。

5. 血清总蛋白监测 血清总蛋白主要包括血清白蛋白与血清球蛋白。血清总蛋白的正常值是 60~80 g/L;血清白蛋白的正常值是 40~50 g/L。血清白蛋白的含量与正常功能肝细胞的数量呈正相关,亦可反映肝脏合成功能,血清白蛋白进行性下降时预后不佳。血清白蛋白主要参与形成血浆胶体渗透压,低于 28 g/L 时肝硬化患者可出现腹腔积液。

二、胃肠黏膜内 pH 监测

胃肠道缺血引起胃肠黏膜屏障受损是胃肠功能障碍发生的重要启动因素,常是多器官功能障碍综合征(MODS)早期表现之一。胃肠黏膜内 pH(pHi)能够早期敏感反应 MODS 发生过程中胃肠黏膜缺氧及患者病情的变化情况,成为判断危重症患者能否复苏时的一项重要监测指标。

(一)监测方法

1. 直接法 采用 pH 微电极直接进行监测,是一种有创性的精确监测方法,但操作过程复杂,因而在临床应用较少。

2. 间接法

(1)生理盐水张力法:通过植入特殊的导管至胃腔,向其前端半透膜球囊内注入一定量的生理盐水,之后 30~90 min 抽出囊内生理盐水,弃去前 1.5 mL 死腔内液体,保留余下的 2.5 mL 做血气分析,同时抽取动脉血进行血气分析,利用 Henderson-Hasselbalch 公式 pHi 值 $=6.1+\log(HCO_3^-/PCO_2\times 0.03\times k)$ 可以计算 pHi。公式中 0.03 为 CO_2 解离常数,k 为不同平衡时间对应的校正系数。

(2)空气张力法:将胃黏膜 CO_2 张力计插入胃腔并连接至胃张力监测仪,通过对张力仪气囊内空气进行自动采样,可直接测出 PCO_2,同样要求抽取动脉血进行血气分析,利用 Henderson-Hasselbalch 公式计算出 pHi 值。

(二)pHi 监测的临床意义

pHi 值的正常范围为 7.35~7.45。

1. 休克患者器官灌注状态评估 当机体遭受创伤、失血及感染等因素发生休克后,组织细胞氧供应不足,ATP 的合成小于其分解而产生大量的 H^+,存在于胃黏膜

内，引起 pHi 值下降，严重时可引发胃肠功能障碍直至并发 MODS。组织细胞缺氧程度越严重，pHi 值下降越明显。因此，pHi 监测提供了部分器官组织氧合充分与否的判定依据。胃肠道是休克时缺血发生最早、最明显的脏器，同时也是复苏后逆转最晚的脏器。休克早期单纯从临床表现与全身性的氧输送指标等常难以发现局部或隐藏的器官低灌注状态。通过 pHi 监测能够早期预警，指导治疗，纠正缺血缺氧状态，预防 MODS 发生。

2. 危重症患者预后评估 pHi 监测被认为是更为敏感和可靠评估危重症患者预后的重要指标之一。全身监测指标已完全恢复正常，而 pHi 值仍低的状态称为"隐性代偿性休克"，是导致胃肠黏膜屏障受损害，造成细菌和内毒素移位，进而诱发严重的脓毒症和 MODS 的主要原因。对循环衰竭的危重症患者的研究表明，pHi 低值患者较 pHi 正常者的死亡率明显增高。纠正 pHi 可以改善复苏的预后，因此，监测复苏患者 pHi 的变化，并及时纠正 pHi 具有重要临床意义。

任务评价

> **护考知识**
> 肝功能监测及胃肠黏膜内 pH 监测的正常数值。

任务实施
熟悉消化系统功能监测的数值及意义。

（蒋露叶）

项目十任务工单

项目十评价体系表

自测题

项目十一 危重症患者的营养支持

 学习目标

素质目标:具备正确识别并给予危重症患者功能支持的职业素养。
知识目标:1.危重症患者营养支持的原则。
2.危重症患者肠内外营养支持的评估。
3.危重症患者肠内外营养支持的主要内容及护理要点。
4.危重症患者的代谢变化。
能力目标:1.通过学习能正确实施肠内外营养支持并提供常规护理措施。
2.能有效预防危重症患者营养支持过程中的并发症,并针对并发症提供相应的护理。

任务一 概 述

案例导入

某三甲医院新进一批护士,大多刚毕业,正在进行岗前培训,主要内容为相关法规和医院的相关制度、基础的护理操作技能、患者营养支持与护理等内容。

工作任务

作为培训护士长,应该怎样给新进护士进行关于营养支持与护理方面的培训?应该注意哪些方面?

任务目标

1.学会危重症患者的代谢变化及营养支持的目的。
2.学会营养状态的评估。
3.学会危重症患者的营养支持原则。

危重症患者由于机体的应激性反应,代谢发生一系列变化,从而处于高分解代谢状态,加之摄入营养物质不足,易发生营养不良。营养支持虽不能完全阻止和逆转危重症患者的病情转归,但在减少患者并发症的发生率与病死率,促进其恢复健康方面却发挥着至关重要的作用。

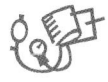

一、危重症患者的代谢变化

危重症患者的代谢变化主要包括能量消耗增加、糖代谢紊乱、蛋白质分解代谢加速、脂肪代谢紊乱等。

1. 能量消耗增加　基础能量消耗是指人体在清醒且极度安静状态下,不受肌肉活动、环境温度、食物和情绪等因素影响时的能量消耗值。静息能量消耗是指人体在卧床时的能量消耗值。一般情况 REE 约为 BEE 的 1.1 倍。危重症患者能量消耗增加与代谢紊乱的程度、持续时间及危重症程度密切相关。研究表明,创伤、感染和大手术可使患者的静息能量消耗增加 20%～50%,烧伤患者更为突出,严重者增高可达 100% 以上。

2. 糖代谢紊乱　主要表现为糖异生增加与胰岛素抵抗。应激反应下机体儿茶酚胺、甲状腺素、糖皮质激素与胰高血糖素分泌增加,糖异生作用更加明显,肝内葡萄糖的生成速度增快。同时,胰岛素分泌减少或相对不足,机体对胰岛素的敏感性下降,组织摄取与利用葡萄糖减少,呈现胰岛素抵抗状态,最突出的表现是引发高血糖。

3. 蛋白质分解代谢加速　危重症患者由于高代谢状态,蛋白质分解增加,合成不足,尿氮排出增加,可表现为明显的负氮平衡。

4. 脂肪代谢紊乱　间接能量测定显示,危重症患者糖类物质的氧化率下降,脂肪被动成为供能物质,使脂肪的氧化率增加。

二、危重症患者营养支持的目的

营养支持的目的主要是供给细胞代谢所需要的能量与营养物质,维持组织器官正常的结构与功能;通过营养支持调理代谢紊乱,调节免疫功能,增强机体抗病能力,从而影响疾病的发展与转归。营养支持虽不能完全阻止和逆转患者严重应激反应所致高分解代谢状态,但合理的营养支持可减少机体净蛋白的分解代谢,使蛋白质的合成增加,改善潜在和已发生的营养不良状态,防止发生严重的并发症。

三、营养状态的评估

(一)营养评估初筛

营养评估初筛也称营养评估筛查,评估工具主要是欧洲肠外肠内营养学会(ESPEN)推荐使用的基于循证医学方法研发的营养风险评分-2002(NRS-2002)(表 11-1-1)。

表 11-1-1　营养风险评分-2002(NRS-2002)

序号	筛查项目	是	否
1	BMI<20.5 kg/m²		
2	在过去的 3 个月中体重是否减轻		
3	在过去的 1 周饮食是否减少		

续表

序号	筛查项目	是	否
4	患者是否有严重的疾病		

如果以上任一问题选项为"是",即为营养风险筛查阳性,应进一步进行营养评估终评。如以上全部选项均为"否",则应每周评估一次。

(二)营养评估终评

营养评估终评即营养评定,常用的评估工具有 ESPEN 推荐的营养评估终评量表及危重症营养风险(Nutric)评分。

1. 营养评估终评量表 主要包括营养状态受损、疾病严重程度、年龄因素三方面的评估(表 11-1-2),总分是这三项评分的总和,最高分为 7 分。总分≥3 分,提示患者具有营养风险,需实施营养支持计划;总分<3 分,提示应每周评估一次。

2. 危重症营养风险(Nutric)评分 目前应用较广泛的危重症患者营养评分系统。当 Nutric 评分≥5 分时,说明患者存在营养风险。

表 11-1-2 营养评估终评量表

分值/分	营养状态受损	疾病严重度(营养需求量增加)	年龄因素
0	正常营养状态	正常营养需求	<70 岁
1	近 3 个月体重下降>5%,或在最近 1 周内减少到正常需求的 50%~75%	有慢性疾病,合并有并发症。患者虚弱但不卧床,蛋白质需求增加,但大多数情况下能通过口服饮食满足	≥70 岁
2	在近 2 个月内体重下降>5%或 BMI18.5~20.5 kg/m^2,一般情况受损或最近 1 周内减少到正常需求的 26%~50%	因疾病卧床的患者,如腹部大手术后患者蛋白质的需求大量增加,虽然在许多情况下需人工喂养,但依旧可以满足需求	—
3	在近 1 个月内体重下降>5%或 BMI<18.5 kg/m^2,一般情况受损或最近 1 周内减少到正常需求的 0~25%	在 ICU 需要辅助通气的患者。蛋白质需求增加,但不能通过人工喂养提供足够的底物。蛋白质分解大于合成,机体呈明显负氮平衡状态	—

四、危重症患者的营养支持原则

(一)选择适宜的营养支持时机

应根据患者的病情变化确定营养支持的时机。在复苏早期、血流动力学尚未稳定或存在严重的代谢性酸中毒阶段,并不是开始营养支持的安全时机。此外,还需考虑不同原发病、不同阶段的代谢改变与器官功能的特点。存在严重肝功能障碍、肝性脑病、严重氮质血症及严重高血糖未得到有效控制等情况下,营养支持也很难有效实施,而此时维持水、电解质平衡是危重症患者的第一需要,病情允许时应尽早给予营养支持。

(二)控制应激性高血糖

应激性高血糖是危重症患者普遍面临的问题。研究表明,血糖＞109 g/dL,死亡风险增加3倍。采用强化胰岛素治疗可以提高营养支持的安全性与可靠性。通过使用胰岛素严格控制血糖水平至小于或等于8.3 mmol/L可明显改善危重症患者的预后,使MODS的发生率及病死率明显降低。

(三)选择适宜的营养支持途径

营养支持途径分为肠外营养(parenteral nutrition, PN)与肠内营养(enteral nutrition, EN)。患者胃肠结构与功能完整,应首选EN,或以EN为主,以PN为辅;EN不能满足机体代谢需要时,应积极给予PN。但危重症患者多有胃肠功能障碍,如不及时有效地给予PN,将使其死亡的风险增加3倍,PN成为其综合治疗的重要组成部分。对胃肠道完全不能接受营养物质补充的危重症患者,可给予完全肠外营养(total parenteral nutrition, TPN),即全部营养素通过中心静脉补充的营养支持方法;对胃肠道仅能接受部分营养物质补充的危重症患者,可采用部分肠内与部分肠外营养相结合的营养支持方式,目的在于支持肠功能。

(四)合理的能量供给

这是实现危重症患者有效营养支持的保障。不同疾病状态、时期以及不同个体,能量需求不同。对于危重症患者的营养支持应充分考虑受损脏器的耐受能力,肝肾功能受损时,营养物质的代谢与排泄均受到限制,供给量如超过机体代谢负荷,将加重代谢紊乱与脏器功能损害。应激早期,合并全身炎症反应综合征(SIRS)的危重症患者,应限制能量的供给量,可控制在20～26 kcal/(kg·d),这常被认为是危重症患者能够接受并可实现的能量供给目标,即"允许性低热量喂养",以减少高血糖、高碳酸血症与脂肪沉积等并发症。对于病程较长、合并感染和创伤的患者,待应激与代谢状态稳定后适当增加能量供应,目标喂养能量可达30～35 kcal/(kg·d)。

(五)其他

在补充营养底物的同时,重视营养素的药理作用;为改善危重症患者的营养支持效果,在肠外与肠内营养液中可根据需要添加特殊营养素。

任务评价

> **护考知识**
> 危重症患者的营养支持原则。

任务实施
学会危重症患者的代谢变化及营养支持的目的。

(蒋露叶)

任务二 肠外营养支持与护理

案例导入

患者,男,52岁,因"大量饮酒后呕吐、腹痛 2 h",以"急性重症胰腺炎"收入消化内科,治疗2天后患者病情加重,出现进行性呼吸困难,心率增快,血压降低,无尿,紧急行气管插管后转入 ICU。实验室检查:ALB 26 g/L,血糖 13.6 mmol/L,WBC 10.5×10^9/L,Hb 92 g/L,予心电监护、呼吸机支持及抑制胰腺分泌、多巴胺静脉泵入、抗感染等治疗后,患者病情趋于稳定。入 ICU 第 10 天行"剖腹探查、胰腺坏死组织清除术、胰周脓肿清除术、空肠造瘘术"。术后伤口及引流口渗出物较多,早期为血性、淡血性,后期转为黄白色渗液,予每天伤口大换药、冲洗和低负压引流,引流出大量黄白色液体。入 ICU 后 1 个月,患者体重较入院时减轻 12%,ALB 28 g/L,Hb 96 g/L。

工作任务

1. 该患者的代谢特点是什么?
2. 如何对该患者进行营养状态评估?
3. 如何制订该患者的营养支持方案?
4. 若该患者需要进行肠外营养支持,该如何进行?如何护理?容易出现哪些并发症?

任务目标

1. 掌握肠外营养的适应证与禁忌证。
2. 掌握肠外营养的途径。
3. 掌握肠外营养的并发症与护理。

肠外营养(PN)指通过静脉途径提供人体代谢所需营养素的方法。当患者禁食,所需营养素全部经静脉途径提供时,称为全肠外营养(TPN)。

一、肠外营养的适应证与禁忌证

1. 肠外营养的适应证 不能耐受 EN 和禁忌 EN 的危重症患者。主要包括:胃肠道功能障碍的危重症患者;由于手术或解剖问题禁止使用胃肠道的危重症患者;存在尚未控制的腹部疾病,如腹腔感染、肠梗阻、肠瘘等。

2. 肠外营养的禁忌证 存在以下情况时不宜给予 PN:早期复苏阶段血流动力学不稳定或存在严重水、电解质紊乱与酸碱失衡;严重肝功能障碍;急性肾功能障碍时存在严重氮质血症;严重高血糖尚未控制。

二、肠外营养的途径

PN 可选择经中心静脉营养和经外周静脉营养两种途径,CPN 主要是指经锁骨下静脉、颈内静脉、股静脉置入导管输注营养物质。经中心静脉营养首选锁骨下静脉置管。经外周静脉营养一般适用于患者病情较轻、营养物质输入量较少,PN 不超过 2 周的患者。

三、肠外营养的时机及营养制剂

(一)评估供给时机

对于 NRS-2002≤3 分的患者,即使无法维持自主进食和早期 EN,在入住 ICU 的前 7 天也无需使用 PN。对于 NRS-2002≥5 分或重度营养不良患者,若不能使用 EN,应在入住 ICU 后尽快使用 PN。不论营养风险高或低的患者,如果单独使用 EN 7~10 天仍不能达到能量或蛋白质需求的 60% 以上,应考虑使用补充性 PN。

(二)评估适宜的营养制剂

包括糖类、脂肪乳剂、氨基酸、电解质、维生素和微量元素。糖类提供机体能量的 50%~60%,最常使用的制剂是葡萄糖,摄入过多会导致高碳酸血症、高血糖和肝脏脂肪浸润。脂肪乳剂提供机体能量的 15%~30%,摄入过多引起高脂血症和肝功能异常。氨基酸是蛋白质合成的底物来源,对于危重症患者,推荐的能氮比为(100~150) kcal∶1 gN。对于危重症患者建议采用全合一输注方式,将供给患者的各种营养制剂按照一定的配制原则充分混合后进行输注。全合一输注营养素可起到最佳利用,并发症发生率低,不容易污染,可减轻护理工作量。

四、肠外营养的并发症与护理

(一)常规护理措施

(1)妥善固定输注导管,翻身、活动前先保护导管,避免扯脱。做好患者导管相关健康教育,避免自行扯脱导管。对烦躁、不配合患者予以适当镇静和约束。

(2)正确冲管和封管,保持导管通畅。

(3)做好导管穿刺部位护理,避免感染等并发症。

(4)严格按照国家管理规范和要求配制营养液。

(5)营养液配制和输注时严格无菌操作。

(6)每天更换输注管道,营养液在 24 h 内输完。

(7)使用专用静脉通路输注营养液,避免与给药等通路混用。

(8)合理调节输注速度。

(二)营养支持评定与监测

(1)评估患者营养状态改善情况。

(2)评估患者 24 h 液体出入量,监测每天能量和蛋白质平衡状况。

(3)严密观察输注导管穿刺部位情况,评估有无红、肿、热、痛和分泌物。

(4)严密监测体温,评估体温升高是否与静脉营养导管留置有关。

(5)观察患者有无高血糖或低血糖表现,将患者血糖控制在 7.8~10.0 mmol/L。

(6)监测患者血脂、肝功能等变化,及时发现高脂血症、肝功能异常等。

(7)观察患者消化吸收功能,及时发现有无肠萎缩和屏障功能障碍。

(三)肠外营养的并发症

PN 的并发症主要有机械性并发症、感染性并发症和代谢性并发症。

1. 机械性并发症

(1) 置管操作相关并发症：包括气胸、血胸、皮下气肿、血管与神经损伤等。操作者应熟练掌握操作技术流程与规范，操作过程中应动作轻柔，以减少置管时的机械性损伤。

(2) 导管堵塞：PN常见的并发症之一。输注营养液时输液速度可能会减慢，在巡视过程中应及时调整，以免因凝血而发生导管堵塞。输液结束时应根据患者病情及出凝血功能状况使用生理盐水或肝素溶液正压封管。

(3) 空气栓塞：可发生在置管、输液及拔管过程中。置管时应让患者取头低位，操作者严格遵守操作规程，对于清醒患者应嘱其屏气。输液过程中加强巡视，液体输完后应及时补充，最好应用输液泵输注。应防止空气经导管接口部位进入血液循环。拔管引起的空气栓塞主要由于拔管时空气经长期置管后形成的隧道进入静脉，因此拔管速度不宜过快，拔管后应密切观察患者的反应。

2. 感染性并发症 PN最常见、最严重的并发症。

3. 代谢性并发症 常见于：①电解质紊乱：如低钾血症、低镁血症等。②低血糖：持续输入高渗葡萄糖溶液，可刺激胰岛素分泌增加，若突然停止输注含糖溶液，可致血糖下降，甚至出现低血糖性昏迷。③高血糖：开始输注营养液时速度过快，超过机体的耐受限度，如不及时调整和控制高血糖，可因大量利尿而出现脱水，甚至引起昏迷而危及生命。因此，对于接受PN的患者，应严密监测电解质、血糖与尿糖变化，及早发现代谢紊乱，并配合医生实施有效处理。

> **护考知识**
> PN的途径。

任务评价

任务实施
掌握PN支持与护理措施。

（蒋露叶）

任务三 肠内营养支持与护理

> **案例导入**
> 患者，女，67岁，以"COPD急性发作，呼吸衰竭"收入ICU，入院查体：T 37.2 ℃，P 117次/分，R 32次/分，BP 128/79 mmHg，口唇发绀，呼吸困难，身高168 cm，体重46 kg。血气分析：pH 7.25，PaO_2 53 mmHg，$PaCO_2$ 72 mmHg，HCO_3^- 17 mmol/L，BE 7 mmol/L。实验室检查：ALB 30 g/L，Hb 97 g/L。予紧急气管插管、呼吸机支持。

工作任务
1. 该患者营养状态如何？
2. 应该选择哪种营养支持途径？

3.若需要进行肠内营养支持,选择哪种供给途径?
4.如何避免肠内营养支持过程中出现腹泻?

任务目标

1.掌握肠内营养的适应证与禁忌证。
2.掌握肠内营养的途径。
3.掌握肠内营养的并发症与护理。

肠内营养(EN)是经胃肠道提供代谢需要的营养物质及其他各种营养素的营养支持方式。常用的 EN 途径有口服和经导管输入两种。其中经导管输入包括经鼻胃管输入、经鼻十二指肠管输入、经鼻空肠管输入和经胃空肠造瘘管输入。

一、肠内营养的适应证与禁忌证

(一)肠内营养的适应证

胃肠道功能存在(或部分存在),但不能经口正常摄食的危重症患者,应优先考虑给予 EN,只有 EN 不可实施时才考虑 PN。

(二)肠内营养的禁忌证

肠梗阻、肠道缺血或腹腔间室综合征患者不宜给予 EN,主要因为 EN 增加了肠管或腹腔内压力,易引起肠坏死、肠穿孔,增加反流与吸入性肺炎的发生率。对于严重腹胀、腹泻,经一般处理无改善的患者,建议暂时停用 EN。

二、肠内营养的途径

根据患者情况可采用经鼻胃管、经鼻空肠管、经皮内镜下胃造瘘、经皮内镜下空肠造瘘、术中胃空肠造瘘等途径进行 EN。

1.经鼻胃管 常用于胃肠功能正常、未昏迷及经短时间管饲即可过渡到经口进食的患者,是临床最常用的 EN 途径。其优点是操作简单、易行,缺点是可发生反流、误吸、鼻窦炎,并增加上呼吸道感染的发生率。

2.经鼻空肠管 优点在于喂养管通过幽门进入十二指肠或空肠,使反流与误吸的发生率降低,患者对 EN 的耐受性可增加。但要求在喂养的开始阶段营养液的渗透压不宜过高。

3.经皮内镜下胃造瘘 在纤维胃镜引导下行经皮胃造瘘,将喂养管置入胃腔。其优点是减少了鼻咽与上呼吸道感染,可长期留置,适用于昏迷、食管梗阻等长时间不能进食,而胃排空良好的危重症患者。

4.经皮内镜下空肠造瘘 在内镜引导下行经皮空肠造瘘,将喂养管置入空肠上段,其优点是除可减少鼻咽与上呼吸道感染外,还可减少反流与误吸的风险,在喂养的同时可行胃十二指肠减压,并可长期留置喂养管,尤其适合于有误吸风险及需要胃肠减压的危重症患者。

三、肠内营养的输注方式

(一)一次性投给

将营养液用注射器缓慢地注入喂养管内,每次不超过 200 mL,每天 6~8 次。该方法操作方便,但易引起腹胀、恶心、呕吐、反流与误吸,临床一般仅用于经鼻胃管或经皮内镜下胃造瘘的患者。

(二)间歇重力输注

将营养液置于输液瓶或袋中,经输液管与喂养管连接,借助重力将营养液缓慢滴入胃肠道内,每天 4~6 次,每次 250~500 mL,输注速度为 20~30 mL/min。此法在临床上使用较广泛,患者耐受性好。

肠内营养泵输注适于十二指肠或空肠近端喂养的患者,是一种理想的 EN 输注方式。一般开始输注时速度不宜快,浓度不宜高,让肠道有一个适应的过程,可由 40~60 mL/min 开始,逐步增至 100~150 mL/min,浓度亦逐渐增加。

四、肠内营养的并发症与护理

EN 的并发症主要有感染性并发症、机械性并发症、胃肠道并发症和代谢性并发症。

(一)感染性并发症

最常见的是吸入性肺炎。误吸是 EN 最严重和致命的并发症。误吸可使营养液被吸入呼吸系统,一方面使呼吸发生窘迫,另一方面,营养物质为病原微生物提供良好的培养基,可导致肺内感染。因此,一旦发生误吸,应立即停止 EN,促进患者呼吸道内的液体与食物微粒排出,必要时应通过纤维支气管镜吸出。遵医嘱应用皮质激素抗肺水肿及应用抗生素治疗。

(二)机械性并发症

1. 黏膜损伤 可因喂养管置管操作时或置管后对局部组织的压迫而引起黏膜水肿、糜烂或坏死,因此应选择直径适宜、质地软且有韧性的喂养管,熟练掌握操作技术,置管时动作应轻柔。

2. 喂养管堵塞 最常见的原因是膳食残渣或粉碎不全的药片黏附于管腔壁,或药物与膳食不相溶形成沉淀附着于管壁。发生堵塞后可用温开水低压冲洗,必要时也可借助导丝疏通管腔。

3. 喂养管脱出 喂养管固定不牢或患者躁动不安及严重呕吐均可导致喂养管脱出,不仅使 EN 不能顺利进行,而且使经造瘘置管的患者有发生腹膜炎的危险。因此,置管后应妥善固定导管,加强护理与观察,严防导管脱出,一旦喂养管脱出,应及时重新置管。

(三)胃肠道并发症

1. 恶心、呕吐与腹胀 接受 EN 的患者有 10%~20% 可发生恶心、呕吐与腹胀,主要见于营养液输注速度过快、乳糖不耐受、膳食口味不耐受及膳食中脂肪含量过多等。发生上述消化道症状时,应针对原因采取相应措施,如减慢输注速度、加入调味剂或更改膳食品种等。

2. 腹泻　EN 最常见的并发症,主要见于:①低蛋白血症和营养不良时小肠吸收力下降;②乳糖酶缺乏者应用含乳糖的 EN 膳食;③肠腔内脂肪酶缺乏,脂肪吸收障碍;④应用高渗性膳食;⑤营养液温度过低及输注速度过快;⑥同时应用某些治疗性药物。一旦发生腹泻,应首先查明原因,针对原因进行处置,必要时可遵医嘱对症给予止泻剂。

（四）代谢性并发症

最常见的代谢性并发症是高血糖和低血糖。高血糖常见于处于高代谢状态的患者、接受高碳水化合物喂养者及接受皮质激素治疗的患者;而低血糖多发生于长期应用 EN 而突然停止时。接受 EN 的患者应加强血糖监测,出现血糖异常时应及时报告医生进行处理。此外,患者停止 EN 时应逐渐进行,避免突然停止。

任务评价

> **护考知识**
> 　　EN 的途径。

任务实施
掌握 EN 支持与护理措施。

（蒋露叶）

项目十一任务工单　　　　　　项目十一评价体系表　　　　　　　自测题

项目十二 全身炎症反应综合征

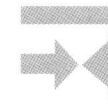

 **学习目标**

素质目标:加强护生的慎独精神,通过对多器官功能障碍综合征的学习,对多器官功能障碍具有评判性思维和整体观念。

知识目标:掌握全身炎症反应综合征、脓毒症和多器官功能障碍综合征的临床表现、救治与护理;熟悉全身炎症反应综合征、脓毒症和多器官功能障碍综合征的概念、病因与发病机制。

能力目标:能运用所学知识与技能对此类患者进行评估与急救。

机体在创伤、休克、感染等损伤因素的影响下,可出现器官功能的改变。损伤因素及其作用时间不同,机体反应各有差异。机体对严重损伤的典型反应过程:损伤→全身炎症反应综合征→脓毒症→严重脓毒症→脓毒性休克→多器官功能障碍综合征→多器官功能衰竭。

任务一 概 述

  案例导入

> 张女士,47岁,因"车祸致股骨开放性骨折,大量出血"急诊入院,急诊手术后三天,患者主诉全身酸痛,畏寒。查体:T 39.2 ℃,P 100次/分,R 32次/分,BP 80/58 mmHg。实验室检查:Hb 43 g/L,WBC 22×10^9/L,PLT 38×10^9/L,Scr 562 μmol/L。

工作任务

1. 该患者目前最可能发生了什么情况?诊断依据是什么?
2. 作为一名护士,在护理该患者时要怎样做?应该注意哪些方面的监测?

任务目标

1. 学会全身炎症反应综合征发病机制。
2. 学会全身炎症反应综合征病情的评估。
3. 学会全身炎症反应综合征的救治与护理。

全身炎症反应综合征(SIRS)是指各种致病因素作用于机体产生应激反应,炎症介质过度释放,引起全身炎症损伤的临床综合征。SIRS 是多器官功能障碍综合征发生的基础,器官灌注不足、再灌注损伤、细胞代谢障碍和肠道细菌移位等多种因素作用,最终导致多器官功能障碍综合征。

【病因与发病机制】

(一)病因

1. 感染因素　细菌、病毒、真菌、寄生虫等病原生物感染。

2. 非感染因素　创伤、烧伤、休克、急性胰腺炎、肾上腺皮质功能不全、肺栓塞、免疫介导的器官损伤和外源性炎症介质反应等。

(二)发病机制

目前认为 SIRS 是机体对各种致病因素的失控反应,大量细胞因子、炎症介质和炎症细胞相互作用,共同介导细胞、组织和器官的损伤而出现炎症反应和抗炎症反应的严重失衡。

1. 炎症细胞激活　各种致病因素通过激活单核-巨噬细胞等炎症细胞,释放 TNF-α、白介素-1β(IL-1β)等促炎症介质,参与机体的防御反应。

2. 炎症介质释放　TNF-α、IL-1β 诱导细胞产生白介素-6(IL-6)、白介素-8(IL-8)、血小板激活因子(PAF)、一氧化氮(NO)等炎症介质,此类炎症介质既诱导产生下一级炎症介质,同时又过来刺激单核-巨噬细胞等炎症细胞进一步产生 TNF-α、IL-1β。炎症介质间的相互作用导致其数量不断增加,形成炎症介质网络体系。

3. 免疫功能失调　炎症反应不断扩大,诱导代偿性抗炎症介质的产生。无论是炎症介质还是抗炎症介质过度释放,其结局都造成免疫功能紊乱。

4. 病理生理效应　促炎症介质和抗炎症介质的表达失衡,可引起血管内皮细胞损害、毛细血管通透性增加、血小板黏附、纤维蛋白沉积、多形核中性粒细胞外逸及脱颗粒、蛋白酶和氧自由基释放等,造成局部组织及远隔器官相继损害,表现出高代谢和高循环动力状态等病理生理特征。

SIRS 的发展过程可分为 5 期:①局部反应期:机体为防止损伤性炎症反应,释放抗炎症介质。②全身炎症反应始动期:炎症反应和抗炎症反应形成全身反应,但仍能保持平衡。③全身炎症反应失控期:炎症反应和抗炎症反应不能保持平衡,形成过度炎症反应,即 SIRS。④过度免疫抑制期:形成代偿性抗炎症反应综合征(compensatory anti-inflammatory response syndrome,CARS),免疫功能广泛抑制引发持续和严重的全身感染。⑤免疫功能紊乱期:形成失代偿性炎症反应综合征。

【病情评估】

1. 病史　评估患者有无创伤、感染、中毒、急性胰腺炎等严重原发病,有无灌注不足、再灌注损伤、缺氧等诱发因素。

2. 临床表现　SIRS 不是一个单独的疾病,而是一种在原发病基础上全身应激反应过度的临床状态。原发感染或非感染性疾病有其各自的临床特征,引起 SIRS 时常出现:①呼吸增快:呼吸频率>20 次/分,或 $PaCO_2$<32 mmHg。②心率增快:心率>90 次/分。③体温异常:体温大于 38 ℃ 或小于 36 ℃。④外周血白细胞总数或分类异常:白细胞计数大于 $12×10^9$/L 或小于 $4×10^9$/L,或未成熟粒细胞>10%。⑤高代谢状态:表现为高氧耗、高血糖、蛋白质分解增加和负氮平衡等。⑥高循环动力状态:表现为高心排血量和低外周阻力。⑦低氧血症、意识障碍、少尿、高乳酸血症等。⑧TNF、IL-1、IL-6、IL-8、内源性 NO、C 反应蛋白明显增多等。

3. 器官功能评估

(1)中枢神经系统功能:意识状态、瞳孔反应等。

(2)呼吸功能:呼吸频率、呼吸节律、潮气量、肺泡通气量、气道阻力、动脉血氧分压和二氧化碳分压以及耗氧量等指标。

(3)循环功能:心电图、血压、中心静脉压、肺毛细血管楔压(PCWP)、体循环和肺循环阻力指数、心脏指数等指标。

(4)肾功能:尿量、尿比重、渗透溶质清除率和滤过钠排泄分数等肾功能指标。

(5)内环境状态:pH、HCO_3^-、剩余碱(BE)等反映酸碱平衡的指标,以及血钾、钠、氯、钙和血糖、血浆胶体渗透压、晶体渗透压等指标。

(6)其他:如血红蛋白含量与血细胞比容、胃肠黏膜内 pH(pHi)等指标。

【救治与护理】

(一)救治原则

救治原则包括去除诱因,治疗原发病,拮抗炎症介质和免疫调理及器官功能支持等。

1. 去除诱因 去除坏死组织、容量不足和缺氧等诱发因素。

2. 治疗原发病 积极处理创伤、感染和休克等。

3. 拮抗炎症介质和免疫调理 若 SIRS 占优势,采用炎症介质拮抗剂治疗;若代偿性抗炎症反应综合征占优势,采用免疫刺激治疗。

4. 器官功能支持 维持呼吸、循环和中枢神经系统等重要系统功能,维持内环境稳定,改善患者营养状况,提高机体抵抗力。

(二)护理措施

1. 即刻护理措施 维持气道通畅,给氧,尽快改善低氧血症,必要时协助医生建立人工气道进行机械通气。建立静脉通路,保证液体和药物能及时、准确输注,必要时协助医生进行动静脉穿刺置管,监测血流动力学。对高热患者进行物理降温,对体温不升者应加强保暖。

2. 重症患者常规护理 ①严密监测患者生命体征,密切观察疾病的发生、发展情况,及时发现病情变化,积极配合医生进行处理。②保持各种留置管道通畅、妥善固定,防止脱落、堵塞等发生。③严密观察和记录患者液体出入量。④遵医嘱正确、合理给药,保证治疗措施有效进行。⑤根据患者病情提供合适的营养支持,改善营养状况。⑥根据病情选择合适的体位,若无禁忌,一般选择床头抬高 30°～45°的半坐卧位。⑦对烦躁、昏迷患者应采取保护性措施,如约束、使用床档等。⑧加强与患者交流沟通,消除患者焦虑、恐惧等不良情绪,帮助患者树立战胜疾病的信心。⑨保持室内温、湿度适宜和空气清新。⑩加强基础护理,提高生活质量。

3. 器官功能监测与护理 ①中枢神经系统功能:密切监测意识和瞳孔变化,早期、及时发现异常并报告医生进行相应处理。②呼吸功能:观察患者呼吸频率、节律,有无呼吸困难、口唇发绀等；监测 PaO_2、$PaCO_2$ 和脉搏氧饱和度（SpO_2），及时发现缺氧和二氧化碳潴留；正确进行吸痰和气道湿化、雾化治疗，保持气道通畅；协助医生建立人工气道并加强人工气道护理；对机械通气的患者应严密监测呼吸功能，有效实施呼吸机治疗相关的护理。③循环功能：监测患者心电图、血压、中心静脉压等，及时发现心律失常与血压异常并报告医生进行处理；做好循环监测中各种管线和通路的护理，预防导管相关性感染和管线折断、脱落、堵塞等情况发生。④肾功能：观察每小时尿量或 24 h 尿量及尿液的颜色与性状；保持导尿管通畅；每天进行导尿管护理和会阴护理，预防导尿管相关尿路感染。

4. 并发症观察 SIRS 患者常见的并发症有脓毒症、脓毒性休克和多器官功能障碍综合征等，应严密观察相关的症状和体征，监测各系统、器官的功能状态和实验室检查结果，以早期发现各种并发症，采取积极治疗措施，防止病情的进一步恶化。

> **护考知识**
> 全身炎症反应综合征的护理。

任务实施
学会全身炎症反应综合征的救治与护理。

（蒋露叶）

任务二 脓 毒 症

> **案例导入**
> 王女士,65 岁,因"右侧腹痛、发热、呕吐 1 天"急诊入院。患者有糖尿病病史 8 年,BMI 33 kg/m²。急诊科：患者意识模糊,刺痛睁眼,皮肤干燥,口腔黏膜干燥,尿量 10 mL/h,窦性心律,130 次/分,T 39 ℃,呼吸浅快,32 次/分,BP 80/40 mmHg,查体：右侧季肋部有肿块,右侧腹部压痛。血气分析显示：pH 7.15,PaO_2 80 mmHg,$PaCO_2$ 30 mmHg,BE－14 mmol/L。患者转入 ICU 后,窦性心律,130 次/分,T 39 ℃,呼吸浅快,40 次/分,BP 75/40 mmHg,SpO_2 91%。辅助检查：Hb 140 g/L,Na^+ 144 mmol/L,K^+ 5.2 mmol/L,血糖 25 mmol/L,Cr 209 μmol/L,血酮 5.19 mmol/L。腹部 CT 检测显示右肾周脓肿。

工作任务
1. 该患者入急诊科时最紧急的护理措施是什么？
2. 在急诊科内,为明确诊断,护士需要协助医生完成的检测有哪些？
3. 该患者被送入 ICU 后主要的护理问题有哪些？
4. 在 ICU,为配合医生的治疗,护士需执行哪些护理措施？

任务目标
1. 学会脓毒症的发病机制。
2. 学会脓毒症病情的评估。
3. 学会脓毒症的救治与护理。

脓毒症是由感染引起的全身炎症反应,与全身性感染同义,其诊断标准符合 SIRS 诊断标准,同时证实有细菌存在或有高度可疑感染灶。严重脓毒症指脓毒症引起组织低灌注或器官功能障碍,如低血压、乳酸性酸中毒、少尿或急性意识障碍等。脓毒性休克,又称为感染性休克,是指严重脓毒症患者在给予足量液体复苏后仍无法纠正的持续性低血压,即收缩压<90 mmHg 或血压下降超过基础值 40 mmHg,伴有组织低灌注或器官功能障碍。

【病因与发病机制】

(一)病因

1. 感染因素 感染是脓毒症发病的主要原因,常见的致病菌是革兰氏阴性杆菌、凝固酶阴性葡萄球菌、金黄色葡萄球菌、肠球菌及真菌,约有 30% 的脓毒症患者无法找到原发感染灶。

2. 非感染因素 恶性肿瘤、糖尿病、慢性肝肾病变、严重创伤、休克、外科大手术等可并发脓毒症。

3. 其他 如宿主因素、医院环境和诊疗操作因素等,均可促使脓毒症的发生。

(二)发病机制

机体受到严重损伤后的应激反应可造成肠黏膜屏障作用破坏、肠道菌群失调及机体免疫功能下降,从而发生肠道内细菌移位,触发机体炎症反应过度。从脓毒症到严重脓毒症和脓毒性休克的转变机制复杂,与炎症反应、免疫系统、凝血系统、神经系统、内分泌系统等密切相关。

1. 炎症反应失控与免疫功能紊乱 一方面,促炎症介质过度释放,出现炎症反应失控;另一方面,具有免疫抑制作用的炎症介质大量释放,出现免疫功能抑制或"麻痹"。表现为吞噬杀菌能力减弱和抗原呈递功能减弱等抗感染免疫防御能力降低的表现。

2. 肠道细菌和内毒素移位 内毒素(主要化学成分为脂多糖)从肠道移位进入血液循环后可诱导多种细胞因子的释放、活化炎症级联反应和启动机体单核-巨噬细胞系统反应,并过度释放中间介质,在杀灭病原菌的同时促进了炎症级联反应的放大,一旦机体对炎症和免疫反应调节失控,则可引起 SIRS、脓毒性休克、DIC 和多器官功能障碍综合征。

3. 凝血功能障碍 脓毒症时凝血系统活化,并促进炎症的发展。炎症反应也可引起凝血系统活化,两者相互影响,共同促进脓毒症的恶化。

4. 神经-内分泌-免疫系统调节 脓毒症早期,神经系统将炎症信息传递到中枢神经,通过调节内分泌系统、免疫系统或通过神经递质直接影响脓毒症的病理过程。

5. 低血压及氧弥散与氧利用障碍 过度炎症反应时,组胺、缓激肽等内源性扩血管物质增加,血管扩张,循环阻力降低,出现低血压乃至休克。内源性舒、缩血管物质分泌紊乱和血管反应性低下,一部分组织器官过度灌注而出现"窃血"现象,导致氧供障碍。机体产生的氧自由基造成红细胞变形性下降和内皮细胞水肿,使红细胞难以通过更小的微血管而影响氧的弥散。组织水肿造成氧弥散距离增加,导致氧利用障碍。

6. 心肌抑制 TNF-α、白三烯等炎症介质可抑制心肌收缩力,减少冠状动脉血流量,使心脏射血分数和心排血量降低。

7. 内皮细胞受损及血管通透性增加 组胺、缓激肽等炎症介质损伤血管内皮细胞,使血管通透性增加,造成组织和器官水肿。

8. 高代谢和营养不良 过度炎症反应导致机体代谢紊乱,表现为蛋白质分解增强等高代谢反应,机体可在短期内出现重度营养不良,加重组织器官损伤。

9. 受体与信号转导 外界刺激对免疫等细胞功能的调节与受体及细胞内多条信号转导通路的活化密切相关,引起细胞应激、生长、增殖、分化、凋亡、坏死等生物学效应。

10. 基因多态性 严重创伤或感染后全身炎症反应失控及器官损害受体内众多基因调控,表现出高度的个体差异,有的人群易发生脓毒症,有的人群则不发生。

【病情评估】

1. 病史 通过病史采集、临床体检、病原学检查和影像学检查等评估患者是否存在感染、炎症、窒息、低氧血症、中毒、低灌注和再灌注损伤等原发病及诱因。

2. 临床表现 在原发感染或非感染性疾病临床特征基础上出现以下表现:①全身表现:发热、寒战、心率加速、呼吸加快、白细胞计数和分类改变。②感染:血清 C 反应蛋白和降钙素原水平增高。③血流动力学改变:心排血量增多,全身血管阻力降低,氧摄取率降低。④代谢变化:胰岛素需求量增多,血糖升高。⑤组织灌注变化:组织灌注不良,尿量减少。⑥器官功能障碍:尿素氮或肌酐水平增高,血小板减少,高胆红素血症等。

3. 器官功能评估

(1)中枢神经系统功能:意识状态、瞳孔反应及神经反射等。

(2)呼吸功能:呼吸频率、节律、潮气量、肺泡通气量、气道阻力、PaO_2、$PaCO_2$ 及耗氧量等指标。

(3)循环功能:心电图、血压、中心静脉压、肺毛细血管楔压、体循环与肺循环阻力指数及心脏指数等指标。

(4)肾功能:尿量、尿比重、尿液分析、渗透溶质清除率和滤过钠排泄分数等肾功能指标。

(5)内环境状态:pH、HCO_3^-、剩余碱(BE)等反映酸碱平衡的指标,以及血钾、钠、氯、钙和血糖、血浆胶体渗透压、晶体渗透压等指标。

(6)微生物学监测:痰培养、血培养等,可用来确定病原菌。

(7)其他:如血红蛋白含量与血细胞比容、胃肠黏膜内 pH(pHi)和血乳酸等指标。

4. 诊断标准

(1)一般指标:已证明或疑似的感染,可有以下征象:①发热或低体温。②心率>90次/分或大于对应年龄段正常心率范围 2 个标准差。③气促,呼吸频率>30次/分。④意识状态改变。⑤明显水肿或液体正平衡(>20 mL/kg,超过 24 h)。⑥高血糖症(血糖>7.7 mmol/L)而无糖尿病史。

(2)炎症反应指标:①白细胞增多症(白细胞计数>12×10⁹/L);②白细胞减少症(白细胞计数<4×10⁹/L);③白细胞计数正常,但不成熟白细胞>10%;④血浆 C 反应蛋白水平>正常值 2 个标准差;⑤前降钙素水平>正常值 2 个标准差。

(3)血流动力学指标:①低血压(收缩压<90 mmHg,平均动脉压<70 mmHg,或成人收缩压下降值>40 mmHg,或按年龄下降值>2 个标准差);②混合静脉血氧饱和度>70%;③心排血指数>58.3 mL/(sec·m²)。

(4)器官功能障碍指标:①低氧血症,氧合指数(PaO_2/FiO_2)<300;②急性少尿,尿量<0.5 mL/(kg·h)或渗透浓度在 45 mmol/L 至少 2 h;③肌酐≥414 mmol/L;④凝血异常(国际标准化比值>1.5 或活化部分凝血活酶时间>60 s);⑤腹胀(肠鸣音消失);⑥血小板减少症(血小板计数<100×10⁹/L);⑦高胆红素血症(总胆红素>17.1 μmmol/L)。

(5)组织灌流指标:①高乳酸血症(血乳酸>3 mmol/L);②毛细血管再充盈时间延长或皮肤出现花斑。

在以上各项诊断标准中,符合一般指标中的 2 项以上和炎症指标中的 1 项以上即可诊断为脓毒症。

【救治与护理】

(一)救治原则

救治原则包括纠正休克,控制感染,改善呼吸、循环、中枢神经系统和代谢等功能。

1. 纠正休克 一旦诊断为脓毒性休克,应尽快开始液体复苏,恢复有效循环血量,增加心排血量和组织氧供。对于经充分液体复苏后仍不能恢复动脉血压和组织灌注的患者,可使用多巴胺、去甲肾上腺素和多巴酚丁胺等血管活性药物。

2. 控制感染 进行病原学检查,控制感染源,明确诊断后尽早开始经静脉应用抗生素。

3. 器官功能支持 主要包括:①并发急性肺损伤和 ARDS 的患者需行机械通气治疗。②贫血和凝血功能障碍患者选择使用红细胞、新鲜冰冻血浆和血小板制剂等。③通过肾替代治疗清除体内过多的水、代谢产物和炎症介质,抑制炎症反应,避免多器官功能障碍综合征的发生。④进行营养支持,预防应激性溃疡发生。

4. 其他 包括使用重组人活化蛋白 C、控制血糖、预防深静脉血栓形成和免疫调理治疗等。

(二)护理措施

1. 即刻护理措施 脓毒症患者一旦确诊,应立即开始液体复苏治疗,目标是在最初 6 h 内达到:① CVP 8～12 mmHg;②平均动脉压≥65 mmHg;③尿量≥0.5 mL/(kg·h);④中心静脉或混合静脉血氧饱和度($ScvO_2$ 或 SvO_2)≥70%。护士应尽快建立至少两条静脉通路,有条件者最好建立中心静脉通路和有创动脉测压通路,以方便进行 CVP、动脉血压及 SvO_2 或 $ScvO_2$ 的监测。液体复苏过程中严密观察患者尿量、心律、血压、CVP 等指标,及时评估器官灌注改善情况,同时预防肺水肿的发生。

为预防呼吸衰竭,必须保持气道通畅,合理氧疗,必要时建立人工气道进行机械通气支持。遵医嘱留置导尿,监测每小时尿量。对高热患者进行物理降温,对体温不升者应加强保暖。

2. 重症患者常规护理　详见项目十。

3. 器官功能监测与护理

(1)中枢神经系统功能:严密观察患者意识状况和进行格拉斯哥昏迷评分,及时发现精神错乱、躁动、定向障碍、意识障碍等表现。对于镇静患者严密评估镇静水平,及早发现神经功能障碍或药物的副作用。严密观察患者的瞳孔大小、形状和对光反射,及时发现颅内病变征象。

(2)呼吸功能:密切观察患者呼吸状况,评估有无呼吸急促或困难、发绀等低氧血症表现。监测患者呼吸频率、呼吸音和动脉血气,及早发现呼吸衰竭或 ARDS。正确提供氧疗,必要时给予呼吸机通气支持护理和气道护理,防止缺氧、肺部感染、窒息和气压伤等发生。ARDS 时做好肺保护性通气的各项措施,允许性高碳酸血症患者通气时密切注意脑血管扩张和血压升高等改变。为防止机械通气过程中出现呼吸机相关性肺炎,患者体位除有禁忌证外应维持半坐卧位(床头抬高 30°~45°)。实施每日唤醒镇静方案和镇痛措施可提高机械通气患者的舒适度,缓解焦虑,减少氧耗和降低人机对抗,利于各项治疗和护理操作。对血流动力学稳定、舒适、易唤醒、能主动保护/清洁气道并有希望快速康复的患者,可尝试使用无创性机械通气。

(3)循环功能:监测患者心电图、血压和外周循环状况,评估有无心律失常、低血压、毛细血管充盈时间延长等心功能障碍和组织灌注不良的表现。通过观察有创压力监测各指标的变化,评估患者对液体复苏和血管活性药物的反应。

(4)泌尿系统功能:监测每小时尿量、尿液性状、血清肌酐和尿素氮的变化,及时发现少尿、肾灌注不足或功能不全的表现。做好肾替代治疗监测与护理。加强留置导尿管护理,预防尿路感染。

(5)消化系统功能:低血压可造成肠道缺血和肠黏膜屏障功能损害,易发生感染、应激性溃疡、肝功能和胃肠道功能的损害。应严密观察患者有无恶心、呕吐、腹胀、肠鸣音减弱等胃肠功能紊乱表现。监测胃肠内黏膜 pH(pHi)可及时发现胃肠道功能状态和组织氧利用的变化情况。通过血清学监测可评估患者的肝功能情况。

(6)血液系统功能:通过检查血小板计数、凝血时间等严密监测患者出凝血功能情况。观察患者伤口有无渗血,穿刺点有无渗血,皮肤黏膜有无淤点、淤斑形成。抗凝治疗患者应严密监测凝血功能指标,防止出血等并发症。

4. 血管活性药物使用的护理　熟悉常用血管活性药物的种类、使用指征、用法、不良反应和注意事项。严密监测心电图、血压等变化,评估药物使用后循环功能改善情况、休克纠正情况等。

5. 感染防治与护理　各项治疗和护理操作严格遵循无菌原则和手卫生原则。做好口腔护理、雾化护理和胸部物理治疗等,预防气道感染和呼吸机相关性肺炎发生。留置中心静脉导管和动脉导管的患者应按常规进行护理,防止血管内导管相关性感染发生。对于留置导尿管患者严格进行会阴和导尿管护理,防止导尿管相关尿路感染发生。对可疑感染部位,必要时正确采集标本进行病原学检查,以明确有无感染和选择敏感抗生素。使用抗生素治疗期间严密监测药物的疗效和不良反应,以便医生及时调整治疗方案。

6.并发症的观察与护理 多器官功能障碍综合征是脓毒症和严重脓毒症最常见、最严重的并发症,应做好各器官、系统功能的观察和支持,及时发现器官功能障碍的表现并配合医生进行处理,防止疾病恶化,改善预后。

> 护考知识
>
> 脓毒症的护理。

任务评价

任务实施
掌握脓毒症的救治与护理。

（蒋露叶）

任务三　多器官功能障碍综合征

> **案例导入**
>
> 刘女士,56岁,32周前右侧大腿外伤,未妥善消毒。现患者精神恍惚,双下肢肿胀,高热,乏力,肌肉广泛坏死。体格检查:T 40.2 ℃,P 105次/分,R 32次/分,BP 75/55 mmHg;尿量360 mL/d,肌酐445 μmol/L。血气分析:pH 7.25,$PaCO_2$ 50 mmHg。初步诊断为急性呼吸衰竭伴肾功能障碍。

工作任务
1. 如果你是一名护士,对该患者应如何施救?
2. 在施救过程中要注意哪些方面?

任务目标
1.学会多器官功能障碍综合征的发病机制。
2.学会多器官功能障碍综合征病情的评估。
3.学会多器官功能障碍综合征的救治与护理。

多器官功能障碍综合征(muliple organ dysfunction syndrome,MODS)是指机体在严重创伤、休克、感染等急性损伤因素打击下24 h后同时或序贯出现2个或2个以上与原发病损有或无直接关系的系统或器官的可逆性功能障碍。

MODS的特征性表现:①发病前器官功能正常或器官功能受损,但处于相对稳定的生理状态。②从初次打击到器官功能障碍有一定间隔时间,常超过24 h。③衰竭的器官往往不是原发致病因素直接损害的器官,而发生在原发损害的远隔器官。④最先受累的器官常见于肺和消化器官。⑤病理变化缺乏特异性,以细胞组织水肿、炎症细胞浸润和微血栓形成为主,在MODS死亡患者中,30%以上尸检无病理改变,器官病理损伤和功能障碍程度不相一致。⑥病情发展迅速,一般抗感染、器官功能支持或对症治疗效果差,死亡率高。⑦器官功能障碍和病理损害是可逆的,治愈后器官功能可望恢复到病前状态,不遗留并发症,不复发。⑧感染、创伤、休克、急性脑功能障碍(呼吸心搏骤停复苏后,急性大面积脑出血)等是其主要病因。MODS病情危重,预后差,病死率随着功能衰竭器官数量的增加而上升,总病死率为40%左右。

【病因与发病机制】

(一)病因

1. 感染因素 占MODS的70%,包括肺部感染、腹腔内脓肿、肠源性感染或创面感染等。

2. 非感染因素 包括严重多发伤、多处骨折、大面积烧伤或大手术、手术合并大量失血、休克、心肺复苏后、急性药物或毒物中毒等。

3. 高危因素 高龄、慢性疾病、营养不良、大量输血、危重症评分增高等因素易诱发MODS。

(二)发病机制

1. 全身炎症反应失控 SIRS时机体在有关病因作用下,单核-巨噬细胞系统被激活,释放促炎症介质如TNF-α、IL-1、IL-6、PAF等进入血液循环,损伤血管内皮细胞、导致血管壁通透性增高、血栓形成和远隔器官的损伤。这些促炎症介质又可促使内皮细胞和白细胞激活,产生TNF-α、IL、PAF等细胞因子,加重器官损伤。中性粒细胞激活后可黏附于血管壁,并释放氧自由基、溶酶体酶、血栓素和白三烯等血管活性物质,进一步损伤血管壁,形成恶性循环,导致炎症反应失控性放大,从而造成组织器官的严重损伤。当促炎症反应占优势时,表现为免疫亢进或SIRS,机体对外来打击的反应过于强烈而损伤自身细胞,导致MODS。当抗炎症反应占优势时,表现为免疫麻痹或CARS,机体对外来刺激的反应低下,增加对感染的易感性,从而加剧脓毒症和MODS。SIRS和CARS均反映了机体炎症反应的失控状态,这可能是诱发MODS的根本原因。

2. 细菌和内毒素移位 正常情况下肠黏膜及淋巴组织起重要的屏障作用,肠腔细菌及内毒素不能透过肠黏膜屏障进入血液循环。严重创伤、休克、感染等应激状态下胃肠黏膜供血不足,屏障功能受损,使大量细菌和内毒素吸收入血,形成肠源性内毒素血症,介导引发全身炎症反应,最后导致MODS形成。

3. 组织缺血-再灌注损伤 严重创伤、休克或感染等引起重要器官缺血、缺氧和细胞受损,出现细胞功能障碍。组织器官微循环灌注恢复时,催化氧分子产生大量氧自由基,损伤细胞膜,导致器官功能损害。

4. 二次打击或双相预激 机体遭受的最早的创伤、休克等致伤因素可被视为第一次打击,使炎症细胞被激活而处于一种激发状态。若再次出现致伤因素(如严重感染、脓毒症、导管菌血症等),则构成了第二次打击。即使打击的强度不及第一次,也能造成处于激发状态的炎症细胞更为剧烈的反应,超量释放细胞和体液介质。由炎症细胞释放的介质作用于靶细胞后还可以导致二级、三级甚至更多级别新的介质产生,从而形成瀑布样级联反应,最终导致 MODS。所以首次打击造成的器官损害并不是真正意义的 MODS,而它引起的机体改变却成为 SIRS 的刺激因素,为二次打击造成全身炎症反应失控和器官功能障碍起到了预激作用。

5. 调控基因多态性 即基因组序列上的变异,可能是决定人体对应激打击易感性和耐受性、临床表现多样性以及药物治疗反应差异性的重要因素。

【病情评估】

1. 病史评估 患者有无感染、创伤、大手术、休克等引起 MODS 的病因。评估患者是否存在高龄、慢性疾病、营养不良、大量输血、危重症评分增高等易感 MODS 的高危因素。

2. 临床表现 MODS 的临床表现因基础疾病、感染部位、器官代偿能力、治疗措施等的不同而各异。MODS 的病程一般为 14~21 日,经历休克、复苏、高分解代谢状态和器官衰竭 4 期,各期的临床表现见表 12-3-1。

表 12-3-1 MODS 的临床分期和临床表现

临床表现	1期	2期	3期	4期
一般情况	正常或轻度烦躁	急性病态,烦躁	一般情况差	濒死感
循环系统	需补充容量	容量依赖性高动力学	休克,心排血量下降,水肿	依赖血管活性药物维持血压,水肿,SvO_2 升高
呼吸系统	轻度呼吸性碱中毒	呼吸急促,呼吸性碱中毒,低氧血症	ARDS,严重低氧血症	呼吸性酸中毒,气压伤,高碳酸血症
肾脏	少尿,利尿药有效	肌酐清除率降低,轻度氮质血症	氮质血症,有血液透析指征	少尿,透析时循环不稳定
胃肠道	胃肠道胀气	不能耐受食物	应激性溃疡,肠梗阻	腹泻、缺血性肠炎
肝脏	正常或轻度胆汁淤积	高胆红素血症,凝血酶原时间延长	临床黄疸	转氨酶水平升高,重度黄疸
代谢	高血糖,胰岛素需求增加	高分解代谢	代谢性酸中毒,血糖升高	骨骼肌萎缩,乳酸酸中毒
中枢神经系统	意识模糊	嗜睡	昏迷	昏迷
血液系统	正常或轻度异常	血小板减少,白细胞增多或减少	凝血功能异常	不能纠正的凝血功能障碍

3. 诊断标准 见表12-3-2。

表12-3-2 MODS诊断标准

器官或系统	诊断标准
循环系统	收缩压<90 mmHg持续1 h以上,或需要药物支持才能稳定
呼吸系统	急性起病,PaO_2/FiO_2≤200(已用或未用PEEP),X线胸片见双肺浸润,肺毛细血管楔压≤18 mmHg,或无左心房压升高的证据
肾脏	血肌酐浓度>177 μmol/L伴有少尿或多尿,或需要血液净化治疗
肝脏	血清总胆红素>34.2 μmol/L,血清转氨酶在正常值上限的2倍以上,或出现肝性脑病
胃肠道	上消化道出血,24 h出血量>400 mL,或不能耐受食物,或消化道坏死或穿孔
血液系统	血小板计数<50×10^9/L或减少25%,或出现DIC
代谢	不能为机体提供所需能量,糖耐量降低,需用胰岛素;或出现骨骼肌萎缩、肌无力等表现
中枢神经系统	GCS<7分

4. 评分标准 见表12-3-3。

表12-3-3 MODS评分标准(Marshall标准)

系统器官评分	0	1	2	3	4
肺(PaO_2/FiO_2)	>300	226～300	151～225	76～150	≤75
肾(Cr,μmol/L)	≤100	101～200	201～350	351～500	>500
肝(血清胆红素,μmol/L)	≤20	21～60	61～120	121～240	>240
心脏(PAR,mmHg)	≤10	10.1～15	15.1～20	20.1～30	>30
血液(血小板,×10^9/L)	>120	81～120	51～80	21～50	≤20
神经系统(GCS,分)	15	13～14	10～12	7～9	≤6

注:PAR:压力校正性心率=心率×右心房压(或中心静脉压)/平均动脉压;GCS:如使用镇静剂或肌松剂,除非存在内在的神经障碍证据,否则应作正常计分。Marshall标准中,每个系统器官功能分别记0～4分,0分代表器官功能正常,将得分≥3作为该器官系统衰竭的标准,4分代表器官功能损伤严重。总分0～24分,总分越高,代表病情越重。

【救治与护理】

(一)救治原则

救治原则包括控制原发病,加强器官功能支持和保护,合理应用抗生素,给予免疫与炎症反应调节治疗等。

1. 控制原发病 MODS治疗的关键,应及时有效地处理感染、创伤、休克等原发病,减少或阻断炎症介质或毒素的产生与释放,防治休克和缺血再灌注损伤。

2. 器官功能支持和保护 ①呼吸功能:合理进行氧疗,必要时行机械通气支持。②循环功能:尽早进行液体复苏以改善微循环组织灌注,必要时使用血管活性药物。③肾功能:改善肾灌注,利尿,必要时行肾替代治疗。④胃肠功能:预防应激性溃疡发生,病情允许时应尽早给予胃肠内营养支持,促进胃肠功能恢复,改善胃肠道缺血再灌注损伤,恢复肠道微生态平衡等。

3. 合理使用抗生素 在经验性初始治疗时尽快明确病原菌,尽早转为目标治疗,采用降阶梯治疗的策略,并注意防止菌群失调和真菌感染。

4. 其他 包括免疫与炎症反应调节治疗、激素治疗、营养与代谢支持和中医中药治疗等。

(二)护理措施

1. 即刻护理措施 按各器官功能改变时的紧急抢救流程,抢救药物的剂量、用法、注意事项和各种抢救设备的操作方法,熟练配合医生进行抢救。要保持呼吸功能障碍患者气道通畅,必要时协助医生进行气管插管、使用呼吸机支持通气。对急性左心衰竭患者立即予半坐卧位,吸氧,遵医嘱给予强心、利尿等药物治疗。

2. 重症患者常规护理 参见项目十。

3. 病情观察与生命体征监测 MODS患者器官功能改变早期常无特异性或典型表现,出现明显或典型症状时往往器官功能已受损严重,难以逆转。因此,早期识别MODS具有非常重要的临床意义。护士应熟悉MODS的诱因和发生、发展过程,掌握MODS器官功能变化各期的常见表现,做好生命体征和实验室检查的监测,积极协助医生早期发现病情变化,预防器官衰竭的发生。

4. 器官功能监测与护理 严密监测患者呼吸功能、循环功能、中枢神经系统功能、肾功能、肝功能、胃肠功能和凝血系统功能等。遵医嘱做好对各器官功能的支持和护理,评估效果,及时发现器官功能变化并配合医生采取相应的处理措施,尽可能维持或促进各器官功能的恢复,减少器官损害的数量和程度,从而降低死亡率。

5. 感染预防与护理 MODS患者免疫功能低下,机体抵抗力差,极易发生院内感染,如肺部感染、尿路感染、血管内导管相关性感染和皮肤感染等。因此,应加强口腔护理、气道护理、尿路护理、静脉导管护理和皮肤护理等;严格执行无菌技术、手卫生、探视等院内感染管理制度;早期、正确采集血、尿、痰等标本进行细菌培养和药物敏感试验,为治疗提供依据;监测各实验室检查指标的变化,及时报告医生,尽早使用足量的抗生素控制感染。

任务评价

> **护考知识**
> 多器官功能障碍综合征的护理。

任务实施

掌握多器官功能障碍综合征的救治与护理。

（蒋露叶）

项目十二任务工单

项目十二评价体系表

项目十三 危重症患者常见并发症的监测与预防

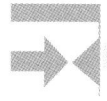

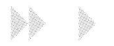 学习目标

素质目标:1.操作中快、准、稳地实施抢救,培养敬佑生命、救死扶伤、生死时速的职业素养。
2.通过角色扮演、团队协作培养学生团队协作精神;在抢救过程中保证环境安全、安全有效的操作,培养维护安全、全为生命的意识。
知识目标:1.能明确危重症患者常见并发症的临床表现。
2.能阐述危重症患者常见并发症的预防措施及护理措施。
能力目标:1.能通过危重症患者常见的临床表现、相关检查判断出现了哪种并发症。
2.能给出危重症患者常见并发症预防措施,并实施护理。

任务一 呼吸机相关性肺炎

 案例导入

患者,男,28岁,因交通事故导致多发伤患者入住ICU。闭合性颅脑损伤(右半球硬膜下血肿,弥漫性轴索损伤,格拉斯哥昏迷评分(GCS)5分),伴多重肺挫伤及双侧肋骨骨折。序贯器官衰竭评估(SOFA)评分10分,简化的急性生理评分(SAPS)Ⅱ 43分。第2天,由于颅内压(ICP)增高,急需清除硬膜外血肿和颅骨复位。此时行早期气管切开。第6天,ICP进一步增高,临床医生给予巴比妥药物,第8天,由于ICP已不能靠药物控制,行双侧去骨瓣减压术。

第13天,直肠拭子KPC-Kp(产碳青霉烯酶肺炎克雷伯菌)阳性,根据医院的规定该患者被隔离,并实施接触隔离措施。第16天,该患者被诊断为VAP(呼吸机相关性肺炎)并有重症脓毒症的表现,气体交换能力下降($PaO_2/FiO_2=132$),血清降钙素原水平上升(0.42~12.26 mg/L)。支气管肺泡灌洗液KPC-Kp培养阳性,胸片显示合并突变。

工作任务

1. 如何评估呼吸机相关性肺炎患者？
2. 如何对呼吸机相关性肺炎患者实施预防措施？

任务目标

1. 能根据呼吸机相关性肺炎临床表现和检测指标评估患者感染程度。
2. 能对呼吸机相关性肺炎患者实施预防。

呼吸机相关性肺炎(ventilator-associated pneumonia,VAP)是指气管插管或气管切开患者在接受机械通气48 h后发生的肺炎。呼吸机撤机、拔管48 h内出现的肺炎亦属于VAP。VAP是ICU机械通气患者常见并发症,可严重影响危重症患者的预后。国外报道,发病率为6%~52%,病死率为14%~50%;多重耐药菌或泛耐药菌感染患者病死率可达76%。我国发病率在4.7%~55.8%,病死率为19.4%~51.6%。

一、呼吸机相关性肺炎发病机制

1. 呼吸道及全身防御机制受损　长时间使用人工呼吸机或气管切开患者均可因呼吸道自身的防御能力下降而引发感染。此外,免疫系统功能低下或机体抵抗力下降的机械通气患者对感染的易感性也很高。

2. 病原菌侵入与定植　机械通气时口咽部定植菌的误吸、胃肠内细菌移位、吸入带菌气溶胶及气管导管内吸痰操作等均可使病原菌侵入呼吸道,并定植于呼吸道,从而引发感染。

二、呼吸机相关性肺炎患者的评估

(一)健康史

除评估患者的年龄、性别、临床诊断、病程等一般情况外,应重点评估患者使用呼吸机的起始时间、连接呼吸机的方式、用药史、医源性操作史、患者的免疫功能状态等。

(二)临床表现

VAP的临床表现缺少特异性,可有肺内感染常见的症状与体征,包括发热、呼吸道有痰鸣音等。

(三)辅助检查

1. 胸部X线影像　新发生的或进展性的浸润阴影是VAP常见的胸部影像学特点。

2. 微生物学检查

(1)标本的留取:VAP的临床表现缺乏特异性,早期病原学检查对VAP的诊断和治疗具有重要意义。对疑为VAP患者经验性使用抗菌药物前应留取标本行病原学检查。经气管镜保护性毛刷和经气管镜支气管肺泡灌洗虽然是侵入性方法,但较经气管导管吸引获取分泌物样本诊断VAP的准确性更高。

(2)呼吸道分泌物涂片:一种快速检测方法,可在接诊的第一时间初步区分革兰氏阳性菌、革兰氏阴性菌和真菌,利于VAP的早期诊断与指导初始抗菌药物的选择。

3. 呼吸道分泌物定量培养 培养周期一般需要 48~72 h,不利于 VAP 的早期诊断与指导初始抗菌药物的选择,但有助于感染和定植的鉴别分析。下呼吸道分泌物定量培养结果可用于鉴别病原菌是否为致病菌,经气管导管吸引分离的细菌菌落计数多大于或等于 10^5 CFU/mL、经气管镜保护性毛刷分离的细菌菌落计数≥10^3 CFU/mL,或经支气管肺泡灌洗分离的细菌菌落计数≥10^4 CFU/mL 可考虑为致病菌;若细菌浓度低于微生物学诊断标准,需结合宿主因素、细菌种属和抗菌药物使用情况综合评估。

4. 其他 活检肺组织培养是肺炎诊断的金标准。因其是有创检查,临床取材困难,故早期不常进行。血培养是诊断菌血症的金标准,但对 VAP 诊断的敏感性一般不超过 25%,且 ICU 患者常置入较多的导管,即使血培养阳性,细菌大部分来自肺外,对于 VAP 的诊断意义不大。

(四)呼吸机相关性肺炎的判断

1. 临床诊断 同时满足下列至少 2 项可考虑诊断 VAP:①体温>38 ℃或<36 ℃;②外周血白细胞计数>$10×10^9$/L 或<$4×10^9$/L;③气管支气管内出现脓性分泌物。

2. 临床肺部感染评分 可对 VAP 的诊断进行量化。该评分系统用于诊断肺炎并评估感染的严重程度,由 6 项内容组成:①体温;②外周血白细胞计数;③气管分泌物情况;④氧合指数(PaO_2/FiO_2);⑤胸部 X 线片示肺部浸润进展;⑥气管吸出物微生物培养。简化的 CPIS 去除了对痰培养结果的要求,总分为 10 分,得分≥5 分提示 VAP,更利于早期评估患者肺部感染程度。

三、呼吸机相关性肺炎的预防与护理

(一)与器械相关的预防措施

1. 呼吸机清洁与消毒 对呼吸机整个气路系统及机器表面的消毒,应遵照卫生行政管理部门规定和呼吸机的说明书规范进行,一次性部件使用后应按照规定丢弃并保证环境安全。

2. 呼吸回路的更换 呼吸回路污染是导致 VAP 的外源性因素之一,循证医学研究结果虽不支持定时更换呼吸回路,但当管路破损或污染时需及时更换。

3. 湿化器的选择 机械通气患者可采用恒温湿化器或含加热导丝的加温湿化器。

4. 吸痰装置及更换频率 使用密闭式吸痰装置和开放式吸痰装置在机械通气患者的 VAP 发病率、病死率方面均无明显差异。开放式吸痰装置应每日进行更换,使用密闭式吸痰装置时除非破损或污染,吸痰装置无需每日更换。

(二)与操作相关的预防措施

1. 气管插管路径与鼻窦炎防治 气管插管可通过经口腔途径和经鼻途径建立。气管插管患者继发鼻窦炎是高危因素,经口气管插管可降低鼻窦炎的发病率。

2. 声门下分泌物引流(SSD) 上呼吸道分泌物可聚集于气管导管球囊上方,造成局部细菌繁殖,分泌物可顺呼吸道进入肺部,导致肺部感染。声门下分泌物引流可明显降低 VAP 的发病率。

3. 改变患者体位 机械通气患者通常取半坐卧位。半坐卧位在 VAP 的预防方面有重要作用,尤其利于行肠内营养的患者,可减少胃内容物反流导致的误吸。但长时间保持相对静止的半坐卧位可引起气管黏膜纤毛运输能力下降、肺不张及肺静脉血流改变等并发症,因此,可为机械通气患者翻身或给予动力床治疗,以改变患者体位,减少相关并发症。

4. 肠内营养 机械通气患者常存在胃肠道革兰氏阴性杆菌肺部定植,可根据患者的情况调节管饲的速度与量,同时行胃潴留量监测,避免胃胀气,减少误吸。经鼻肠管营养与经鼻胃管营养相比,前者可降低的 VAP 发病率。因此,机械通气患者更宜选择经鼻肠管进行营养支持。

5. 气管导管气囊的压力管理 气囊是气管导管的重要装置,可防止呼吸道漏气、口咽部分泌物流入呼吸道及胃内容物的反流误吸。气囊应保持一定的压力,以确保其功效并减轻气管损伤。定期监测气管导管的气囊压力,控制压力在 25~30 cmH$_2$O,可有效降低 VAP 的发病率。

6. 控制外源性感染 引起 VAP 的病原体常可通过医护人员及环境感染患者。严格手卫生、对医护人员进行宣教、加强环境卫生及保护性隔离均可在一定程度上切断外源性感染途径,降低 VAP 发病率。

7. 口腔卫生 机械通气患者建立人工呼吸道在一定程度上破坏了口鼻腔对细菌的天然屏障,进行严格有效的口腔护理是对机械通气患者呼吸道的重要保护。

(三)VAP 预防

1. 雾化吸入或静脉应用抗菌药物 雾化吸入可使呼吸道局部达到较高的抗菌药物浓度,理论上可作为预防 VAP 的措施。但循证医学研究结果不支持机械通气患者常规雾化吸入或静脉使用抗菌药物预防 VAP。

2. 声门下分泌物引流(SSD) 无论是持续还是间断 SSD,与不引流对比,均可降低 VAP 的发生率。SSD 主要通过清除患者消化道内以及口咽部可能引起继发感染的潜在病原体达到预防严重呼吸道感染或血流感染的目的(图 13-1-1)。

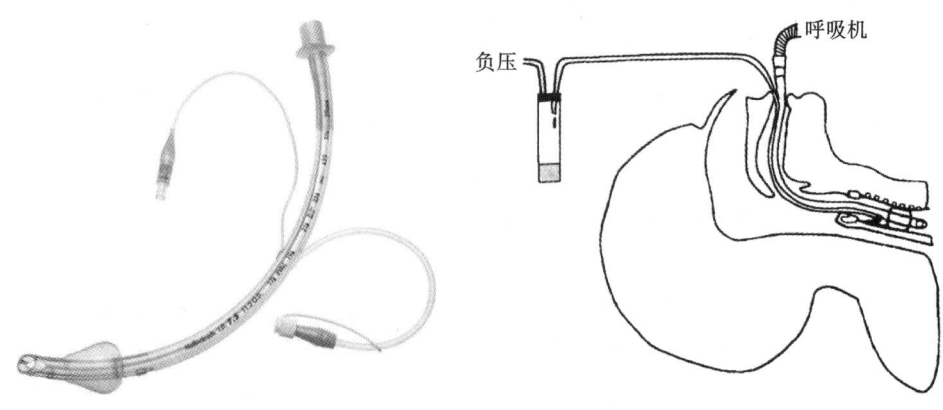

图 13-1-1　SSD 用物及示意图

(四)集束化方案

机械通气患者集束化方案最早由美国健康促进研究所提出,主要包括:①抬高床头;②每天唤醒和评估能否脱机拔管;③预防应激性溃疡;④预防深静脉血栓。随着研究的深入,许多措施被加入机械通气患者集束化方案中,包括口腔护理、清除呼吸机管路的冷凝水、手卫生、戴手套、翻身等。在循证医学原则基础上,可根据具体情况和条件来制订适合、有效、安全并易于实施的VCB。

(五)呼吸机相关性肺炎护理措施

(1)加强口腔护理,通过合理的有效口腔护理降低危重症患者患VAP的风险。
(2)避免胃内容物反流继而导致误入呼吸道引起吸入性肺炎。
(3)调整患者的体位,预防误吞误吸。
(4)掌握吸痰时机,呼吸道、管道的更换频次要适当。
(5)防止交叉感染,应加强预防VAP的培训,增强感染控制意识。
(6)定期留取痰液标本,行痰培养加药敏试验,及时更换抗生素。

任务评价

(李 茜)

任务二 导管相关血流感染

案例导入

患者,男,86岁。T 40 ℃,P 102次/分,BP 120/70 mmHg,双肺呼吸音清,心律齐,心音低,腹软,右上腹压痛,叩击痛(+),无反跳痛。右上臂PICC置管(院外置入10天),留置导尿管5天。

辅助检查:①感染指标:血白细胞 7.96×10^9/L、中性粒细胞85.2%;CRP 23.3 mg/L;PCT 2.3 ng/mL。②腹部超声:肝内胆管多发结石;胆总管多发结石伴胆系扩张。

初步诊断:胆石症并胆系感染、高血压3级(极高危)、冠心病(心功能不全)。

住院第10天,患者再次行经内镜逆行性胰胆管造影术取石;术后6 h突然出现发热,体温高达40 ℃,伴畏寒、寒战;血常规:WBC 6.9×10^9/L,NC 70%,PLT 47×10^9/L;CRP 38.82 mg/L;PCT 0.492 ng/mL;Cr 197 μmol/L。请感染科会诊。会诊结果如下。

诊断:①脓毒症;②胆总管结石并感染,感染原因不排除继发革兰氏阴性杆菌血流感染;③导管相关性血流感染?④导管相关性泌尿系感染?⑤肾功能不全;⑥心功能不全加重。

工作任务

1.如何评估导管相关血流感染患者?
2.如何对导管相关血流感染患者实施预防措施?

任务目标

1. 能根据导管相关血流感染检测指标评估患者感染程度。
2. 能针对导管相关血流感染实施预防措施。

导管相关血流感染(catheter-related blood satream infection,CRBSI)是指带有血管内导管或者拔除血管内导管 48 h 内的患者出现菌血症或真菌血症,并伴有发热(>38 ℃)、寒战或低血压等感染表现,除血管内导管外没有其他明确的感染源。

一、导管相关血流感染发病机制

(一)腔外途径污染

大多数中心静脉导管的感染是皮肤定植菌迁移所致。细菌来自皮肤穿刺处周围,穿刺到毛细血管使细菌具有向体内渗入趋势,静电作用将细菌吸附在导管外壁。据报道,插管后 7~9 天就可以有细菌移位生长。

(二)腔内途径污染

1. 血栓形成　导管置入后,体表创面被血浆组织蛋白包裹,纤维蛋白在导管内壁沉积,细菌可黏附其上,并迅速形成生物膜包裹,免受机体吞噬,形成血栓,发展为细菌移位生长和感染。

2. 接头及液体污染　在临床护理工作中,任何利用静脉导管进行诊断、治疗的无菌技术失误,均可使病原菌通过污染的接头或液体进入腔内定植。革兰氏阴性杆菌、假单胞菌属细菌的感染常与输注溶液的污染相关。

3. 内源性污染　细菌来自体内其他部位的感染灶,细菌可经血流种植在管尖形成的纤维套中而导致感染,常见于 ICU 长期全胃肠外营养支持的患者。

二、导管相关血流感染患者的评估

(一)临床表现

CRBSI 症状常不典型,缺少特异性,不同程度的发热及脓毒症为最常见的表现形式,此外,少数患者可出现静脉炎、心内膜炎或迁徙性脓肿。

(二)感染途径

1. 导管外途径　见于导管穿刺部位局部的病原微生物经导管与皮肤间隙入侵,并定植于导管尖端,是 CRBSI 最常见的感染途径。

2. 导管内途径　主要见于导管连接处污染的病原微生物经导管腔内移行至导管尖端,并在局部定植。

(三)导管相关血流感染的判断

1. 拔除导管后的诊断　取导管尖端 5 cm 进行病原菌培养,如果定植菌与血培养菌为同一菌株即可诊断 CRBSI。

2. 保留导管时的诊断　常可用以下方法协助诊断。

(1)阳性时间差法:使用抗生素前同一时间分别经导管与经皮肤抽血并进行病原菌培养,如果经导管及经皮肤采集的血标本病原菌培养均为阳性,且经导管采集的血标本呈现阳性时间较经皮肤采集的血标本早 2 h 以上,可诊断 CRBSI。

(2)定量法:使用抗生素前同一时间分别经导管与经皮肤抽血并进行病原菌培养,如果经导管采集的血标本菌落计数是经皮肤采集的血标本菌落计数的 3 倍以上,可诊断 CRBSI。如果经导管采血多次病原菌培养为同一种病原菌,且定量计数 >102 cfu/mL,也提示发生 CRBSI。

三、导管相关血流感染的预防与护理

(一)置管前预防措施

(1)严格掌握置管指征,减少不必要的置管。
(2)对患者置管部位和全身状况进行评估。
①选择能够满足病情诊疗需要的管腔最少、管径最小的导管。
②选择合适的留置部位:中心静脉置管时成人建议首选锁骨下静脉,其次选颈内静脉,不建议选择股静脉;连续肾脏替代治疗时建议首选颈内静脉。
(3)置管使用的医疗器械、器具、各种敷料等医疗用品应当符合医疗器械管理相关规定的要求,必须无菌。
(4)患疖肿、湿疹等皮肤病或呼吸道疾病的医务人员,在未治愈前不应进行置管操作。
(5)如为血管条件较差的患者进行中心静脉置管或经外周静脉置入中心静脉导管有困难时,有条件的医院可使用超声引导穿刺。

(二)置管中预防措施

(1)严格执行无菌技术操作规程。置入中心静脉导管、PICC、TIVAP 时,必须遵守最大无菌屏障要求,戴工作圆帽、医用外科口罩,按《医务人员手卫生规范》有关要求执行手卫生并戴无菌手套、穿无菌手术衣或无菌隔离衣、铺覆盖患者全身的大无菌单。置管过程中手套污染或破损时应立即更换。置管操作辅助人员应戴工作圆帽、医用外科口罩、执行手卫生。TIVAP 的植入与取出应在手术室进行。
(2)采用符合国家相关规定的皮肤消毒剂消毒穿刺部位。建议采用氯己定醇浓度 $>0.5\%$ 的消毒液进行皮肤局部消毒。
(3)中心静脉导管置入后应当记录置管日期、时间、部位、长度,导管名称、类型、尖端位置等,并签名。

(三)置管后预防措施

(1)应当尽量使用无菌透明、透气性好的敷料覆盖穿刺点,对高热、出汗、穿刺点出血或渗出的患者可使用无菌纱布覆盖。
(2)应当定期更换置管穿刺点覆盖的敷料。更换间隔时间:无菌纱布至少 1 次/2 天,无菌透明敷料至少 1 次/周,敷料出现潮湿、松动、可见污染时应当及时更换。
(3)医务人员接触置管穿刺点或更换敷料前,应当严格按照《医务人员手卫生规范》有关要求执行手卫生。
(4)置入中心静脉导管及 PICC 时尽量减少三通等附加装置的使用。保持导管连接端口的清洁,每次连接及注射药物前,应当用符合国家相关规定的消毒剂,按照消毒

剂使用说明对端口周边进行消毒,待干后方可注射药物;如端口内有血迹等污染时,应当立即更换。

(5)应当告知置管患者在沐浴或擦身时注意保护导管,避免导管淋湿或浸入水中。

(6)输液1天或者停止输液后,应当及时更换输液管路。输血时,应在完成每个单位输血后或每隔4 h更换给药装置和过滤器;单独输注静脉内脂肪剂时,应每隔12 h更换输液装置。外周及中心静脉置管后,应当用不含防腐剂的生理盐水或肝素盐水进行常规冲封管,预防导管堵塞。

(7)严格保证输注液体的无菌。

(8)紧急状态下的置管,若不能保证有效的无菌原则,应当在2天内尽快拔除导管,病情需要时更换穿刺部位重新置管。

(9)应当每天观察患者导管穿刺点及全身有无感染征象。当患者穿刺部位出现局部炎症表现或全身感染表现,怀疑发生导管相关血流感染时,建议综合评估决定是否需要拔管。如怀疑发生中心静脉导管相关血流感染,拔管时建议进行导管尖端培养、经导管取血培养及经对侧静脉穿刺取血培养。

(10)医务人员应当每天对保留导管的必要性进行评估,不需要时应当尽早拔除导管。

(11)若无感染征象,不宜常规更换血管导管,不应当为预防感染而定期更换中心静脉导管、肺动脉导管和脐带血管导管。成人外周静脉导管3~4天更换一次;对于儿童及婴幼儿,评估导管功能正常且无感染时可不更换。外周动脉导管的压力转换器及系统内其他组件(包括管理系统、持续冲洗装置和冲洗溶液)应当每4天更换一次。不宜在血管导管局部使用抗菌软膏或乳剂。

(12)长期置管患者多次发生导管相关血流感染时,可预防性使用抗菌药物溶液封管。

(四)置管后护理措施

(1)严格执行手卫生。

(2)穿刺部位定期和必要时换药:穿刺24 h后更换敷料一次,观察有无渗血,若无渗血,可定期换药:使用纱布等干敷料时每48 h更换一次,有渗血、渗液或潮湿、敷料脱落时随时更换;使用透明半透膜敷料时,每周换药一次;有人工呼吸道时应使用透明半透膜敷料,以减少污染。换药时要观察局部穿刺点有无红肿、脓点等,消毒时使用机械力,消毒面积>15 cm×15 cm(消毒面积>外敷料面积),消毒后待完全干后再贴敷料。

(3)严格执行无菌技术操作规程,三通旋塞每天更换,无针密闭输液接头每周更换,有血迹或被污染后随时更换。

(4)冲管与封管:给药前后宜用10 mL及以上注射器抽吸生理盐水或一次性专用冲洗装置脉冲式冲洗导管,以减少附壁。如果遇到阻力或者抽吸无回血,应进一步确定导管的通畅性,不应强行冲洗导管。输液完毕应用导管容积加延长管容积之和的2倍的生理盐水或肝素盐水正压封管。肝素盐水的浓度:输液港可用100 U/mL,PICC及CVC可用0~10 U/mL。当药物不溶于生理盐水时,应先用5%葡萄糖溶液冲管,再用生理盐水或肝素封管液,将5%葡萄糖溶液冲出导管内腔。输液港在治疗间歇期应至少每4周维护一次。使用PICC治疗间歇期间应至少每周维护一次。

(5)无菌配液并无菌输注,采用封闭式输注方式。

(6)有效控制其他部位的感染。

(7)怀疑患者发生导管相关血流感染,或者患者出现静脉炎、导管故障时,应当及时拔除导管。必要时进行导管尖端的微生物培养。

(8)每天评价留置导管的必要性,不需要时应当尽早拔除。

各类导管相关血流感染的预防措施见表13-2-1。

表13-2-1 各类导管相关血流感染的预防措施

导管类型	预防措施
中心静脉导管、PICC及肺动脉导管	(1)不应当常规更换中心静脉导管、PICC或肺动脉导管以预防导管相关血流感染。 (2)非道式导管无明显感染证状时,可以通过导丝引导更换。 (3)非道式导管可疑感染时,不应当通过导丝更换导管。 (4)中心静脉置管或经外周静脉置入中心静脉导管患者出现导管相关血流感染证状时,应当根据临床综合评估结果决定是否拔管。 (5)外周动脉导管及压力监测装置:成人宜选择桡动脉、肱动脉、足背动脉。儿童宜选择桡动脉、足背动脉及胫骨后动脉。 (6)压力传感器使用时间应当遵循产品说明书或每4天更换一次。 (7)宜使用入口处为隔膜的压力监测装置,在使用前应用消毒剂擦拭消毒隔膜。 (8)应当保持使用中的压力监测装置无菌,包括校准装置和冲洗装置。 (9)应当减少对压力监测装置的操作。 (10)不宜通过压力监测装置给予含葡萄糖溶液或肠外营养液。 (11)宜使用密闭式的连续冲洗系统
脐血管导管	(1)脐动脉导管放置时间不宜超过5天,脐静脉导管放置时间不宜超过14天,不需要时应当及时拔除。 (2)插管前应当清洁、消毒脐部。 (3)不宜在脐血管导管局部使用抗菌软膏或乳剂。 (4)在发生导管相关血流感染致血管关闭不全、血栓时,应当拔除导管,不应当更换导管。只有在导管发生故障时才更换导管。 (5)将低剂量肝素(0.25~1.0 U/mL)持续输入脐动脉导管以维持其通畅
TIVAP	(1)TIVAP专用留置针(无损伤针头)应当至少每7天更换一次。 (2)TIVAP血管通路在治疗间隙期应当至少每4周维护一次
血液透析导管	(1)宜首选颈内静脉置管。 (2)维持性血液透析患者宜采用动静脉内瘘

(李 茜)

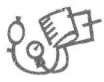

任务三 导尿管相关尿路感染

案例导入

患者,男,17岁,术后留置导尿管,术后第1天上午10点出现发热,体温最高38.7 ℃,WBC $12.72×10^9$/L,NE% 82.2%。结合患者包茎病史,且无清洗包皮习惯,考虑细菌经导尿管逆行感染导致导尿管相关尿路感染,引起术后早期发热。

工作任务

1. 该患者发热的原因是什么?
2. 护士应该怎么处理?

任务目标

1. 能根据导尿管相关尿路感染检测指标评估患者感染程度。
2. 能对导尿管相关尿路感染患者实施预防。

导尿管相关尿路感染(catheter-associated urinary tract infection,CAUTI)主要是指患者留置导尿管后或拔除导尿管 48 h 内发生的尿路感染,其发生率仅次于肺内感染,是医院感染中常见的感染类型之一,致病菌绝大多数为革兰氏阴性杆菌,其中以大肠埃希菌最常见。

一、感染途径

CAUTI 主要为逆行性感染,细菌侵入主要通过以下途径。

1. 导尿时带入细菌 导尿时无菌操作不严格,可将细菌带入膀胱内。

2. 细菌逆行侵入 细菌可经导尿管与尿道黏膜间的空隙逆行进入膀胱,是 CAUTI 中最常见的感染方式。此外,细菌还可经导尿管与集尿袋的连接处或经集尿袋的放尿口处侵入。

二、临床表现

绝大多数患者没有明显的临床症状,少数人出现尿道刺激症状,即尿频、尿急与尿痛,尿道口周围可出现红肿或有少量炎性分泌物。个别患者还可有腰痛、低热(一般不超过 38 ℃),一般无明显的全身感染症状,尿液检查时有白细胞尿,甚至血尿与脓尿。

三、诊断

1. 有症状的尿路感染 患者出现尿频、尿急、尿痛等尿路刺激症状,或者有下腹触痛、肾区叩痛,伴有或不伴有发热。尿检白细胞结果:男性≥5/HP,女性≥10/HP。同时符合以下条件之一:①清洁中段尿或者导尿留取尿液培养示革兰氏阳性球菌菌落数>10 cfu/mL,革兰氏阴性杆菌菌落数>10 cfu/mL。②耻骨联合上膀胱穿刺留取尿液培养的细菌菌落数>10 cfu/mL。③新鲜尿标本经离心后应用相差显微镜检查,每 30 个视野中有半数视野见到细菌。④经手术、病理学或者影像学检查发现尿路感染证据。

2. 无症状性菌尿症 如果患者没有临床症状,但1周内有内镜检查或导尿管置入,尿液培养革兰氏阳性球菌菌落数≥10 cfu/mL,革兰氏阴性杆菌菌落数≥10 cfu/mL,应当诊断为无症状性菌尿症。

四、感染的控制

多数的CAUTI患者无临床症状,不需要特殊的抗生素治疗,拔管后常可恢复,但CAUTI常使这些患者成为医院感染中最大的耐药菌来源。一部分患者由于持续CAUTI而发展成前列腺炎、膀胱炎、肾盂肾炎,甚至感染进一步扩散而引发菌血症等。因此,对于有症状的CAUTT应积极进行抗感染治疗,防止感染进一步扩散。

五、预防

1. 严格掌握留置导尿的适应证 留置导尿前应评估必要性,避免不必要的留置导尿,并应尽可能缩短导尿管的留置时间。

2. 选择适宜的导尿管 应根据患者的年龄、性别、尿道等情况选择适宜型号、材质的导尿管,严格执行无菌导尿技术,防止发生感染,减少导尿过程中的机械性损伤。

3. 导尿后护理

(1)应妥善固定导尿管,防止导尿管发生滑动和牵引导尿道,避免打折与弯曲,始终保持集尿袋低于膀胱水平,活动或搬运时应关闭导尿管,避免尿液逆流。及时清空集尿袋中的尿液,清空过程中要遵循无菌操作原则,避免集尿袋的放尿口被污染。

(2)维持通畅的无菌密闭引流,避免不必要的膀胱冲洗。一般情况下不要分离导尿管与集尿袋的连接管,必须分离时应消毒导尿管与连接管的管口,再按无菌技术连接集尿系统。

(3)保持患者尿道口清洁,留置导尿期间应每天清洁或消毒尿道口2次。

(4)长期留置导尿的患者不宜频繁更换导尿管。如导尿管阻塞、脱出,发生尿路感染及留置导尿装置的无菌性和密闭性被破坏,应立即更换。

任务评价

(李 茜)

项目十三任务工单

项目十三评价体系表

自测题

项目十四 机械通气

 学习目标

素质目标:培养护生敬业、诚信、友善的职业素养,让护生体会"急患者所急,急患者所需"的同理心,提升护生的慎独修养。
知识目标:1.可以说出机械通气的目的、分类、适应证和禁忌证。
　　　　　2.熟悉机械通气的准备、模式选择与参数设置、撤机指征及方法。
能力目标:1.能准确识别机械通气常见报警原因及其常见并发症。
　　　　　2.能说出机械通气的原理和对生理的影响。
　　　　　3.能正确实施机械通气的常规护理、患者观察和人工气道管理。

任务一 概 述

 案例导入

袁先生,47岁,工人。患者半小时前突发呼吸、心搏骤停,行心肺复苏并拨打120,经急诊送入医院。患者呼吸困难,口唇发绀,R 35次/分,SpO_2 85%,P 125次/分,BP 80/50 mmHg,血 pH 7.30,PaO_2 58 mmHg,$PaCO_2$ 50 mmHg。

工作任务
医生是否会对该患者采取机械通气支持?
任务目标
1.学会机械通气的原理。
2.学会机械通气的分类。
3.学会机械通气的目的。

机械通气是借助呼吸机建立气道口与肺泡间的压力差,给呼吸功能不全的患者以呼吸支持,即利用机械装置来代替、控制或改变自主呼吸运动的一种通气方式。机械通气作为目前危重症患者常见的器官功能支持手段,已普遍应用于麻醉、各种原因所致的呼吸衰竭及大手术后的呼吸支持与治疗中。机械通气的正确使用,能够预防和治疗呼吸衰竭、挽救或延长患者的生命,若使用不当,可加重患者病情,使其恶化甚至危及生命。

一、机械通气的原理与分类

呼吸的原理在于建立大气-肺泡压力差。机械通气患者由于各种疾病影响,吸气时不能有效建立大气-肺泡压力差,必须借助呼吸机产生的正压建立气道口与肺泡间的压力差,进而完成吸气动作,而呼气动作与正常人相同。机械通气时产生的肺内正压影响肺通气/血流、肺循环阻力和静脉血回流等,进而对呼吸、循环、胃肠和肝肾等器官功能产生影响。

机械通气按呼吸机与患者的连接方式可分为:①有创机械通气:呼吸机通过经口/鼻气管插管、喉罩、经气管切开插管等人工气道与患者连接。②无创机械通气:不需建立人工气道,呼吸机通过口鼻罩、鼻罩等方式与患者连接。亦可按作用于机体的部位和按通气频率的高低进行分类。常见呼吸机如图 14-1-1 所示。

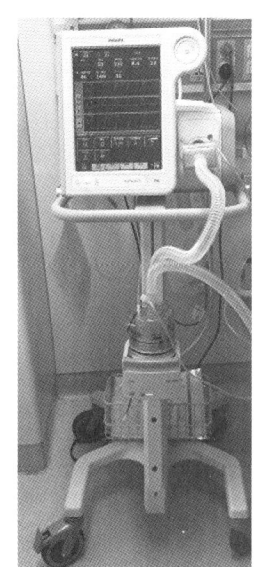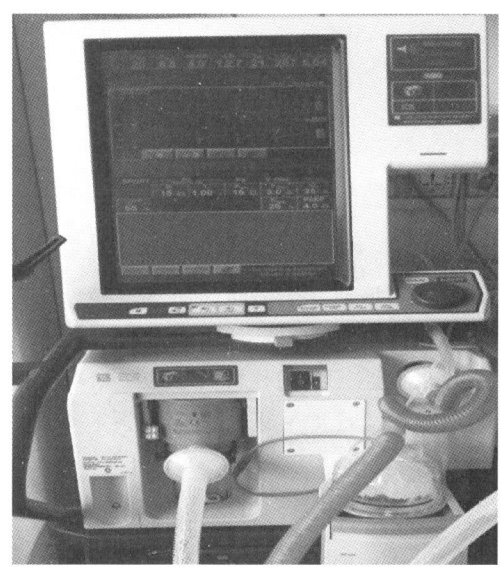

图 14-1-1　常见呼吸机

二、机械通气的目的

(一)改善通气功能

通过气管插管或气管切开维持气道通畅,通过呼吸机正压通气维持患者足够的潮气量,保证代谢所需的肺泡通气量。

(二)改善换气功能

通过调整呼气末正压等方法可防止肺泡塌陷,使肺内气体分布均匀,改善通气/血流比例,减少肺内分流,改善氧运输,纠正低氧血症。

(三)减少呼吸功耗

使用机械通气可减少呼吸肌做功,降低呼吸肌耗氧量,缓解呼吸肌疲劳。

> **护考知识**
>
> 机械通气的种类及目的。

任务实施

学会机械通气的种类及目的。

(蒋露叶)

任务二 有创机械通气

> **案例导入**
>
> 患者,男,68岁,因"咳嗽、咳痰1周,发热伴呼吸困难1天"急诊收入ICU。查体:意识模糊,T 39 ℃,P 120次/分,R 38次/分,BP 134/85 mmHg,口唇发绀。血气分析:pH 7.21,PaO_2 41 mmHg,$PaCO_2$ 25 mmHg,HCO_3^- 13 mmol/L,BE－8 mmol/L。

工作任务

1. 医生是否会对该患者采取机械通气支持?
2. 最可能选择哪一种人工气道?
3. 如何选择机械通气模式和设置参数?
4. 机械通气过程中应如何进行病情观察?

任务目标

掌握有创机械通气的护理。

一、有创机械通气的评估

(一)评估是否适宜进行有创机械通气

只要患者出现呼吸功能障碍,引起严重缺氧或二氧化碳潴留,均需要进行有创机械通气治疗。有创机械通气的禁忌证是相对的,在出现致命性通气和氧合障碍时,应积极处理原发病(如尽快行胸腔闭式引流,积极补充血容量等),同时不失时机地应用有创机械通气。

相对禁忌证:①肺大疱和未经引流的气胸。②低血容量性休克未补充血容量。③严重肺出血。④气管-食管瘘等。

(二)评估是否做好有创机械通气的准备

1. 医务人员准备 建立包括医生、护士、呼吸治疗师、营养师等在内的治疗小组,敏锐地观察和判断患者的疾病状态,动态调整治疗方案和有创机械通气方案,及时、正确处理有创机械通气过程中出现的突发情况。

2. 患者准备 ①明确患者的基本情况,包括年龄、性别、身高、体重、诊断、病情、既往病史和对呼吸机支持的特殊要求等。②向清醒患者解释使用呼吸机的目的、注意事项等。③根据患者病情和治疗需求建立合适的人工气道,如气管插管、气管切开等。④选择舒适的体位,若无禁忌,建议抬高床头 30°～45°。

3. 呼吸机准备　①根据患者基本情况选择合适的呼吸机、呼吸机管道、过滤器和湿化装置等。②连接呼吸回路、电源和气源。③设置呼吸机支持模式、参数和报警限。④检测呼吸机是否正常工作,各功能部件无故障后关机备用,置于床旁,在呼吸机醒目处标记"备用"。

4. 物资准备　备气管插管、气管切开用物,床旁常规备吸引装置、给氧装置和简易呼吸器,以备紧急时行吸痰、给氧和人工呼吸等。

(三)模式选择与参数设置

1. 模式选择　常用通气模式包括控制通气、辅助通气、辅助控制通气、同步间歇指令通气、压力支持通气、持续气道正压等。

(1)控制通气:呼吸机完全代替患者的自主呼吸,呼吸频率、潮气量或吸气压力、吸呼比、吸气流速由呼吸机控制,呼吸机提供全部的呼吸功。适用于严重呼吸抑制或呼吸停止的患者,如呼吸、心搏骤停和严重脑外伤等情况。

(2)辅助通气:依靠患者的自主吸气触发呼吸机按预设的潮气量或吸气压力进行通气支持,呼吸功由患者和呼吸机共同完成。该模式通气时可减少或避免应用镇静剂,保留自主呼吸以减轻呼吸肌萎缩,改善机械通气对血流动力学的影响。适用于呼吸中枢驱动正常的患者,如 COPD 急性发作、重症哮喘等。

(3)辅助/控制通气:辅助通气和控制通气两种模式的结合,当患者自主呼吸频率低于预置频率或患者努力吸气但仍不能触发呼吸机送气时,呼吸机即以预置的潮气量及通气频率进行正压通气,即控制通气。当患者的吸气能触发呼吸机时,呼吸机以高于预置频率进行通气,即辅助通气。

(4)同步间歇指令通气:自主呼吸与控制通气相结合的呼吸模式,在触发窗内患者可触发和自主呼吸同步的指令正压通气,在两次指令通气之间触发窗外允许患者自主呼吸。同步间歇指令通气能与患者的自主呼吸同步,减少患者与呼吸机的对抗,减低正压通气的血流动力学影响,利于长期带机患者的撤机。

(5)压力支持通气:部分通气支持模式,是患者在自主呼吸的前提下,当患者触发吸气时,呼吸机以预设压力释放出气流,患者每次吸气都能接受一定水平的压力支持,以克服气道阻力,减少呼吸做功,增强患者吸气能力,增加吸气幅度和吸入气量。主要用于机械通气的撤机过渡。

(6)持续气道正压:在自主呼吸条件下,整个呼吸周期内气道均保持正压,患者完成全部的呼吸做功,是 PEEP 在自主呼吸条件下的特殊技术。用于通气功能正常的低氧患者,可防止气道和肺泡的萎陷,增加肺泡内压和功能残气量,增加氧合,改善肺顺应性,减少呼吸功,持续气道正压过高可增加气道压,减少回心血量,出现低血压、气压伤等表现。

2. 参数设置　设置有创机械通气参数时应注意设置参数与实际输出参数可能不同,同时应考虑不同参数之间的相符关系,根据病情、治疗需求与目标等合理设置参数(图 14-2-1)。

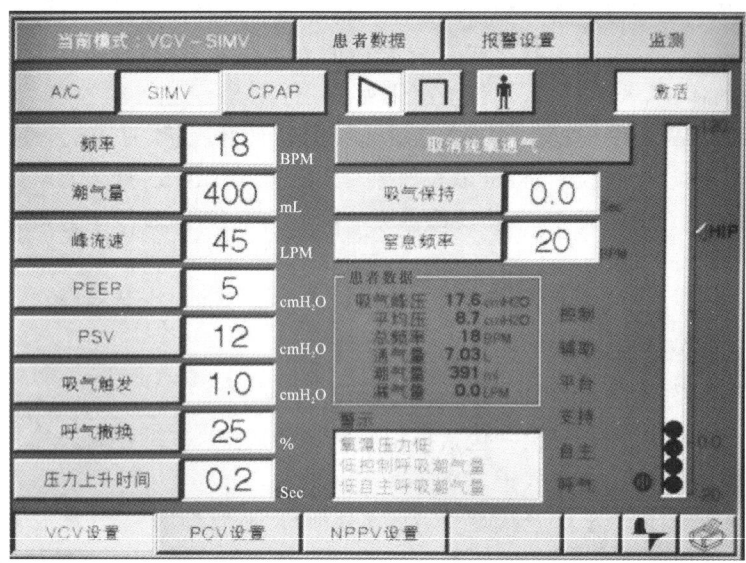

图 14-2-1　呼吸机参数设置

(1)潮气量：通常依据体重选择 5～12 mL/kg，并结合呼吸系统的顺应性、阻力进行调整，避免气道平台压超过 30 cmH$_2$O。在压力控制通气模式时，潮气量主要由预设的压力、吸气时间、呼吸系统的阻力及顺应性决定。最终应根据动脉血气分析进行调整。

(2)吸气压：一般成人先预设 15～20 cmH$_2$O，小儿 12～15 cmH$_2$O，然后根据潮气量进行调整。原则上争取以最低的吸气压获得满意的潮气量，避免出现气压伤和影响循环功能。

(3)呼吸频率：根据分钟通气量、目标 PaCO$_2$ 水平选择呼吸频率，一般成人设定为 12～20 次/分。

(4)吸气时间与吸呼比：基于原发病、自主呼吸水平、氧合状态、血流动力学及人-机同步性，吸气时间一般为 0.8～1.2 s，吸呼比为 1∶(1.5～3)。

(5)峰值流速：采用容量控制通气时通过调节峰值流速来调节吸气时间，潮气量＝峰值流速×吸气时间。理想的峰值流速应能满足患者吸气峰值流速的需要，成人常用的流速设置在 40～60 L/min，根据分钟通气量、呼吸系统的阻力和肺的顺应性调整，流速波形在临床常用减速波或方波。

(6)触发灵敏度：一般情况下，压力触发值常为(-1.5)～(-0.5) cmH$_2$O，流速触发值常为 2～5 L/min。灵敏度过高会使机器产生误触发，灵敏度过低会增加患者的吸气负荷，消耗额外呼吸功。

(7)吸入氧浓度(FiO$_2$)：机械通气初始阶段，可给予高浓度的氧(甚至是纯氧)以迅速纠正严重缺氧，以后依据目标 PaO$_2$、平均动脉压水平、PEEP 水平和血流动力学状态，酌情降低 FiO$_2$ 至 50% 以下，并设法维持 SpO$_2$ 90%，若不能达到上述目标，即可增加 PEEP、平均动脉压，应用镇静剂或肌松剂。若适当的 PEEP 和平均动脉压可使 SpO$_2$ 维持 90%，应保持最低的 FiO$_2$。

(8)呼气末正压(PEEP):设置的作用是使萎陷的肺泡复张,增加功能残气量,提高肺顺应性,改善通气和换气功能。PEEP常应用于以ARDS为代表的Ⅰ型呼吸衰竭,一般初设在 5 cmH$_2$O,然后根据氧饱和度进行调整,直至获得满意的氧饱和度。PEEP可增加胸内压,设置过高易出现气压伤和低血压等表现。

(9)报警参数:包括气道压力报警、呼出潮气量报警、呼出分钟通气量报警、呼吸频率报警、窒息时间报警等(表14-2-1)。

表 14-2-1 常见报警参数设置

报警参数	上 限	下 限
气道压力	吸气峰压+(5~10)cmH$_2$O	吸气峰压-(5~10)cmH$_2$O
呼出潮气量	实测潮气量+1/3实测潮气量	实测潮气量-1/3实测潮气量
呼出分钟通气量	实测分钟通气量+1/3 MV分钟通气量	实测分钟通气量-1/3实测分钟通气量
呼吸频率	<35次/分	6~8次/分
窒息时间	30 s	15 s

二、有创机械通气的护理

(一)常规护理

1. 环境 室温控制在(24±1.5)℃,湿度控制在55%~65%,保持空气清新,为患者提供安静、安全、整洁、舒适、美观的住院环境。

2. 体位 若无禁忌,一般抬高床头30°~45°,取半坐卧位,可减少回心血量,减轻肺淤血,增加肺活量,改善心肺功能。

3. 基础护理

(1)口腔护理:根据患者具体情况,做好口腔护理。口腔护理时可配合使用牙刷、牙擦或氯己定等提高口腔护理质量。

(2)翻身与拍背:若病情许可,每1~3 h翻身一次,翻身时配合拍背,促进肺部分泌物排出。

(3)呼吸回路的管理:妥善固定呼吸回路;积水杯应处于回路最低点,便于收集冷凝水;翻身、活动时预先固定呼吸回路,避免压闭呼吸回路或牵拉引起人工气道异位;及时清理呼吸回路和积水杯,避免重力牵拉呼吸回路或引起误触发;无需定期更换呼吸回路,但当管路破损或污染时应及时更换。

(4)运动与活动:病情稳定后尽早进行被动或主动运动,改善呼吸肌肌力,降低谵妄、肌肉萎缩、深静脉血栓和压疮等发生率。

(5)压疮预防:对卧床不能自行翻身的患者使用气垫床、减压敷料和采取翻身等措施,预防压疮发生。

4. 营养 根据患者营养状况、病情需要给予肠内或肠外营养支持,提高机体抵抗力,改善呼吸肌肌力。

5. 安全护理 保持各种留置管道通畅、妥善固定,规范护理,防止脱落、堵塞和感染等发生。对烦躁、昏迷患者采取约束、使用床栏等保护性措施,防止坠床发生。

6. 心理护理 由于对机械通气的不理解、沟通交流障碍、担心呼吸机出现故障、担心痰液堵塞气道、担心医护人员不能及时发现病情变化、担心管道脱落和撤机困难等原因,患者容易出现焦虑、恐惧,缺乏安全感等。应根据原因予相应心理护理。

(二)有创机械通气患者的观察

应注意评估机械通气效果,及时发现相关并发症,提高有创机械通气的安全性。有创机械通气患者病情观察重点如下。

1. 呼吸功能 观察呼吸节律、呼吸深度,评估有无呼吸困难、人机对抗等。机械通气患者缺氧时可出现脉搏、呼吸增快,需严密观察。注意气道压力、呼出潮气量、SpO_2,评估通气和氧合状况。观察患者皮肤、黏膜、口唇和甲床。二氧化碳潴留时可出现皮肤潮红、多汗和浅表静脉充盈。口唇和甲床青紫提示低氧血症。当患者病情严重必须给予高浓度氧时,应避免长时间吸入,氧浓度尽量不超过60%,同时密切观察有无氧中毒所致肺损伤出现。加强营养支持可以增强或改善呼吸肌功能。

2. 循环功能 机械通气可使胸腔内压升高,静脉回流减少,心脏前负荷降低和后负荷增加,出现心排血量降低,组织器官灌注不足,表现出低血压、心律失常、末梢循环灌注不良、尿量减少等。

3. 意识 缺氧和(或)二氧化碳潴留所致意识障碍患者,若呼吸机支持适当,患者意识状况应逐渐好转。若意识障碍程度加重,应考虑呼吸机支持是否适当或患者病情发生变化。因此,应严密观察患者意识状况,若出现异常,及时通知医生处理。

4. 血气分析 机械通气30 min后应做动脉血气分析,以评估机械通气的效果和是否需要调整呼吸机模式和参数。若治疗有效,患者血气分析结果应趋于正常。若治疗无效,血气分析结果显示无改善或继续恶化。在机械通气治疗过程中,需根据患者病情严密监测动脉血气状况。

5. 体温 观察气道分泌物量、色、性状和气味,评估肺部感染变化情况。患者出现呼吸机相关性肺炎和原有肺部感染恶化时,可出现体温异常改变,应严密监测,及时报告医生。

6. 其他 观察有无消化道出血、腹胀,评估肠鸣音变化情况;严密监测尿量,准确记录液体出入量;观察有无水肿、黄疸,监测肝脏转氨酶有无异常;评估心理状况,有无紧张、焦虑或谵妄等。

(三)人工气道护理

1. 人工气道固定

(1)气管插管:可使用一次性固定器、胶布或棉带固定,每班记录导管固定情况、深度,及时发现导管移位、器械相关压疮和医用黏胶相关性皮肤损伤等并发症。保持固定装置清洁、干燥,定时或及时进行更换。

(2)气管切开:使用带有衬垫的棉带进行固定,固定松紧度以可通过一根手指为宜。密切观察气管切开口皮肤情况,评估有无炎性红肿和分泌物表现。观察导管固定带与颈项皮肤的接触处,评估有无压疮、浸渍发生。保持固定装置清洁、干燥,定时或及时进行更换。

2. 气管内吸引

(1) 吸引原则:气管内吸引是一种具有潜在损害的操作,不应该把吸引作为一个常规操作,应在有临床指征时进行。尽量鼓励患者把分泌物自行咳出。

(2) 吸引指征:①在气管导管内看见明显分泌物。②患者频繁或持续呛咳。③听诊时在气管和支气管处有明显痰鸣音。④呼吸机流速-时间曲线中呼气相出现震动。⑤呼吸机出现高压或低潮气量报警。⑥怀疑分泌物引起SpO_2降低。⑦患者突发呼吸困难等。

(3) 吸引压力:一般适宜的负压为150~200 mmHg。

(4) 吸引方式:包括开放式和密闭式吸引方式,目前有条件者推荐后者。

(5) 其他:吸引时有氧合明显降低者,吸引前应充分给予氧合。对于婴儿和儿童,推荐浅吸引代替深吸引。不主张吸痰前常规向气管内滴入生理盐水。对于儿童和成人,吸痰管直径不超过气管导管内径的50%,对于婴儿,吸痰管直径不超过气管导管内径的70%。每次吸痰时间不超过15 s,以降低低氧血症发生率。为颅脑损伤患者吸痰时,吸引的间隔时间应尽量超过10 min,以免引起颅内压累积性升高。

3. 人工气道湿化 对吸入气体进行温化和湿化是维持气道黏膜完整、保证纤毛正常运动及气道分泌物排出、降低气道感染发生率的重要手段之一。常见的温化和湿化方法包括使用加热湿化器(图14-2-2)、常温水-气接触加湿、雾化加湿、使用热湿交换器(人工鼻)(图14-2-3)和气管内滴注(或输注)加湿等方法。理想的气道湿化状态是使吸入气体温度达36~37 ℃,相对湿度达100%。机械通气时使用加热湿化器对吸入气体进行温化和湿化,湿化器内需加入无菌蒸馏水,不能加入生理盐水或其他药液。为保证温化、湿化效果,可使用吸气回路带加热导丝的加热湿化器。

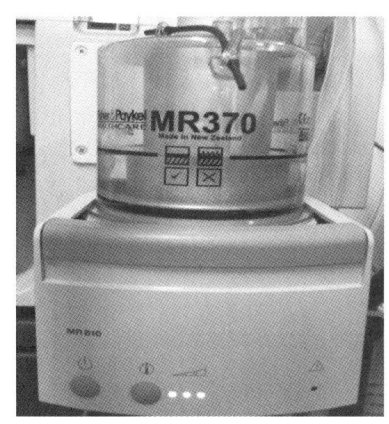 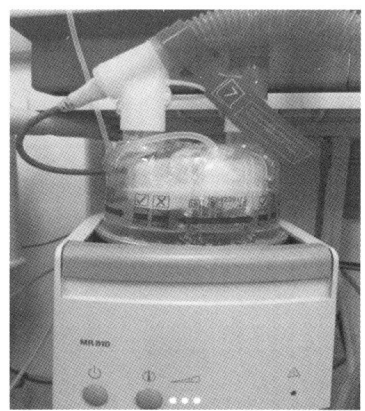

图14-2-2 加热湿化器

4. 气囊护理 气囊的目的是封闭气管导管与气管壁之间的间隙,保证有效的通气,同时可减少口咽部、声门下分泌物移位到气管深部。护理重点:①推荐使用高容量低张力气囊导管。②采用测压法(维持气囊压力在25~30 cmH_2O)、最小闭合容积法或最小漏气技术进行气囊注气,首选前者。③定时(推荐每4 h)监测气囊压力,及时调整。④采用测压法进行气囊注气,不需对气囊进行常规放气。⑤脱机状态下建议将

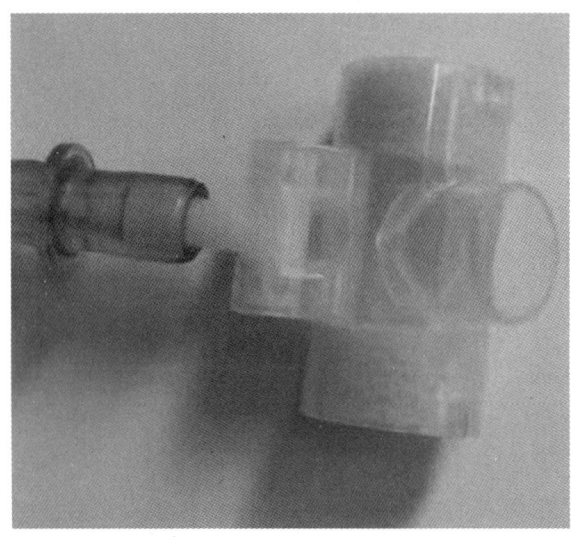

图 14-2-3 人工鼻

气囊充分放气,利于咳嗽排痰。

(四)常见报警原因与处理

报警功能是呼吸机必备的功能之一,引起呼吸机报警的原因很多,有的报警需要立即处理,否则会危及患者生命,如高压报警、窒息报警等。常见报警信息、原因及处理见表 14-2-2。

表 14-2-2 常见报警信息、原因及处理

报警类别	原因	处理
电源报警	停电;电源插头松脱;电源掉闸;蓄电池电量低	将呼吸机与患者断开并行人工通气支持;同时修复电源
气源报警	压缩氧气或空气压力低;气源接头未插到位;氧浓度分析错误	将呼吸机与患者断开并行人工通气支持;同时调整或更换气源,或校对 FiO_2 分析仪,必要时更换氧电池
断开报警	呼吸回路、人机连接脱开或漏气量过大	检查回路及人机连接,确保二者正常连接及固定
呼出潮气量降低	患者呼吸减弱;呼吸回路漏气;气囊充气不足;气体经胸腔闭式引流管漏出;压力控制通气时肺顺应性降低;呼出流量传感器监测错误	检查患者呼吸;检查呼吸回路;检查气囊压力;检查胸腔闭式引流管;吸痰;检测校正呼出流量传感器

续表

报警类别	原因	处理
吸气压降低	呼吸回路漏气;导管脱出;气囊充气不足;气管食管瘘;峰值流速低;设置潮气量低;气道阻力降低;肺顺应性增加	检查呼吸回路;检查导管位置;检查气囊压力;检查胸腔闭式引流管;重新设置峰值流速和潮气量,检查患者是否出现较强自主呼吸
气道高压	呛咳;肺顺应性降低(肺水肿、支气管痉挛、肺纤维化等分泌物过多,气道阻力增加);导管移位;呼吸回路阻力增加(如管路积水、打折等);吸入气量太多或高压报警限设置不当;患者兴奋、激动、想交谈	吸痰;解除支气管痉挛;听呼吸音;检查呼吸回路并保持通畅;检查导管位置;调整呼吸参数;安抚患者;使用药物镇痛、镇静
呼吸增快	代谢需要增加;缺氧;高碳酸血症;酸中毒;疼痛;焦虑;害怕	监测动脉血气;纠正缺氧和酸中毒;镇痛;镇静;安抚患者
分钟通气量过高	病情变化,患者呼吸增快,潮气量增加;参数设置不当	处理原发病,必要时镇痛、镇静;重新调整参数
窒息报警	患者病情改变,呼吸减慢或停止	根据患者病情调整呼吸模式和参数

(五)常见并发症与护理

1. 人工气道相关并发症

(1)脱管:与导管固定不佳和牵拉等有关,表现为呼吸机低潮气量报警、喉部发声和窒息等。应紧急处理,保持气道通畅,通气和供氧,必要时重新置管。

(2)气道堵塞:由痰栓、异物、导管扭曲、气囊脱出嵌顿导管口、导管远端开口嵌顿于气管隆嵴、脱管等引起,表现为不同程度的呼吸困难,严重时出现窒息。应针对原因及时处理,如调整人工气道位置、抽出气囊气体、试验性插入吸痰管等。如气道梗阻仍不缓解,则应立即拔除气管导管,重新建立人工气道。

(3)气道损伤:与插管时机械损伤、气道内吸痰、气道腐蚀、导管压迫气道和气囊压迫气管黏膜等有关,表现为出血、肉芽增生、气管食管瘘等。为避免气道损伤,插管前应选择合适的导管,插管时动作轻柔,带管过程中保持导管中立位,合理吸痰,做好气囊护理等。

2. 有创机械通气本身引起的并发症

(1)呼吸机相关性肺损伤:有创机械通气对正常肺组织造成的损伤,包括气压伤、容积伤、萎陷伤和生物伤,临床表现为肺间质气肿、皮下气肿、纵隔气肿、心包积气、气胸和肺水肿等。为了避免和减少呼吸机相关性肺损伤的发生,机械通气应避免高潮气量和高平台压,吸气末平台压不超过 35 cmH$_2$O,以避免气压伤、容积伤,同时设定合适 PEEP,以预防萎陷伤。若出现张力性气胸,应立即行胸腔闭式引流。

(2)呼吸机相关性肺炎(VAP):具体内容详见项目十三任务一。

(六)呼吸机的撤离

呼吸机的撤离指逐渐减少呼吸支持的时间,同时逐步恢复患者的自主呼吸,直至完全撤离机械通气的过程。当患者达到撤机指征时,应尽快开始撤机。延迟撤机将增加机械通气的并发症和医疗费用。过早撤离呼吸机又可导致撤机失败,增加再插管率和病死率。

1. 撤机指征 根据中华医学会重症医学分会《机械通气临床应用指南(2006)》,达到以下条件可考虑撤机。

(1)导致机械通气的病因好转或去除。

(2)氧合指标:$PaO_2/FiO_2 > 150$,$PEEP \leq 8\ cmH_2O$,$FiO_2 \leq 50\%$,$pH \geq 7.25$。COPD患者要求$pH > 7.30$,$PaO_2 \geq 60\ mmHg$,$FiO_2 < 40\%$。

(3)血流动力学稳定,没有心肌缺血动态变化,临床上没有显著的低血压(不需要血管活性药物的治疗或只需要小剂量的血管活性药物,如多巴胺或多巴酚丁胺$<10\ \mu g/(kg \cdot min)$)。

(4)有自主呼吸能力和较强的咳嗽能力。

2. 撤机方法

(1)自主呼吸试验:在人工气道机械通气撤离前,患者通过T管自主呼吸、低水平持续气道正压或低水平压力支持通气下呼吸,通过短时间(一般为30~120 min)的密切观察,判断其自主呼吸能力是否恢复,以帮助医务人员决定是否撤机的一种技术(图14-2-4)。

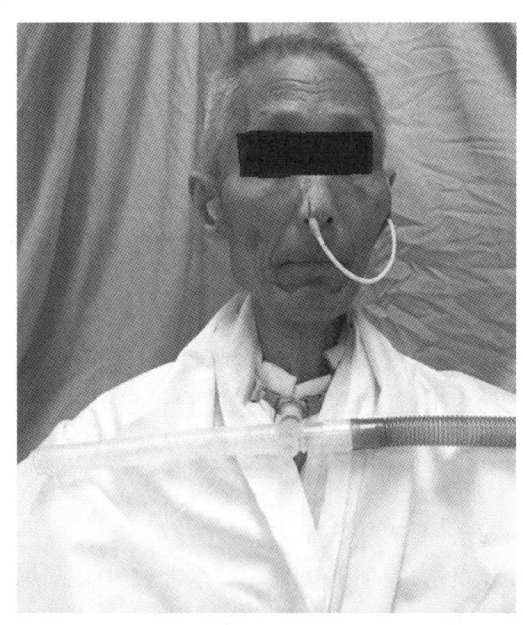

图14-2-4 自主呼吸试验

(2)直接停机:适用于原心肺功能好、支持时间短的患者。若自主呼吸良好,且不耐受插管,可直接撤离呼吸机,让其自主呼吸。

(3)T管撤机：气管插管或气管切开患者经T管呼吸湿化、温化的气体，与同步间歇指令通气、压力支持通气等相比，T管撤机后患者进行完全自主性呼吸。

(4)呼吸模式过渡：适用于原心肺功能较差、支持时间较长的患者，通过改变呼吸支持模式和参数降低呼吸机支持水平，逐步过渡撤机，如使用同步间歇指令通气、压力支持通气等模式过渡。

(5)间断停机：在脱机间隙使用射流给氧、T管给氧等间接支持，逐渐延长脱机时间，宜在白天进行。

3.撤机实施　选择充分休息后的上午进行撤机，此时患者状态较好，医护人员较多，能保证抢救及时有效。撤机后严密观察患者病情，包括呼吸状况、SpO_2、心率、血压等，及时发现耐受撤机指征并进行相应处理。

4.不能耐受撤机的指征　若出现以下变化应立即恢复机械通气：①呼吸频率＞30次/分。②血压升高或降低超过20 mmHg，心率增加或减慢超过20次/分。③PaO_2＜60 mmHg，$PaCO_2$＞55 mmHg。④出现烦躁、出汗及尿量进行性减少。

5.呼吸机依赖及护理　呼吸机依赖是指机械通气患者使用呼吸机通气支持的实际时间超过根据患者病情所预期的通气支持时间的一种状况，患者至少有一次撤机失败。呼吸机依赖的原因包括生理和心理因素两方面，生理因素包括气体交换水平降低、通气负荷增加、通气需求增加、驱动力降低和呼吸肌疲劳等，心理因素包括不能控制呼吸模式、缺乏动机和信心及精神错乱等。部分机械通气患者从生理指标看可以脱机，但由于怀疑自己的呼吸能力、缺乏信心等原因，担心脱机后出现呼吸困难和窒息等，因而不愿意脱机。对呼吸机心理依赖的患者，应确切告知其生理指标已达到脱机标准，鼓励患者尝试脱机，脱机时做好安全保障措施，床旁严密观察患者，及时向患者反馈其各项生命体征稳定的信息，增强患者对脱机的信心。

(七)呼吸机的消毒与维护

1.呼吸机的消毒

(1)主机消毒：包括内部消毒和外部消毒。内部建议由专业工程师进行专业消毒。外部可参考呼吸机出厂说明进行，可使用含乙醇的消毒液进行擦拭消毒。

(2)呼吸回路的消毒：呼吸机回路中包括呼吸机管道、过滤器、湿化罐等，根据所使用材质可选择浸泡消毒法、高压蒸汽灭菌法、环氧乙烷灭菌法等，有条件者可使用一次性呼吸回路。

2.呼吸机的维护

(1)定期保养：定期检查并更换氧电池、活瓣、皮垫、过滤器及过滤网等，呼吸机每工作1000 h，应由工程师进行保养及检修，建立保养和维修档案。

(2)使用前检测：包括电源检测、气密性检测、设置项目检测、报警系统检测、监测系统检测等。

(3)使用中维护：①保持呼吸回路密闭和通畅。②主机防水与散热。③防止人为暴力损伤呼吸机。④正常的工作状态。

> **护考知识**
> 有创机械通气的护理。

任务实施

掌握有创机械通气的实施及护理。

任务三 无创机械通气

案例导入

患者,男,86岁,因"咳嗽咳痰10天,呼吸困难加重3天",以"慢性阻塞性肺疾病"收入呼吸内科,治疗1天后患者病情好转。R35次/分,SpO_2 88%,P100次/分,BP 110/80 mmHg,血 pH 7.40,PaO_2 70 mmHg,$PaCO_2$ 50 mmHg。

工作任务

1. 对该患者应运用什么呼吸支持方式?
2. 观察要点是什么,如何护理?

任务目标

掌握无创呼吸机的护理。

无创机械通气包括经气道正压通气和胸外负压通气,以前者最为常见,也称无创正压通气(图 14-3-1)。无创正压通气具有不需要建立人工气道、人机配合较好、痛苦少、使用方便等优点。缺点为需要患者清醒、配合,气道分泌物引流不畅,与有创机械通气相比较效果不确切。本节主要讲述无创正压通气。

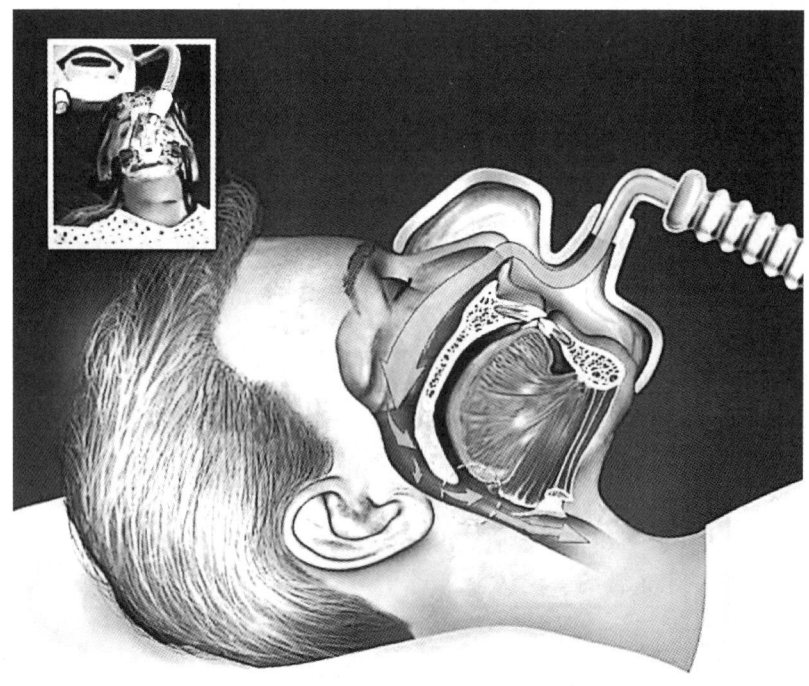

图 14-3-1 无创机械通气示意图

一、无创机械通气的评估

(一)评估是否适宜进行无创机械通气

无创机械通气可用于各种情况引起的呼吸衰竭,如COPD急性发作、急性心源性肺水肿、阻塞性睡眠呼吸暂停低通气综合征、中枢性睡眠呼吸暂停综合征、神经-肌肉疾病等。

(1)绝对禁忌证:①心跳、呼吸停止。②自主呼吸微弱。③上气道机械性梗阻。④误吸可能性高。⑤自主气道保护能力差。⑥面部创伤、烧伤或畸形。⑦严重脑部疾病。⑧生命体征不稳定(如低血压、严重心律失常等)。⑨严重不合作或紧张等。

(2)相对禁忌证:①气道分泌物多或排痰障碍。②昏迷。③严重感染。④近期面部、颈部、口腔、咽部、食管和胃手术后等。

(二)评估是否做好无创机械通气的准备

1.医务人员准备　同有创机械通气。

2.患者准备　不需建立人工气道,其余同有创机械通气。

3.呼吸机准备　无创正压通气患者与呼吸机之间通过鼻罩(图14-3-2)、口鼻罩(图14-3-3)、全脸面罩、头罩(图14-3-4)、鼻塞等进行连接,其中以鼻罩和口鼻罩最常用。其余同有创机械通气。

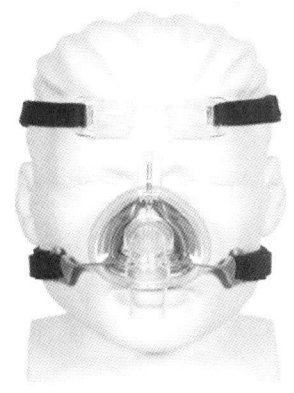　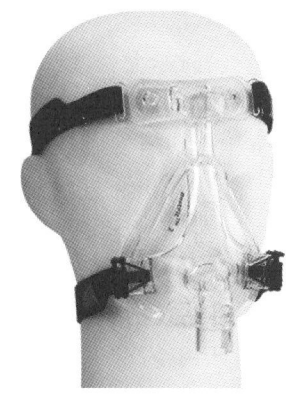　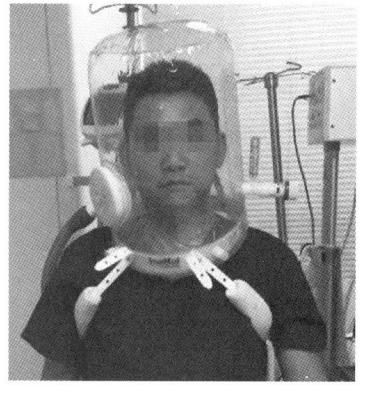

图14-3-2　鼻罩　　　　　图14-3-3　口鼻罩　　　　　图14-3-4　头罩

4.物资准备　不需备气管插管用物,其余同有创机械通气。

(三)模式选择与参数设置

原则上所有的呼吸机都可用于无创正压通气,但由于漏气的存在,故使用控制压力的模式优于控制容量的模式。最常用的模式有CPAP模式和S/T模式。

1.持续气道正压模式　呼吸机给予患者一个基线压力,在吸气时不增加压力来降低呼吸功。常用于睡眠呼吸暂停、急性心源性肺水肿等患者。设置参数包括持续气道正压和FiO_2,持续气道正压一般设置为$6\sim10\ cmH_2O$,FiO_2根据患者氧合情况调整,一般不超过60%。

2.S/T模式　即自主呼吸/时间触发模式。有自主呼吸时,患者在吸气相正压和

FiO_2 的帮助下进行呼吸。在规定时间内没有自主呼吸时,患者的吸气由呼吸机预设的吸气时间、吸气相正压、压力上升时间和 FiO_2 等参数决定。S/T 模式能保证患者在有/无自主呼吸下的通气,可用于所有无创机械通气患者。一般吸气相正压设置为 8～12 cmH_2O,呼气气道正压为 2～4 cmH_2O,吸气时间占总呼吸周期的 30% 左右。

二、无创机械通气的护理

（一）常规护理

无创机械通气患者病情相对较轻,部分患者具有一定的活动能力和自理能力,在护理上要为患者提供一个舒适的病室环境;尽可能采取半坐卧位促进呼吸;根据患者活动能力、自理能力情况提供适宜的基础护理、生活照顾;协助患者进行适当的运动和活动;加强营养;对于不能自行翻身的患者采取必要措施预防压疮发生;做好各种管道护理,保证安全;做好治疗、护理相关健康教育,提高患者理解、配合能力,避免紧张、焦虑和恐惧等异常心理反应。

（二）无创机械通气患者的观察

1. 基本体征 意识、体温、心率、血压、呼吸、SpO_2 等指标,评估通气效果。

2. 呼吸状况 包括呼吸频率、节律、动度,评估有无呼吸困难、呼吸辅助肌参与呼吸等异常。

3. 呼吸机监测 观察呼吸机工作状况,监测患者气道压力、潮气量、通气量等。

4. 漏气情况 一般呼吸机有漏气补偿,允许 60 L/min 以下的气体漏出。若漏气过多,应调整鼻罩或口鼻罩位置,必要时增加固定带拉力或更换合适的鼻罩或口鼻罩。

5. 人机配合 人机配合程度直接影响通气效果。人机配合不良表现为烦躁、呼吸状态差、生命体征无改善或恶化、呼吸机显示漏气明显等。引起人机配合不良的因素包括病情过重、人机连接不适、漏气过多、呼吸机选择不当、模式或参数设置不当、患者理解和配合能力低下等。

6. 血气分析 判断通气效果的重要参考指标。

7. 气道分泌物 评估患者咳嗽、咳痰情况,观察痰液量、色、性状等。

8. 其他 评估患者有无气压伤、胃肠胀气、反流、误吸等异常反应。

（三）常见报警原因与处理

无创机械通气过程中,由于患者病情、呼吸回路、气源、参数设置等原因,容易出现各种报警,常见报警信息、原因及处理可参考有创机械通气。

（四）常见并发症与护理

1. 漏气 与留置鼻胃管、面罩性能、固定方式、固定程度和气道峰压等有关。为减少漏气,应选择密闭性和舒适性好的鼻罩(或口鼻罩、头罩),必要时可适当增加固定带的拉力,减少漏气。选择定压型或自主性通气模式,降低通气压力或潮气量,减少漏气。

2. 面部压疮 与面罩对面部的压力、性能、固定方式和面部潮湿等有关。为减少压疮发生,应选择舒适性较好的面罩,保持面部清洁干燥,减小固定带的拉力,进而减轻面罩对面部的压力,必要时预防性使用减压贴(或敷料)(图 14-3-5),间断停用呼吸机,可使受压面部皮肤得到充分减压,降低压疮发生率,但须在病情允许情况下采用。

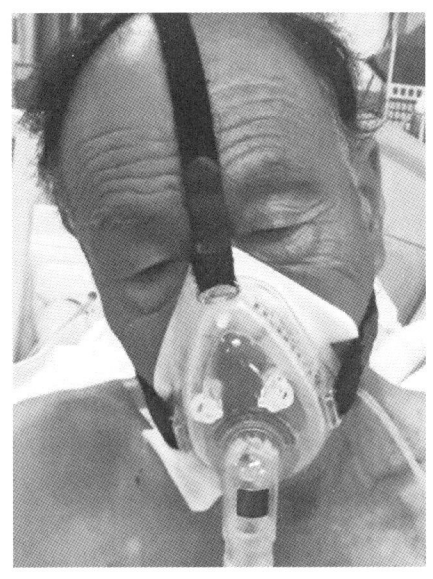

图 14-3-5　减压贴(或敷料)

3.胃肠胀气　主要与通气压力过高和患者依从性差有关。应根据患者情况选择合适的通气压和面罩,指导患者学会配合呼吸机进行呼吸。气道压力过高和昏迷患者常规留置胃管,一旦出现胃肠胀气,立即进行胃肠减压。

4.吸入性肺炎　与胃内容物反流误吸有关。预防重点:①抬高床头 30°~45°,取半坐卧位;②减少胃肠胀气;③少食多餐;④昏迷患者取侧卧位,可减少反流物误吸。

5.呼吸机相关性肺损伤　主要与通气压力过高有关,合理设置通气压力可降低其发生率。

6.刺激性结膜炎　与面罩漏气有关,减少面罩漏气可降低其发生率。

7.幽闭恐惧症　与使用口鼻罩、全脸面罩等有关。应做好对患者的健康教育和心理疏导,减轻患者恐惧程度,必要时改变呼吸机与患者的连接。

8.口、咽部干燥　与经口漏气有关,多见于使用鼻罩患者。选择合适的鼻罩/口鼻罩、定时饮水(保持机体水平衡)、对吸入气体进行合理的温化湿化等可改善口、咽干燥。

9.排痰障碍　与患者咳痰能力差有关。应保证患者水平衡,鼓励患者主动咳嗽、咳痰,必要时使用吸痰管或纤维支气管镜吸痰。

> *护考知识*
> 无创机械通气的护理。

任务评价

任务实施
掌握无创机械通气的实施及护理。

（蒋露叶）

项目十四任务工单

目十四评价体系表

自测题

项目十五 连续性血液净化治疗的应用与护理

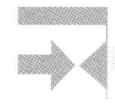

 学习目标

素质目标：培养护生严肃认真、一丝不苟、慎独、沉着、机敏的工作作风。
知识目标：1. 可以说出连续性血液净化的概念、基本原理及操作要素准备内容。
2. 可以说出压力监测的内容。
3. 熟悉连续性血液净化常见并发症及预防。
能力目标：能利用所学知识实施连续性血液净化治疗患者的护理并处理常见并发症。

任务一 概　　述

 案例导入

患者，男，56岁，肺炎导致低血压，重度呼吸衰竭，已行机械通气。胸片提示双肺浸润影，诊断为 ARDS。几天后，少尿，肌酐升至 3.4 mg/dL。FiO_2 100%，PEEP 15 mmHg，SpO_2 90%，体重增加 21 kg，K^+ 4.4 mmol/L，BUN 110 mg/dL，SBP 90～100 mmHg，应用大剂量升压药维持，肺动脉楔压 24 mmHg，应用利尿药后 12 h 尿量 150 mL。

工作任务
该患者应该选用何种治疗方式？该治疗方式有何特点？
任务目标
掌握连续性血液净化的基本原理与特点。

血液净化是指各种连续或间断清除体内过多水分、溶质方法的总称，该技术是在肾脏替代治疗技术的基础上逐步发展而来的。主要的血液净化方法有肾脏替代治疗、血浆置换、血液灌流、腹膜透析等。其中将单次治疗时间＜24 h 的肾脏替代治疗称为间断性肾脏替代治疗；而将治疗持续时间≥24 h 的肾脏替代治疗称为连续性肾脏替代治疗,也称为连续性血液净化,即用净化装置通过体外循环方式,连续、缓慢清除体内代谢产物、异常血浆成分以及蓄积在体内的药物或毒物,以纠正机体内环境紊乱的一组治疗技术,其治疗时间≥24 h(图15-1-1)。

连续性血液净化是在间歇性血液透析(IHD)的基础上发展形成的,在临床上最初只是为了提高重症肾衰竭患者的救治效果。由于连续性血液净化技术的不断发展和成熟,其临床应用范围已经远远超过了肾脏替代领域,扩展到各种临床常见危重症的救治,广泛应用于全身炎症反应综合征、急性呼吸窘迫综合征、多器官功能障碍综合征、急性重症胰腺炎等危重症患者的救治,并取得明显疗效。这一技术在国内外的ICU普遍得到应用,临床疗效评价日益肯定,已经成为了当今危重症患者的主要治疗措施之一,这也是近30年血液净化领域的重要进展。

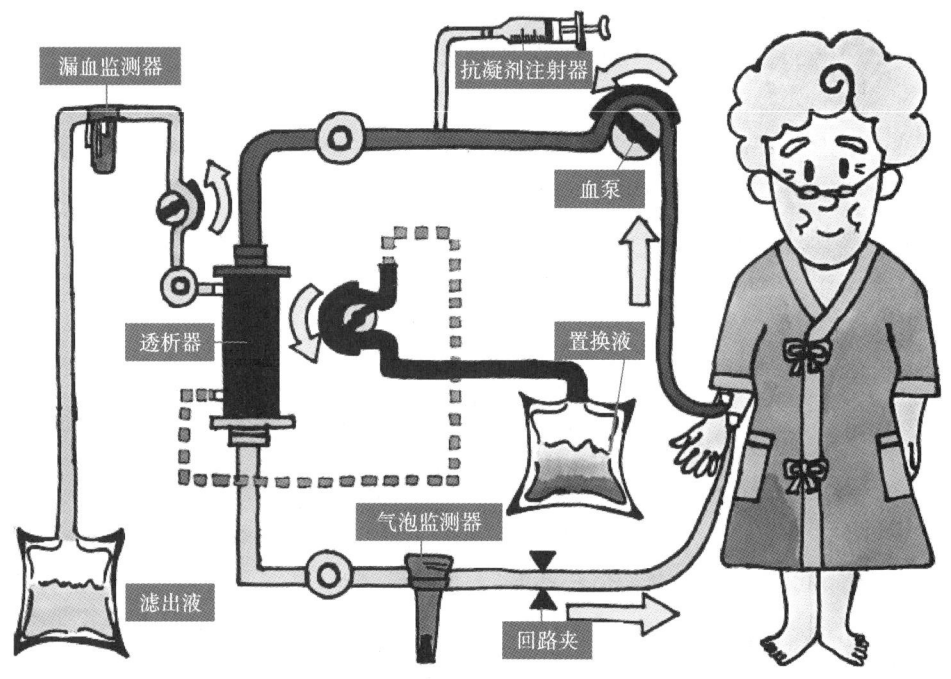

图15-1-1 连续性血液净化模式图

一、连续性血液净化的基本原理

连续性血液净化治疗的主要目的是清除血液中的有害物质。常用的方法有血液透析、血液滤过及血液透析滤过,还有一些特殊的方法,如免疫吸附、血液灌流等。清除溶质的主要方式有三种。①弥散:溶质通过半透膜,由浓度高的一侧向浓度低的一侧转运,主要驱动力是浓度差。溶质清除率与分子大小、膜孔通透性及通透膜两侧的离子浓度差有关。这种方式对小分子的清除效果比较好,如钾、肌酐、尿素氮等。②对流:对流的动力来源于半透膜两侧的压力梯度,溶质分子在压力梯度下随着水分进行跨膜移动,跨膜压使溶液从压力高的一侧进入压力低的一侧,同时溶液中的溶质伴随溶液进入压力低的一侧。其中溶质清除的过程称为对流,溶液清除的过程称为超滤。

对流对中分子的物质清除效果较好,如部分炎症因子,置换液流量越大,溶质清除效果越好。临床上多以超滤率来表示连续性血液净化的治疗剂量,超滤率(ml/(kg·h))指单位时间内通过超滤作用清除的血浆中的溶剂量。③吸附:将溶质吸附到滤器膜的表面,是溶质清除的第三种方式,与溶质浓度关系不大,而与溶质与膜的化学亲和力及膜的吸附面积有关,对中分子、大分子清除效果好。不同治疗模式的清除原理不同:血液透析以弥散清除为主,血液滤过以对流及部分吸附清除为主,而免疫吸附及血液灌流则以吸附清除为主。连续性血液净化治疗时各种溶质的清除机制见表15-1-1。

表 15-1-1 连续性血液净化治疗时各种溶质的清除机制

溶质	代表物质	清除机制
小分子溶质(MW<500)	尿素氮、肌酐、氨基酸	弥散、对流
中分子溶质(MW 500~5000)	维生素 B_{12}、万古霉素	对流
小分子蛋白质(MW 5000~50000)	炎症介质	对流、吸附
大分子蛋白质(MW>50000)	白蛋白	对流

注:MW(molecular weight),分子量。

二、常见的连续性血液净化技术

经过几十年的发展,传统的连续性血液净化技术已经衍生出一系列适应不同临床病症的技术。以溶质和水清除原理为重点参照,常见的连续性血液净化技术见表15-1-2。

表 15-1-2 常见的连续性血液净化技术

中文	缩写
连续性动-静脉血液滤过	CAVH
连续性静脉-静脉血液滤过	CVVH
连续性动-静脉血液透析	CAVHD
连续性静脉-静脉血液透析	CVVHD
连续性动-静脉血液透析滤过	CAVHDF
连续性静脉-静脉血液透析滤过	CVVHDF
缓慢连续性超滤	SCUF
连续性高通量透析	CHFD
高容量血液滤过	HVHF
连续性血浆滤过吸附	CPFA
日间连续性肾脏替代治疗	DCRRT

三、连续性血液净化的特点

连续性血液净化可以连续、缓慢、等渗地清除水分和溶质,不断地调节液体平衡,清除较多的液体量,符合生理状况,较好地维持血流动力学的稳定性,有利于肾功能及其他器官功能的恢复。连续性血液净化的特点在危重症的救治中已经和正在发挥其独特的优势。具体体现在以下几点。

1. 血流动力学稳定 IHD通常2～3次/周,每次患者体内大量的液体要在短时间内清除,可能造成血流动力学不稳定及低血压,加重肾损害,延长急性肾衰竭的恢复时间,尤其是ICU中血流动力学不稳定的患者更加不能耐受IHD。与IHD相比,连续性血液净化可以连续、缓慢、等渗地清除水分和溶质,不断地调节液体平衡,清除更多的液体量,更符合生理状况,较好地维持血流动力学的稳定性,有利于肾功能及其他器官功能的恢复。

2. 纠正酸碱紊乱 由于连续性血液净化治疗模式的多样性,以及透析液和置换液的可调性,决定了连续性血液净化在纠正酸碱电解质紊乱方面有IHD所不能比拟的优势。

3. 溶质清除率高 连续性血液净化缓慢、连续清除溶质,通常采用高通量血滤器,不仅清除中、大分子溶质优于IHD,还能更多地清除小分子物质,更好地控制氮质血症,有利于重症急性肾衰竭或伴有多脏器功能障碍、败血症和心力衰竭患者的治疗。

4. 营养支持 大多数肾衰竭、急性危重症患者消化吸收功能差,加之反复感染,极度消耗,一般都伴有营养不良。但由于患者少尿,输液量受限,往往限制了营养液的补充。连续性血液净化不仅为营养支持准备"空间",同时控制代谢产物的水平,最大限度地纠正代谢性酸中毒和高磷血症,这些为营养支持治疗及静脉用药提供了充足的保障。

5. 清除炎症介质 连续性血液净化可以清除炎症介质(IL-1、IL-6、IL-8、TNF-α、PAF等),其主要机制是通过对流与吸附清除溶质。炎症介质的清除受介质本身因素和连续性血液净化方式的影响。滤器中不同的生物膜清除细胞因子的能力也不同。

6. 缺点 与IHD相比,连续性血液净化的不足:连续的治疗使体外循环凝血的风险增加;需要连续抗凝的同时亦增加了出血的风险;滤过可能丢失有益物质,如抗炎症介质、微量元素等;乳酸盐对肝衰竭者不利;能清除分子量小或蛋白结合率低的药物,故其剂量需要调整,难以建立每种药物应用指南。

知识拓展

连续性血液净化现在已经广泛应用于整个危重症领域,但随着连续性血液净化应用范围的扩大,有人对传统连续性血液净化技术的"血液净化"能力提出了质疑。在这种背景下,一些新的连续性血液净化技术应运而生,替代或与现有的连续性血液净化技术联合应用于一些危重症的治疗,在临床上开辟了更加广阔的应用前景。

1. 连续性血浆滤过吸附(CPFA) 全血经血浆分离器后分离出血浆,分离的血浆通过合成树脂柱吸附后再与血细胞混合,继而流入第二个滤器(血液透析器或血液滤过器),行血液透析或血液滤过后回输体内。CPFA 生物相容性好,且不需要输入外源性血浆或白蛋白,避免了输血可能出现的不良反应,能有效应用于脓毒血症、重症胰腺炎、蜂蜇伤、肝衰竭等重症疾病的治疗。

2. 杂合肾脏替代治疗 介于连续性肾脏替代治疗及间歇性血液透析之间的持续低效透析方式。目前持续缓慢低效血液透析是应用最为广泛的杂合肾脏替代治疗模式。

> **护考知识**
> 连续性血液净化的基本原理。

任务评价

任务实施
学会连续性血液净化的概念及基本原理。

(田小丽)

任务二 连续性血液净化治疗的应用评估及准备

> **案例导入**
> 患者,男,56 岁,肺炎导致低血压,重度呼吸衰竭,已行机械通气。胸片提示双肺浸润影,诊断为 ARDS。几天后,少尿,肌酐升至 3.4 mg/dL。FiO_2 100%,PEEP 15 mmHg,SpO_2 90%,体重增加 21 kg,K^+ 4.4 mmol/L,BUN 110 mg/dL,SBP 90~100 mmHg,应用大剂量升压药维持,肺动脉楔压 24 mmHg,应用利尿药后 12 h 尿量 150 mL。拟遵医嘱行 CBP 治疗。

工作任务
该患者拟行连续性血液净化治疗的临床指征是什么?
任务目标
掌握连续性血液净化治疗的应用指征及准备。

一、连续性血液净化治疗的应用指征

连续性血液净化(CBP)治疗的应用指征主要为两个方面:一是肾脏暂时丧失排泄功能,引起体内代谢产物的蓄积和失去对内环境(水、电解质、酸碱)的调控功能;二是器官的功能障碍,主要是心、肺、肝、脑等重要器官功能发生障碍或感染等因素导致全身处于炎症状态。CBP 主要用于器官功能不全支持、稳定内环境、免疫调节等。CBP治疗虽无绝对禁忌证,但如果患者存在以下情况时要慎用:①无法建立合适的血管通路。②严重的凝血功能障碍。

1. 肾脏替代治疗指征 复杂性急性肾衰竭,如:①急性肾衰竭合并高钾血症、酸中毒、肺水肿。②急性肾衰竭合并心力衰竭。③急性肾衰竭合并脑水肿。④急性肾衰竭伴高分解代谢。⑤肾移植术后。用 CBP 治疗复杂性急性肾衰竭的目的是维持水电解质平衡、酸碱和溶质的稳定,防止肾脏进一步损伤,促进肾脏功能的恢复,为其他支持疗法创造条件。

2. 器官支持的指征 通过 CBP 支持器官已经成为各种危重症患者的重要支持疗法,临床上主要用于以下方面。

(1)全身炎症反应综合征(SIRS):机体炎症细胞被某种损害因子过度激活后产生大量炎症介质,最终导致机体对炎症反应失控而引起的一种综合征。CBP 可以通过弥散或对流产生的吸附/滤过作用清除促炎症、抗炎症介质和血管活性物质,减轻组织水肿,改善供氧和器官功能。使用不含乳酸的置换液时,还可以清除乳酸。

(2)多器官功能障碍综合征(MODS):MODS 患者死亡的主要原因是对 MODS 发病过程中炎症失控的认识及处理不足,CBP 可以有效地清除血液循环中的炎症介质,阻断炎症的级联反应,改善全身炎症反应的过程及患者的预后;通过血浆滤过吸附,可清除血中的内毒素;通过清除间质的水分,可改善微循环和细胞摄氧力,从而改善组织的氧利用率。

(3)急性呼吸窘迫综合征(ARDS):CBP 可以清除血管外肺水肿,纠正肺间质和肺泡水肿,改善气体交换和组织供氧;血液在体外循环所致的低体温可以减少二氧化碳的产生,降低耗氧量;还可以通过清除炎症介质,下调炎症反应,恢复机体内环境稳定,从而改善呼吸。

(4)急性重症胰腺炎(SAP):SAP 是胰酶自身消化启动的严重全身炎症反应性疾病。在并发严重细菌感染、内毒素血症加剧时,已处于激发状态的免疫内皮细胞系统会发生更加剧烈的反应,引发瀑布样效应,导致炎症失控,出现 SIRS,继而导致 MODS。CBP 可以明显降低 SAP 并发症的发生率和病死率,提高治愈率,缩短住院时间,降低住院费用。CBP 可以清除血浆中的细胞因子、炎症介质和各种胰酶,明显改善机体免疫调节功能紊乱,减轻全身炎症反应,重建机体免疫系统内环境稳态,清除代谢产物,纠正水、电解质、酸碱失衡,降低患者体温,控制高分解代谢,阻断 SAP 引起的心血管应激反应。因此,CBP 可以阻止 SAP 患者病情由 SIRS 向 MODS 方向发展,是治疗 SAP 的重要措施。

(5)其他:在酸碱平衡紊乱、药物或毒物中毒、肝功能衰竭、脑水肿、乳酸性酸中毒、心脏病术后多脏器功能衰竭、充血性心力衰竭、妇产科疾病(如重度子痫)、挤压综合征、自身免疫性疾病(如重症肌无力、系统性红斑狼疮、吉兰-巴雷综合征)中也有较为广泛的应用。

二、连续性血液净化治疗患者血管通路准备

血管通路是指将血液从体内引出,使之进入体外循环装置,再回到体内的途径。CBP 的血管通路有静脉-静脉、动脉-静脉两种。

1. 导管类型和选择

(1)临时透析导管:多数危重症患者行 CBP 治疗的时间在 2 周以内,此时临时透析导管是首选。临时透析导管材料通常为聚酯类,具有合适的刚性及柔软性,并且具

有良好的血液相容性。目前使用的均为双腔导管,根据留置部位的不同导管长度有所不同。

(2)长期深静脉留置导管:如果预估患者行CBP时间大于4周,该导管是置管首选。长期深静脉留置导管由硅脂或其他较柔软的聚酯制成,感染率较低,同时可以提供更大的血流量和更低的再循环量。

2. 血管通路的建立　临床通常在床边经超声引导或通过解剖定位置入导管。

(1)静脉-静脉血管通路:临床最常用。目前多使用单针双腔静脉导管作为CBP的血管通路,标准导管是动脉孔(在后)与静脉孔(在前)间相距2~3 cm,血液再循环量不高于10%,置管方向必须与静脉回流方向一致,否则会增加再循环。置管部位包括股静脉、颈内静脉、锁骨下静脉,依靠血泵将血液泵入血液滤过器进行滤过。在危重症患者应用中,置管部位建议首选股静脉,可为患者血流动力学监测和治疗需要让出颈内静脉、锁骨下静脉。

(2)动脉-静脉血管通路:临床少见。将血液滤过器置入动静脉环路,依靠动脉-静脉压差,使血流经过滤器进行滤过。

三、连续性血液净化治疗操作要素准备

1. 血泵　实施静脉-静脉血液滤过时,需要应用血泵作为血液流动的动力。

2. 血滤器　目前多采用空心纤维型血滤器,滤过膜的滤过功能接近肾小球基底膜。现在常用的滤过膜的材质均为合成膜,如聚丙烯腈膜、聚砜膜、聚酰胺膜、聚甲基丙烯酸甲酯膜、聚碳酸酯膜等,应用较多的为聚丙烯腈和聚砜材料。为了适应CBP临床需要,血滤器一般具有以下特点:①较好的生物相容性、无毒。②截流分子量明确,中、小分子量物质能顺利通过,而蛋白质等大分子量的物质不能通过。③高通透性、高滤过率及抗高压性的物理性能。④血滤器内容积较小,为40~60 mL,但面积大。

3. 置换液　置换液的配制应遵循以下原则:①无致热原。②电解质浓度应保持在生理水平,为纠正患者原有的电解质紊乱,可根据治疗目标做个体化调节。③缓冲系统可采用碳酸氢盐、乳酸盐或柠檬酸盐。④置换液或透析液的渗透压要保持在生理范围内,一般不采用低渗或高渗配方。危重症患者常伴肝功能不全或组织缺氧而存在高乳酸血症(>5 mmol/L),宜选用碳酸氢盐配方。但由于钙离子和碳酸根离子易结合成结晶,故钙溶液不可加入碳酸氢盐缓冲液内,两者也不能从同一静脉通路输注。目前国内使用的CBP置换液主要包括商品化的置换液、血液透析滤过机在线生产的置换液及手工配制的置换液。血液滤过过程中置换液的补充途径可分为前稀释(从血滤器前动脉管输入)和后稀释(从血滤器后静脉管输入)两种方法。

4. 抗凝策略　在血液滤过过程中,适宜的抗凝技术的应用是保证治疗顺利进行的先决条件。CBP抗凝有两个主要目标:①尽量减轻滤过膜和血管通路对凝血系统的激活作用,长时间维持血滤器和血管通路的有效性。②尽量减少全身出血的发生率,即抗凝作用局限在体外循环的血滤器和血管通路内。临床常用的抗凝剂有普通肝素、低分子肝素和枸橼酸等。出血风险高的患者也可采用无抗凝策略。

5. 容量管理　实施CBP治疗时,需要通过多种途径全面评估患者的容量状态并制订精细的容量管理目标。目前根据CBP液体管理频度和管理强度,液体管理水平

可分为三级:①一级水平:以一定治疗时间段作为一个时间单元,一般为 8～24 h,估计在这一个时间单元内应超滤的液体总量,然后以其为目标设定超滤率及超滤量。②二级水平:每个时间段都达到控制目标,一般以 1 h 作为一个时间段。③三级水平:最高级的液体管理水平,将患者血流动力学指标作为管理液体的依据及目标,以此来调整超滤率,使患者达到符合生理要求的最佳容量状态。

任务评价

> **护考知识**
> 连续性血液净化治疗的应用指征。

任务实施

掌握连续性血液净化治疗的应用指征及操作要素准备。

(田小丽)

任务三 连续性血液净化治疗的监测和护理

案例导入

> 患者,男,65 岁,因急性肾衰竭合并高钾血症遵医嘱行连续性血液净化治疗。

工作任务

1. 该患者行连续性血液净化治疗过程中,可能出现哪些并发症?
2. 在该患者行连续性血液净化治疗过程中,护士应对其采取哪些护理措施?

任务目标

1. 熟悉连续性血液净化治疗常见的并发症。
2. 掌握连续性血液净化治疗的监测内容。
3. 掌握连续性血液净化治疗的护理措施。

一、连续性血液净化治疗常见的并发症

CBP 治疗的并发症包括技术性并发症及临床并发症,这两种并发症在临床实践中常常同时存在。

(一)技术性并发症

1. 中心静脉置管相关的并发症

(1)出血:中心静脉置管早期并发症,常与置管导致的机械性损伤相关。最常见的并发症是置管局部的出血及血肿,一旦出现,应及时沿血管走向按压穿刺点近心端,按压时间通常为:静脉 15 min,动脉 20 min。彩色 B 超引导下血管定位穿刺有助于预防和降低出血率。中心静脉置管机械性损伤还可能并发动脉损伤、气胸、动静脉瘘等。

(2)血栓:中心静脉置管迟发并发症。血栓不仅导致导管功能障碍,而且血栓脱落

可以导致肺栓塞,危及生命。因此,应积极采取预防血栓的措施,一旦确诊血栓形成,需根据导管种类和血栓部位、特点,选择纤溶酶原激活剂封管、原位换管或拔管后重新置管等不同处理方式。

(3)感染:局部感染是严重的并发症。体外循环可成为细菌感染源,管道连接、取样处和管道外露部分成为细菌侵入的部位。因此,操作时需高度谨慎,严格遵守无菌原则,避免打开管道留取血标本,避免出血和血肿,防止导管相关的血流感染。一旦发生感染,均应在采集标本培养后,根据病原学尽早抗感染治疗,必要时拔管或换管。

2. 体外回路并发症 包括管路凝血、空气栓塞、低体温及过敏反应。

(1)管路凝血:由于 CBP 抗凝持续时间比较长,治疗过程中可能会出现血小板滞留;并且行 CBP 治疗的患者大多数血流动力学不稳定,常合并低血压和(或)出血倾向,通常需要低血流量、无肝素或小剂量肝素透析,因此凝血发生率较高。此外,管道内径减小或扭曲,也会使血流停止,导致体外循环凝血。为了预防管路凝血,可采用包括避免血流速过缓(<100 ml/L)、使用前稀释方式、及时用生理盐水冲管、调整抗凝剂的剂量等措施。

(2)空气栓塞:当静脉通路连接不良时,吸气相负压可以将气体吸入静脉系统形成空气栓塞。现代化泵辅助的 CBP,由于有特殊的监测和报警系统,可以预防空气栓塞的发生。

(3)低体温:适当地降低温度有利于保持心血管功能的稳定,但大量液体交换及体外循环可致患者体温不升,加温装置可纠正此并发症。

(4)过敏反应:血液透析时血液长期与人工膜及塑料导管接触,可产生血膜反应。另外塑料碎裂物及残存的消毒液也可以激活多种细胞因子和补体,引起过敏反应。使用高生物相容性的生物膜,能最大限度地避免这种并发症。

3. 抗凝相关的并发症 危重症患者常合并凝血功能障碍,CBP 的全身抗凝增加了患者的出血风险。因此,对于无禁忌证的患者,推荐使用局部枸橼酸抗凝。在 CBP 的治疗过程中,肝素是使用最广泛的抗凝剂,然而肝素诱导的血小板减少症也并不少见。对于血小板减少症高危患者,CBP 时应避免使用肝素抗凝,而是替代性地采用低分子肝素或者枸橼酸抗凝。然而,使用枸橼酸抗凝也有枸橼酸中毒的风险,可诱发低钙血症、低镁血症、代谢性酸中毒等并发症,这种情况下,需根据具体情况补充相应制剂。

(二)临床并发症

1. 心律失常 心律失常是 CBP 过程中常见并发症之一。对于心律失常的高危患者,建议 CBP 治疗前进行积极纠正,CBP 过程中超滤速度适当。患者一旦发生心律失常,应积极去除诱因,采用药物干预,适当调整置换液处方,必要时停止 CBP 治疗。

2. 低血压 尽管 CBP 缓慢清除液体,血流动力学稳定,但仍有少量的危重症患者因发生低血压而终止 CBP 治疗。

3. 电解质紊乱 CBP 的另一危险因素是容量负荷突然增多而致电解质紊乱。现在使用的机器一般都有液体平衡系统,精确调控容量负荷,此并发症的发生率正在逐渐降低。另外,要避免配制大量置换液时出现差错导致的容量负荷突然增多和电解质失衡。

4. 营养成分丢失 在CBP过程中,机体需求的一些重要营养成分包括葡萄糖、氨基酸、蛋白质、维生素及微量元素,会以弥散、对流或吸附的方式被清除或消耗。因此,进行CBP治疗的过程中,应根据患者病情个体化地补充相应的营养物质。

二、连续性血液净化治疗的监测

CBP是一种体外循环技术。保证体外循环的安全及连续运转是完成此项治疗的必要条件。

(一)压力监测

现代化CBP机器都具有完善的压力监测装置,压力的动态变化可反映体外循环的运行状况,因此,CBP治疗护理监测工作中连续观察和记录压力值的变化有一定意义。通常直接监测的压力包括动脉压、血滤器前压、静脉压、超滤液侧压等。通过直接测量的值计算的压力参数包括跨膜压、血滤器压力降(PFD)。

1. 动脉压 又称输入压力,此压力为血泵前的压力,由血泵转动后抽吸产生,通常为负压。此压力值主要反映血管通路所提供的血流量和血泵转速的关系,血流量不足时负压值增大,正常情况下大于-200 mmHg,低于此绝对值需要干预。采用中心静脉导管作血管通路时若出现正值,则提示测量错误。

2. 滤器前压 PBF 血滤器前压是体外循环压力最高处。压力大小与血泵流速、血滤器阻力及血管通路静脉端阻力相关,血流量过大、血滤器凝血及空心纤维堵塞、回输静脉端堵塞都可导致压力过大。血滤器前压不仅是压力监测指标,还是安全性检测指标。各种原因导致的血滤器前压极度升高,易造成循环管路接头处崩裂、失血及血滤器破膜。

3. 静脉压 又称回输压力,指血液流回体内的压力,是反映静脉入口是否通畅的良好指标,通常为正值。

4. 超滤液侧压 此处压力由两部分组成:一部分是血滤器中血流的小部分压力通过超滤液传导产生,这一部分为正压;另一部分是超滤液泵所产生,这一部分为负压。当血滤器通透性良好时,通过超滤液传导的正压较大,且超滤液泵转速较慢,即设定超滤率较小时,所产生的负压较小,此时超滤液测压可能为正值;超滤率增大,或血滤器部分凝血,通透性下降后,传导的正压降低,而超滤液泵所产生的负压增大,超滤液测压为负值,血滤器凝血严重,或设定的超滤率越大,负值越大。

5. 血滤器压力降 血滤器前压与静脉压之差,是计算值,压力高低与血滤器阻力及血流量有关。在血流量不变的情况下,血滤器压力降的变化反映了血滤器的凝血情况。

6. 跨膜压 计算值,反映血滤器要完成目前设定超滤率所需要的压力。此压力为血泵对血流的挤压作用及超滤液泵的抽吸作用之和。跨膜压过大,既可反映血滤器凝血,也可反映设定的超滤率过大。

(二)安全性监测

压力监测是保证体外循环安全的重要方面。它一方面可防止体外循环出现压力过高现象,避免由此导致的管路连接处崩开、脱落;另一方面,当体外循环压力过低,如管路破裂、连接处崩开时,报警引起血泵停止,避免进一步失血。除了压力监测外,

CBP机器最重要的三个安全性监测为空气监测、漏血监测及容量平衡监测。

1. 空气监测 一般采用超声方法探测血液中的气泡。由于体外循环并非完全封闭,加之置换液在加热过程中产生气体,因而体外循环中本身存在较多空气,血液在回到体内时须经空气捕获器消除空气,同时须经过空气探测器,保证血液中不含空气才能回到体内。

2. 漏血监测 血滤器由多个空心纤维组成,只要有一根纤维破裂,血细胞即可持续进入超滤液中,导致机体失血。CBP机器在超滤液回路上设置有探测器,可监测超滤液中的血细胞含量。探测器通过测定超滤液的透明度或颜色改变实现漏血监测。

3. 容量平衡监测 自动容量平衡系统一般采用两级控制,即泵和精确的电子秤系统。

4. 其他监测 温度监测和漏电保护装置。

三、连续性血液净化治疗的护理措施

1. 严密观察生命体征 使用心电监护仪持续监测患者的血压、心率、呼吸、血氧饱和度,密切观察患者意识变化。在CBP治疗中体温的监测不容忽视。CBP用于非肾脏疾病治疗主要是为了清除炎症介质,有助于患者降低体温;但一些体温不升或体温正常的患者由于治疗中大量置换液的输入以及体外循环丢失热量常出现寒战或畏寒,尤其在环境温度较低的情况下。应提高室内温度并保持在22~25℃,有自动加温装置的机器需及时调整加温挡,使用简易CBP装置时可将置换液放入恒温箱加温后输入,并为患者加盖棉被,采取保暖措施。对于感染的患者要避免CBP导致的低体温对病情的掩盖。

2. 液体的管理 准确记录液体出入量,在CBP治疗中保持液体出入量动态平衡至关重要。根据患者的心、肺、肾的功能和状态制订相应的计划,正确设置血流量、每小时脱水量、置换液速率等,每小时统计液体出入总量,根据病情及血流动力学监测指标及时调节各流速,达到良好的治疗效果。

3. 血电解质和血气的监测 由于大多数患者均存在少尿或无尿症状和水、电解质、酸碱平衡失调,因此,肾功能、电解质、酸碱平衡的监测尤为重要,应严密监测患者的血生化、血气分析等指标。对于病情稍稳定的患者在开始2 h内必须检测一次,如果无明显异常,可适当延长检测时间。

4. 出血的预防和监测 体外循环中抗凝剂的应用可增加出血危险。因此,需密切观察患者各种引流液、大便颜色、伤口渗血和术后肢体血运、皮肤温度、颜色等情况,严密监测凝血指标,如活化部分凝血活酶时间等,及早发现出血,调整抗凝剂的用量或改用其他抗凝方法,避免引起严重的出血。

5. 预防感染 严格无菌操作是预防感染的重要措施。血液的体外循环本身可成为细菌的感染源,管路、血滤器的连接处均是细菌入侵的部位,置换液的不断更换,也是引起感染的重要途径,处理这些接口时应严格无菌操作。感染是留置双腔导管的主要并发症,可引起脓毒症。应加强留置导管的护理,每天更换导管出口处敷料,用0.5%碘伏以导管出口处为中心环形消毒,直径≥10 cm,防止细菌沿导管旁窦侵入机体,当敷料潮湿或被污染时,应及时更换。

6. 血管通路的护理 在 CBP 治疗期间,应妥善固定血管通路,防止脱管。每次治疗结束后严格消毒接口处,用管腔容量的 100%~120% 的封管液对动、静脉管封管,依患者出凝血情况选择合适的肝素浓度。封管后用无菌敷料覆盖,妥善固定,防止扭曲、污染、漏血。对凝血机制障碍、穿刺部位有渗血者,及时调节抗凝方式及补充凝血因子等,延长压迫止血的时间。

7. 其他 疼痛、焦虑、隔离和各种机器的噪声是危重症患者每天面临的心理应激源,加之患者将较长时间地卧床接受治疗,所以护士应特别加强患者的心理护理、压疮的预防及护理。

总之,CBP 作为一种新技术是治疗学的一项突破性进展,它是近 30 年来血液净化领域成就之一,具有良好的应用前景。但是由于 CBP 机器复杂,价格昂贵,限制了其在临床的推广应用。今后仍需要大规模、多中心、前瞻性的临床研究,探讨 CBP 对疾病生理、病理及预后等的影响。

任务评价

> **护考知识**
> 连续性血液净化治疗的常见并发症。

任务实施
掌握连续性血液净化治疗的护理措施。

(田小丽)

项目十五任务工单

项目十五评价体系表

自测题

参考文献

[1] 张波,桂莉.急危重症护理学[M].4版.北京:人民卫生出版社,2017.
[2] 金静芬,刘颖青.急诊专科护理[M].北京:人民卫生出版社,2018.
[3] 李乐之,路潜.外科护理学[M].6版.北京:人民卫生出版社,2017.
[4] 沈洪,刘中民.急诊与灾难医学[M].3版.人民卫生出版社,2018.
[5] 葛均波,徐永健,王辰.内科学[M].9版.北京:人民卫生出版社,2018.
[6] 陈孝平,汪建平,赵继宗.外科学[M].9版.北京:人民卫生出版社,2018.
[7] 胡爱招,王明弘.急危重症护理学[M].4版.北京:人民卫生出版社,2018.
[8] 李小寒,尚少梅.基础护理学[M].6版.北京:人民卫生出版社,2017.
[9] 周继红.创伤评分学[M].北京:科学出版社,2018.
[10] 蔡虻,高凤莉.导管相关感染防控最佳护理实践专家共识[M].北京:人民卫生出版社,2018.
[11] 美国心脏协会.基础生命支持实施人员手册[M].美国心脏协会,译.杭州:浙江大学出版社,2016.
[12] 刘中民.灾难医学[M].2版.北京:人民卫生出版社,2021.
[13] 中华医学会呼吸病学分会感染学组.中国成人医院获得性肺炎与呼吸机相关性肺炎诊断和治疗指南(2018年版)[J].中华结核和呼吸杂志,2018,41(4):255-280.
[14] 张琪琪.外科重症监护室呼吸机相关性肺炎患者的危险因素以及相应的护理措施[J].首都食品与医药,2020,27(1):181-182.
[15] 赵玉仙,王晓佩,王春晓.ICU重症病人护理工作中实施综合护理干预对降低呼吸机相关性肺炎发生率的效果探析[J].首都食品与医药,2020,27(1):153.
[16] 王辰.呼吸治疗教程[M].北京:人民卫生出版社,2010.
[17] 李茜,应碧荷,万晓燕.急危重症护理学[M].上海:同济大学出版社,2019.
[18] 秦素霞,高凤云,王世波.急危重症护理[M].北京:北京大学医学出版社,2022.
[19] 桂莉,金静芬.急危重症护理学[M].5版.北京:人民卫生出版社,2022.